Wer kennt nicht Situationen leichterer Erkrankungen, bei denen man den Gang zum Arzt scheut, die man aber nicht gerne unbehandelt läßt aus Angst vor Verschleppung oder Verschlimmerung! Erste-Hilfe-Maßnahmen gehören hierzu ebenso wie grippale Infekte, Schnupfen oder Angina. Im *Homöopathieführer* werden viele Erkrankungen beschrieben und die hierfür passenden homöopathischen Medikamente sowie deren Dosierung. Homöopathische Einzel- wie auch Misch- bzw. Komplexmittel werden empfohlen. Ausdrücklich weist der Autor immer wieder auf die Grenzen der Selbstmedikation durch Laien hin. Denn chronische und schwerwiegende Erkrankungen können nur von einem Heilpraktiker oder Arzt geheilt werden, der nach den Prinzipien der klassischen Homöopathie behandelt.

Verantwortungsbewußt eingesetzt, ist Homöopathie die bessere Alternative zur Allopathie; frei von Nebenwirkungen unterdrückt sie Krankheit nicht, sondern heilt.

Alternativ Heilen

Herausgegeben von Gerhard Riemann

Deutsche Erstausgabe Mai 1991
© 1991 Droemersche Verlagsanstalt Th. Knaur Nachf., München
Das Werk einschließlich aller seiner Teile ist urheberrechtlich geschützt.
Jede Verwertung außerhalb der engen Grenzen des Urheberrechtsgesetzes
ist ohne Zustimmung des Verlages unzulässig und strafbar. Das gilt
insbesondere für Vervielfältigungen, Übersetzungen, Mikroverfilmungen
und die Einspeicherung und Verarbeitung in elektronischen Systemen.
Titel der Originalausgabe »De Homeopathie-Gids«
© 1988 Uitgeverij Homeovisie bv, Alkmaar
Originalverlag Uitgeverij Homeovisie bv, Alkmaar
Umschlaggestaltung Susannah zu Knyphausen
Satz DTP (Ventura Publisher 2.0) br
Druck und Bindung Ebner Ulm
Printed in Germany
2 4 5 3
ISBN 3-426-76012-6

L. P. Huijsen

Der Homöopathie-Führer

Ein Wegweiser zum Gebrauch
homöopathischer Mittel

Ins Deutsche übertragen von Clemens Wilhelm

Inhalt

Vorwort 7
Gebrauchsanleitung für den Homöopathieführer 11
Wie benutzt man homöopathische Heilmittel? 17

TEIL I

Systematisches Verzeichnis der Gesundheitsstörungen
und Krankheiten 25

1. Haut, Haare und Nägel 27
2. Kopf (allgemein), Augen, Ohren und Mund 71
3. Atmungsorgane 103
4. Kreislaufsystem (Blut, Herz und Gefäßsystem) . . 125
5. Verdauungstrakt und Harnwege 141
6. Bewegungsapparat (Muskeln, Knochen und
   Gelenke) 175
7. Entzündungen und Infektionen 201
8. Seelische Störungen 217
9. Spezielle Störungen bei Kindern 233
10. Frauenleiden 249
11. Schwangerschaft und Geburt 257
12. Erste Hilfe mit Homöopathie 279

TEIL II

Alphabetisches Verzeichnis der homöopathischen
Heilmittel 303

ANHANG

Was ist Homöopathie? 389
Was ist Selbstmedikation? 395
Ernährung und Gesundheit 398

Erklärung wichtiger Begriffe 403
Verzeichnis wichtiger Anschriften 409
Literaturhinweise 410
Register 411

Vorwort

Die Selbstbehandlung leichterer Beschwerden mittels homöopathischer Heilmittel hat in den vergangenen Jahren stark an Popularität gewonnen. Gründe hierfür mögen sein:
- Wir sind kritischer gegenüber den Nebenwirkungen herkömmlicher Arzneimittel geworden (die auch synthetische oder allopathische Arzneimittel genannt werden);
- viele von uns haben das Bedürfnis, zu einer gesünderen, natürlicheren Lebensweise zurückzukehren. Natürliche Heilmittel entsprechen dieser Einstellung;
- wir sind uns wieder stärker dessen bewußt, daß wir selbst für unsere Gesundheit verantwortlich sind und nicht der behandelnde Arzt oder Heilpraktiker. Eine vernünftige Lebensweise, gesunde Ernährung und die Selbstbehandlung leichter Erkrankungen halten Körper und Geist im Zustand des Gleichgewichts. Dies verbessert unsere Leistungsfähigkeit im Alltag und kann die Entstehung langwieriger und/oder ernster Gesundheitsstörungen verhindern.

Der *Homöopathieführer* ermöglicht es dem Benutzer, in einem gewissen, zu verantwortenden Maße die Sorge für seine Gesundheit in die eigenen Hände zu nehmen. Dieses Buch hat sich nicht zum Ziel gesetzt, alle nur denkbaren Störungen aufzuzählen und die ihnen entsprechenden homöopathischen Heilmittel zu benennen. Gesundheitsvorsorge setzt vielmehr allgemeine Kenntnisse über Störungen und Erkrankungen voraus, eine ausgeglichene Lebensweise und Ernährung, praktische Tips zur Erhaltung oder Wiedergewinnung der Gesundheit usw. Deshalb werden auch diese Faktoren im vorliegenden Buch angesprochen.

Der *Homöopathieführer* ist keineswegs als Ersatz für professionelle medizinische Hilfe anzusehen; der Leser wird deshalb bei vielen der beschriebenen Erkrankungen und Störungen an einen (homöopathischen) Arzt/Heilpraktiker verwiesen.

Allerdings handelt es sich hier um ein solides und zuverlässiges Nachschlagewerk für diejenigen, die leichtere Beschwerden zunächst einmal selbst mit homöopathischen Heilmitteln behandeln wollen, was man heute auch als Selbstmedikation bezeichnet. Weitere Informationen zu diesem Thema finden Sie im Kapitel *Was ist Selbstmedikation?* S. 395.

Im Gegensatz zu vielen anderen Büchern zum Thema Homöopathie ist der erste Teil dieses Handbuchs nicht alphabetisch, sondern systematisch geordnet. Dies hat vor allem den Vorteil, daß man – wie es in der Homöopathie gebräuchlich ist – den Körper als ein Zusammenwirken miteinander verbundener und aufeinander einwirkender Teile und Organsysteme versteht. Auch der Zusammenhang zwischen Organen (Organsystemen) und Körperfunktionen wird durch den systematischen Aufbau des Buches einsichtiger. Hinzu kommt, daß man auf diese Weise eine Erkrankung auch dann auffinden kann, wenn sie sich noch gar nicht genau diagnostizieren läßt. Leidet jemand beispielsweise unter einer Verdauungsstörung, ohne genau zu wissen, unter welcher, dann kann er Kapitel 5 aufschlagen, wo alle Erkrankungen und Störungen des Verdauungstrakts und der Harnwege verzeichnet sind. Auf diese Weise kann man herausfinden, ob die vorliegende Störung dem Bild einer der beschriebenen Erkrankungen entspricht. (Bei alphabetischem Aufbau müßte man von Anfang an genau wissen, an welcher Erkrankung man leidet.) Um jedoch gleichzeitig auch das schnelle Nachschlagen einer bestimmten Erkrankung zu ermöglichen, befindet sich am Ende des Handbuchs ein ausführliches alphabetisches Register. Detailliertere Informationen über den Gebrauch des Handbuchs finden Sie im Kapitel *Gebrauchsanleitung für den Homöopathieführer* auf S. 11.

Im Gegensatz zu vielen anderen Werken zu diesem Bereich

beschränkt sich der *Homöopathieführer* – wie der Titel schon erkennen läßt – auf Ratschläge bezüglich bestimmter homöopathischer Heilmittel.

Zum Schluß noch einige wichtige Anmerkungen allgemeinerer Art.

Wenn man herkömmliche Arzneimittel einnimmt und diese mit homöopathischen Heilmitteln kombinieren oder sie durch letztere ersetzen will, dann sollte man dies vorher mit dem Arzt, der die allopathischen Medikamente verschrieben hat, besprechen. Meist wird der Arzt dafür Verständnis aufbringen, denn heute entwickeln viele Schulmediziner ein immer größeres Interesse an der Homöopathie, weshalb sie dieser Methode gegenüber in zunehmendem Maße toleranter werden.

Man sollte sich an die in diesem Führer empfohlenen Potenzen und Dosierungen halten, es sei denn, es liegt eine andere Empfehlung des behandelnden (homöopathischen) Arztes/Heilpraktikers vor.

Die im Teil II unter der Überschrift *Indikation(en)* aufgeführten Erkrankungen sind lediglich Stichworte, die auf die Rubriken in Teil I verweisen. Will man sich vergewissern, ob ein Mittel in einem bestimmten Fall tatsächlich das richtige ist, dann sollte man die unter dem entsprechenden Stichwort angeführten Informationen gut durchlesen. Übrigens verschreibt ein homöopathischer Arzt/Heilpraktiker ein homöopathisches Heilmittel manchmal bei völlig anderen Beschwerden als bei denjenigen, die in diesem Buch im Zusammenhang mit dem betreffenden Mittel genannt werden. Denn das Wirkungsfeld homöopathischer (Einzel-)Mittel ist in der Regel viel breiter, als es die vorliegende knappe Abhandlung zu beschreiben erlaubt.

Der *Homöopathieführer* wurde mit größter Sorgfalt zusammengestellt, damit der Leser selbst das richtige, zu seinen Beschwerden passende homöopathische Heilmittel auswählen und die Störung damit auf verantwortungsvolle Weise behandeln kann. Trotzdem können der Autor, der Herausgeber und/oder Dritte keinerlei Verantwortung dafür übernehmen, daß sich die zu erwartenden Resultate einstellen, ebensowenig wie für eventuelle anderweitige Konsequenzen der Ratschläge aus diesem Buch. Ist eine Störung oder eine Krankheit, die man selbst behandeln will, nicht eindeutig einer der beschriebenen Erkrankungen zuzuordnen, dann sollte man einen (homöopathischen) Arzt/Heilpraktiker zu Rate ziehen.

Der Herausgeber

Gebrauchsanleitung für den Homöopathieführer

Der Führer ist unterteilt in:
1. ein systematisches Verzeichnis der Gesundheitsstörungen und Krankheiten und
2. ein alphabetisches Verzeichnis der homöopathischen Heilmittel

1. Systematisches Verzeichnis der Gesundheitsstörungen und Krankheiten

Das Verzeichnis der Störungen und Krankheiten ist systematisch aufgebaut, unterteilt nach den verschiedenen Organsystemen des menschlichen Körpers. Wir beginnen außen, mit einem Kapitel über Haut, Haare und Nägel. Es folgt der Kopf (mit Augen, Ohren und Mund), das Atmungssystem (inklusive Rachen und Nase) und schließlich das Kapitel über Blut, Herz und Gefäßsystem. Nach der Besprechung des Verdauungstrakts und der Harnwege folgt ein Kapitel über den Bewegungsapparat (Muskeln, Knochen und Gelenke). Daran schließen sich Kapitel über Entzündungen und Infektionen, geistige Störungen, spezielle Störungen bei Kindern, spezielle Frauenleiden, Schwangerschaft und Geburt und schließlich über Erste Hilfe mit homöopathischen Mitteln an.

Man kann die Information zu einer Erkrankung oder Störung also ganz einfach finden, nämlich aufgrund des Körperteils, an oder in dem die Beschwerden auftreten. Ein paar Beispiele mögen dies verdeutlichen:
– Schwindelgefühl wird im Kapitel 2 beschrieben (Kopf [allgemein], Augen, Ohren und Mund), aber auch in Kapitel 11 (Schwangerschaft und Geburt), da dieses Symptom während der Schwangerschaft häufig auftritt;

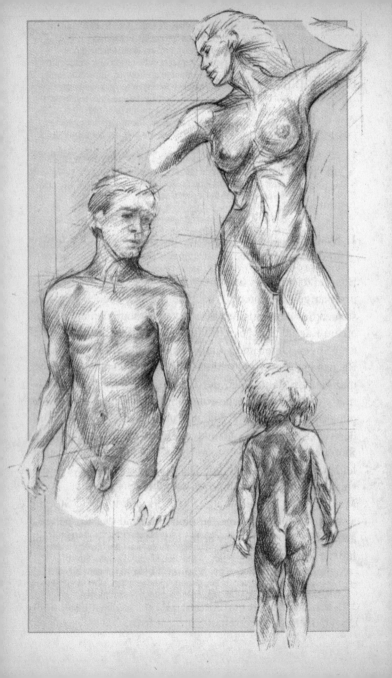

- Husten findet man in Kapitel 3 (Atemorgane [inklusive Hals-Rachen-Bereich und Nase]);
- Übelkeit findet man in Kapitel 5 (Verdauungstrakt und Harnwege);
- Muskelschmerzen werden in Kapitel 6 besprochen (Bewegungsapparat [Muskeln, Knochen und Gelenke]).

Wenn man sich nicht darüber im klaren ist, in welchem Kapitel eine bestimmte Erkrankung zu suchen ist, kann man das aphabetische Register zu Hilfe nehmen.

Die Beschreibungen
Innerhalb jedes Kapitels werden die Beschwerden in alphabetischer Reihenfolge nach Stichwörtern aufgeführt. Unter dem Stichwort folgt zunächst eine allgemeine Information zum jeweiligen Problem, wobei auf die Ursachen und auf verschiedene möglicherweise auftretende Symptome eingegangen wird. Hier finden Sie auch einige allgemeine Ratschläge, unter anderem bezüglich der Ernährung und Lebensweise.

Es folgt eine Auflistung der homöopathischen Heilmittel, die zur Behandlung der betreffenden Störung in Betracht kommen, wobei zwischen Mitteln zur inneren und solchen zur äußeren Anwendung unterschieden wird.

Innere Anwendung
Bei den Mitteln für die innere Anwendung wird meist zuerst ein geeignetes *homöopathisches Komplexmittel* genannt. Ein Komplexmittel setzt sich aus mehreren homöopathischen Einzelmitteln zusammen. Das Komplexmittel wirkt gleichzeitig von verschiedenen Seiten auf die Erkrankung oder Störung ein und ist infolgedessen besonders »sicher«. Damit soll aber keineswegs gesagt werden, daß ein Komplexmittel in jedem Fall die beste Wahl ist, also das optimal wirkende Mittel darstellt.

Der Auflistung der Komplexmittel folgt eine Aufzählung der

in Betracht kommenden *homöopathischen Einzelmittel* in alphabetischer Reihenfolge. Paßt die Beschreibung eines homöopathischen Einzelmittels genau zur vorliegenden Störung, dann erhält dieses Einzelmittel Vorrang vor einem Komplexmittel. Übrigens lassen sich die Einzelmittel leicht von dem homöopathischen Komplexmittel unterscheiden, weil bei Einzelmitteln immer eine Potenz genannt wird. (Auf den Begriff Potenz werden wir im Abschnitt »Potenzen« S. 19 noch ausführlich eingehen.)

Bei jedem Mittel wird durch ein Symbol angegeben, in welcher Form es verabreicht werden sollte (die Dispensierungsform). Die meisten Komplexmittel sind nur in einer bestimmten Darreichungsform erhältlich, fast alle Einzelmittel hingegen in verschiedenen Formen (als Tropfen, als Kügelchen und als Tabletten). Bei den Einzelmitteln wird deshalb in diesem Führer jeweils eine »bevorzugte Form« aufgeführt, die sich am unproblematischsten einnehmen läßt und/oder die am leichtesten erhältlich ist. Dies bedeutet übrigens nicht, daß eine andere Darreichungsform weniger geeignet oder weniger wirksam ist. Man kann sich also eventuell auch für eine andere Darreichungsform entscheiden, wenn man diese bevorzugt oder nur diese in der Apotheke vorrätig ist.

Die verwendeten Symbole für Mittel zum Einnehmen sind:

D Tropfen (Dilutio)
K Kügelchen
T Tabletten/Dragees

Diese Symbole werden auch auf der vorderen Umschlaginnenseite noch einmal erklärt.

Hinter dem Symbol für die Darreichungsform wird kurz beschrieben, bei welcher Art von Beschwerden das betreffende Mittel zu empfehlen ist. Wenn diese Beschreibung mit den beobachteten Symptomen übereinstimmt, ist das betreffende Mittel geeignet. Paßt keine einzige Beschreibung zu den wahrgenommenen Krankheitssymptomen, dann ist es ratsam, ein »allgemeineres« Komplexmittel zu wählen. Denken Sie also daran, daß das zuerst aufgeführte (Komplex-)Mittel nicht immer die beste Wahl ist!

Äußere Anwendung
Bei manchen Erkrankungen kann man die innere Behandlung durch ein Präparat für äußere Anwendung unterstützen oder ersetzen. Die Mittel für äußere Anwendung sind unter der Überschrift *Äußere Anwendung* aufgeführt, nach der Aufzählung der Komplex- und Einzelmittel. Auch hier wird die Darreichungsform durch ein Symbol angegeben, und anschließend wird jeweils kurz beschrieben, in welchen Fällen das Mittel zu empfehlen ist.

Die Symbole der Mittel für äußere Anwendung sind:

I Tinktur (äußere Anwendung)
S Salbe, Gelee, Gel oder Emulsion (äußere Anwendung)
Z Zäpfchen

Auch diese Symbole werden auf der vorderen Umschlaginnenseite erklärt.

2. Alphabetisches Verzeichnis der homöopathischen Heilmittel

Wenn das richtige Mittel für die vorliegende Störung ermittelt ist, kann man im *alphabetischen Verzeichnis der homöopathischen Heilmittel* nähere Informationen über das betreffende Mittel finden. Dort werden aufgeführt:
– Das sogenannte *Heilmittelbild* (nur bei Einzelmitteln). Das Heilmittelbild ist das Wirkungsbild des betreffenden Stoffs auf den gesunden menschlichen Körper. Es gibt an, welche Reaktionen die Darreichung dieses Stoffs bei gesunden Menschen hervorrufen kann. Nicht alle Symptome und Re-

aktionen müssen auch bei jedem Menschen auftreten. Das Heilmittelbild gibt lediglich Auskunft darüber, welche Reaktionen auf den Stoff beobachtet worden sind und auf welche Krankheitssymptome sich das Einzelmittel günstig auswirken könnte (nähere Information siehe Kapitel *Was ist Homöopathie?* S. 389).
– Die *Zusammensetzung* (nur bei homöopathischen Komplexmitteln und bei äußerlich anwendbaren Mitteln).
– Die *Indikationen*, d. h. die Stichwörter, unter denen das Mittel in Teil I des Führers aufgeführt ist.
– Die *Potenz und Dosierung* (bei Einzelmitteln) oder die *Dosierung* (bei Komplexmitteln) oder die *Darreichungsweise* (bei Mitteln für die äußere Anwendung). Mit anderen Worten: Information über die Anwendung eines Mittels.
– Eventuell *mögliche Nebenwirkungen und/oder Risiken*.
Auch am Anfang des alphabetischen Verzeichnisses der homöopathischen Heilmittel auf S. 305 ist eine *Gebrauchsanleitung* zu finden.

3. Nähere Informationen, Erklärung der Fachbegriffe, Literaturangaben, Adressenliste und alphabetisches Register

Am Ende des *Homöopathieführers* findet man einige erläuternde Kapitel *(Was ist Homöopathie?, Was ist Selbstmedikation?* und *Ernährung und Gesundheit)* sowie eine Liste mit Erklärungen zu den Fachbegriffen. Die Literaturliste enthält eine Reihe von weiteren informativen Büchern zum Thema und die Liste einiger Adressen, an die man sich wenden kann, wenn man sich homöopathisch behandeln lassen möchte. Den Abschluß des Buches bildet ein alphabetisches Register der Störungen und Krankheiten.

Wie benutzt man homöopathische Heilmittel?

Darreichungsformen

Homöopathische Heilmittel zum Einnehmen gibt es im Prinzip in drei Darreichungsformen (»Dispensierungsformen«): Tropfen (zubereitet mit 50, 70 oder 90 Prozent Alkohol, in Einzelfällen auch mit Glyzerin), Tabletten (mit Milchzucker zubereitet) und Kügelchen (mit Rohrzucker zubereitet). Einige Komplexmittel und pharmazeutische Spezialitäten werden in Form von Dragees, Lutschtabletten, Sirup usw. geliefert.
Für die äußere Anwendung gibt es Tinkturen, Salben, Gelees, Emulsionen (milchige Flüssigkeiten), Nasentropfen und Zäpfchen. Die meisten Einzelmittel sind in allen drei genannten Darreichungsformen lieferbar. In diesem Buch wird mittels eines Symbols jeweils die »bevorzugte Form« genannt (die Form, die in ihrer Anwendung am unproblematischsten oder die am leichtesten erhältlich ist). Die meisten Komplexmittel sind in nur einer einzigen Darreichungsform erhältlich, die ebenfalls im ersten Teil des Führers jeweils mit einem Symbol gekennzeichnet ist. Auch die Darreichungsform der Mittel für die äußere Anwendung ist jeweils durch ein Symbol angegeben. Diese Symbole werden auf der vorderen Umschlaginnenseite noch einmal erklärt.

Einzelmittel und Komplexmittel

Bei den homöopathischen Heilmitteln zum Einnehmen unterscheidet man zwischen Einzelmitteln, die nur ein einziges homöopathisches Mittel (die Ausgangssubstanz) enthalten, und den zusammengesetzten Mitteln oder Komplexmitteln, die aus mehreren Einzelmitteln bestehen. Im *Homöopathie-*

führer werden unter anderem Komplexmittel aus der Pentarkan-Serie genannt; diese sind jeweils aus fünf Einzelmitteln zusammengesetzt (*penta* = fünf, *arkein* = abwehren, schützen, helfen).

Zusammengesetzte Mittel haben ein breites Wirkungsspektrum. So nimmt man bei Husten gewöhnlich das Komplexmittel *Tussistin* (Tabletten oder Hustensirup). Bei Husten mit Erbrechen hingegen ist das Einzelmittel *Ipecacuanha* am geeignetsten, und bei Krampfhusten das Einzelmittel *Drosera*. Wie man ein Heilmittel auswählt, wurde im vorangegangenen Kapitel beschrieben (S. 11). Lesen Sie hierzu auch das Kapitel *Was ist Homöopathie?* (S. 389) gründlich durch.

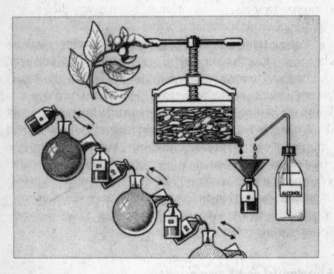

Pflanzen werden mit Alkohol vermahlen und unter hohem Druck ausgepreßt. So entsteht die Urtinktur Ø, die als Grundlage für die erste dezimale Verdünnung dient (D1). Für D2 wird ein Teil von D1 mit neun Teilen verdünnt, so daß zehn Teile D2 entstehen. Auf die gleiche Weise werden höhere Potenzen zubereitet. So wird die D 1000 z. B. durch 1000 Verdünnungs- und Verschüttelungsschritte hergestellt. Nichtlösliche Stoffe wie Minerale werden nicht mit Alkohol vermahlen, sondern mit Milchzucker verrieben.

Potenzen

Unter Potenzieren versteht man das schrittweise Verdünnen der Ausgangssubstanz (des »Urstoffs«) in einem Lösungsmittel (beispielsweise Alkohol oder Milchzucker), wobei kräftig geschüttelt oder verrieben wird. Ziel des Potenzierens ist, die Wirkungskraft eines Mittels zu aktivieren (es »potent zu machen«). Je höher die Potenz, um so gerichteter und um so tiefgreifender wirkt das Mittel.

Die Potenz eines Mittels wird durch eine Kombination eines Buchstabens mit einer Ziffer angegeben. Beispiel: Der Code D3 zeigt an, daß das Mittel dreimal potenziert worden ist, jeweils im Verhältnis 1 zu 10 (D = Dezimal). D-Potenzen sind die gebräuchlichsten, es gibt allerdings auch andere (zum Beispiel C = 1:100 und LM = 1:50 000). Eine Urtinktur – sie wird durch das Zeichen Ø gekennzeichnet – ist die am wenigsten verdünnte flüssige Form eines Mittels. Die Urtinktur bildet die Grundlage für alle folgenden Potenzen eines Mittels.

Wirksamkeit der homöopathischen Mittel in Kombination mit herkömmlichen Arzneimitteln

Homöopathische Heilmittel können zusammen mit allopathischen Medikamenten verwendet werden. Allerdings gilt dies nicht für hohe Dosen von Kortikosteroiden wie Hydrokortison und Dexamethason. Zu den Nebenwirkungen eines Kortikosteroids zählt, daß die Abwehrkraft des Körpers herabgesetzt wird, während ein homöopathisches Mittel die körpereigene Abwehrkraft verstärkt. Bei Einnahme von Kortikosteroiden ist der Gebrauch homöopathischer Mittel nicht sinnvoll.

Anmerkung: *Stellen Sie nie ohne Rücksprache mit dem betreffenden Arzt die Einnahme eines von ihm verordneten Medikaments ein.*

Die Erfahrung hat gezeigt, daß Menschen, die nur selten oder nie zur Allopathie greifen, sensibler auf homöopathische Mittel reagieren als Menschen, die regelmäßig allopathische Medikamente einnehmen. Erstere können sich deshalb an die in diesem Führer genannten niedrigeren Dosen halten. Wenn angegeben ist: »dreimal täglich 1–2 Tabletten«, dann reicht für sie dreimal täglich eine Tablette. Menschen, die in der Vergangenheit große Mengen allopathischer Medikamente eingenommen haben oder diese noch einnehmen, sollten am besten die maximale Dosen der homöopathischen Heilmittel zu sich nehmen. Wenn also angegeben ist: »zweimal täglich 5–10 Tropfen«, sollten sie zweimal täglich 10 Tropfen einnehmen.

Haltbarkeit

Im allgemeinen gelten folgende Regeln:
– Mindestens drei Jahre haltbar sind: Komplexmittel und Mittel zur äußeren Anwendung;
– mindestens fünf Jahre haltbar sind: Einzelmittel.
Haltbar bedeutet hier, daß die Mittel wirksam bleiben, insofern sie gut verschlossen in der Originalverpackung aufbewahrt werden. Die Erhaltung der Wirksamkeit kann stark von der Art der Aufbewahrung abhängig sein: Am besten bewahrt man die Mittel dunkel, trocken und bei Zimmertemperatur (also bei 15–25 Grad Celsius) auf.
Eine kleine Anzahl von Mitteln besteht aus instabilen, reaktiven oder flüchtigen Verbindungen (zum Beispiel *Hepar sulfuris* und *Phosphorus*). Niedrigere Potenzen (bis einschließlich D6) dieser letztgenannten Mittel sind maximal ein Jahr haltbar. Das Verfallsdatum ist in jedem Fall auf dem Etikett oder auf der Verpackung angegeben.
Übrigens wirken viele homöopathische Mittel auch nach Ablauf des Verfallsdatums und können ohne Gefahr benutzt werden. Wenn Sie an der Wirksamkeit eines Mittels zweifeln, fragen Sie Ihren Apotheker oder Homöopathen.

Dosierung und Dosis

Falls vom homöopathischen Arzt/Heilpraktiker nicht anders verschrieben wurde, sollte man sich an folgende Dosierungen halten:

Potenzen D1 bis D6	3 x täglich 1 Dosis
Potenz D12	2 x täglich 1 Dosis
Potenz D30	1 x täglich 1 Dosis

Unter 1 Dosis wird verstanden:
bei Tropfen (Dilution)	5–10 Tropfen
bei Tabletten	1– 2 Tabletten
bei Kügelchen (Globuli)	10–15 Kügelchen

Kinder (6–16 Jahre) können eine halbe Dosis einnehmen. Kindern bis sechs Jahren sollte man vorzugsweise Kügelchen geben (1–5 Kügelchen). Sind nur Tabletten erhältlich, so kann man eine halbe Tablette auf einem Teelöffel zerdrücken und als Pulver in den Mund geben.

Wie lange einnehmen?

Akute Krankheiten
Je akuter die Krankheit, um so öfter muß man das gewählte homöopathische Mittel einnehmen – von 3 x täglich bis in sehr akuten Fällen mehrmals stündlich oder sogar alle zehn Minuten eine Dosis.
Bei Nachlassen der Beschwerden kann man mit der Einnahme aufhören.

Chronische Krankheiten
Bei einer chronischen Krankheit ist es nicht zu empfehlen, auf eigene Faust herumzudoktern, vielmehr sollte man in solchen Fällen stets einen homöopathischen Arzt/Heilpraktiker heranziehen!

Anmerkung
Wenn nach einigen Tagen keine Besserung eingetreten ist, sollte die Einnahme des gewählten Mittels nicht länger fortgesetzt werden. Möglicherweise paßt es nicht! Wenden Sie sich auch in solchen Fällen an einen homöopathischen Arzt/Heilpraktiker.
Merke: *Je akuter die Erkrankung, desto schneller muß das (richtig gewählte) homöopathische Mittel helfen!*

Besserung und Verschlechterung

Sobald die Beschwerden deutlich nachlassen, muß die Dosierung verringert werden. Werden die Beschwerden nach Einnahme des Mittels stärker (homöopathische »Erst-Verschlimmerung«), so ist dies meist ein Zeichen dafür, daß das gewählte Mittel richtig ist, daß es jedoch in einer zu hohen Dosierung oder in der falschen Potenz eingenommen wird. Unterbrechen Sie in einem solchen Falle die Einnahme, bis eine Besserung des Zustandes eintritt. Anschließend können Sie erneut mit einer niedrigeren Dosis beginnen. Ziehen Sie eventuell einen homöopathischen Arzt/Heilpraktiker zu Rate.

Einnahme

Homöopathische Heilmittel sollten möglichst auf saubere, »nüchterne« Mundschleimhäute eingenommen werden, d. h. eine Viertelstunde bis eine halbe Stunde vor oder nach den Mahlzeiten. Damit ist nicht gemeint, daß eine Viertelstunde vor oder nach der Einnahme nichts gegessen werden sollte, vielmehr geht es nur darum, daß das homöopathische Heilmittel von einer sauberen Mundschleimhaut absorbiert wird. Die Absorption erfolgt nämlich nur, wenn die Mundschleimhaut nicht mit etwas anderem »beschäftigt« ist (zum Beispiel mit Essen, Trinken oder Rauchen).

Tropfen kann man einfach aus dem Fläschchen in den Mund tropfen lassen oder eventuell mit einem Löffel Wasser einnehmen. Bei Brechreiz sollte man die Tropfen am besten unmittelbar auf die Zunge fallen lassen.
Sowohl Tropfen wie auch Kügelchen und Tabletten sollte man möglichst lange im Mund behalten; dies fördert die Aufnahme über die Mundschleimhaut.

Verwendung homöopathischer Heilmittel während der Schwangerschaft

Obwohl homöopathische Heilmittel im allgemeinen als besonders ungefährlich bekannt sind, ist es sinnvoll, mit einem sachkundigen Arzt darüber zu sprechen, ob ein bestimmtes Mittel während der Schwangerschaft risikolos eingenommen werden kann. Vor allem in den ersten drei Monaten der Schwangerschaft – genauer gesagt, zwischen dem 16. und 75. Tag – raten wir, so wenig Heilmittel wie möglich zu benutzen, weil dies die Entwicklungsphase der Frucht ist.
Von einigen der in der Homöopathie verwendeten Pflanzen wird vermutet, daß sie in stark konzentrierter Form einen möglicherweise nachteiligen Effekt auf Ungeborene haben könnten. Um jedes Risiko auszuschließen, muß vom Gebrauch der Komplexmittel *Conium Pentarkan, Millefolium Pentarkan* und *Symphytum Pentarkan* in den ersten Monaten der Schwangerschaft abgeraten werden. Auch das Einzelmittel *Symphytum* in niedrigeren Potenzen als D6 sollte in dieser Zeit sicherheitshalber nicht eingenommen werden. Diese Mittel sind im *Homöopathieführer* mit dem Symbol ▲ hinter dem Namen gekennzeichnet.

TEIL I

Systematisches Verzeichnis der Gesundheitsstörungen und Krankheiten

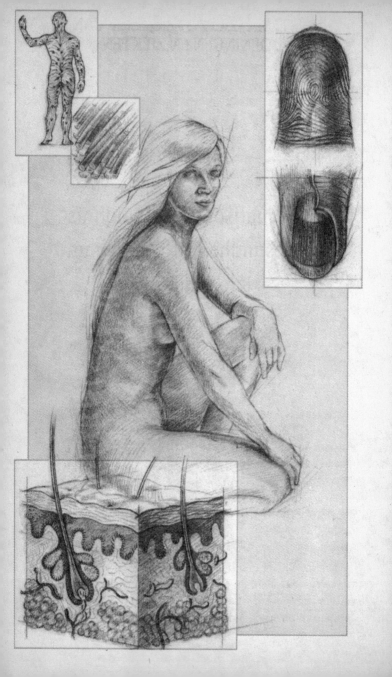

1. Haut, Haare und Nägel

Die Haut hat von allen Organen die größte Oberfläche und das größte Gewicht. Sie schützt unser Gewebe, beherbergt den Tastsinn (Druck, Schmerz, Temperatur) und sorgt für die Wärme- und Flüssigkeitsregulation. Im allgemeinen sind Hauterkrankungen nicht besonders gefährlich, sie können allerdings ziemlich unangenehm sein (Schmerz, Jucken) und ein kosmetisches Problem darstellen. Außerdem gilt die Haut als Spiegel bzw. Barometer unserer Gesundheit.

Allergien äußern sich oft über die Haut; Störungen wie Ekzeme, Milchschorf, Nesselsucht, Schönheitsfehler und Hautreizungen durch Sonneneinwirkung werden in diesem Kapitel besprochen. Außerdem ist die Haut – als unser äußerstes und relativ ungeschütztes Organ – anfällig für Virusinfektionen (Herpes, Gürtelrose, Warzen), Pilzinfektionen (Umlauf, Hautflechte, Fußpilz) und bakterielle Infektionen (Akne, Grind an Mund und Kinn, Furunkel, Wundrose usw.).

Die Haut ist mit Tausenden von Härchen bedeckt, die aus Haarbälgen (Haarfollikeln) herauswachsen. Aus unserem Kopf, in den Achseln und in der Schamregion wachsen lange Haare; an anderen Stellen sind die Härchen so winzig, daß sie mit bloßem Auge kaum zu erkennen sind. Die Hauptfunktionen von Kopf- und Körperhaar sind Schutz und Isolation.

In diesem Kapitel gehen wir auch auf Haarausfall und Schuppen ein. Nägel wachsen, ebenso wie Haare, durch aktive Zellteilung unter einer Hautfalte an den Finger- und Zehenspitzen hervor. Der Stoff, der Haaren und Nägeln ihre Härte verleiht, heißt Keratin. Erkrankungen der Nägel, wie Kalknägel oder eingewachsene Zehennägel, können unangenehm und häßlich sein, haben jedoch sonst keinen Einfluß auf die Gesundheit. Wohl aber sind Nagelverformungen und -verfärbungen häufig ein Symptom für eine andere Krankheit, zum Beispiel für Blutarmut. In der Rubrik »Nägel, Probleme mit« werden unter anderem Pflegetips gegeben.

Abszeß
siehe Kapitel 7

Akne
Praktisch der ganze Körper ist mit Haaren bedeckt, die meist mehr oder weniger unsichtbar sind. Jedes Haar wächst aus einem Haarbalg, der auch eine Talgdrüse enthält. Bei verstärkter Talgabsonderung kann es zu einer Verstopfung des Haarbalgs durch Talg und abgestorbene Hautzellen kommen; dann bildet sich in der Pore ein Pfropf (Mitesser), der leicht von Bakterien infiziert wird. Wenn es zu einer Entzündung kommt, spricht man von Akne.

Akne tritt insbesondere im Entwicklungsalter auf. Die in dieser Zeit ablaufenden hormonellen Umstellungen (Zunahme der männlichen Hormone) können zu einer Steigerung der Talgproduktion führen. Betroffen sind insbesondere Gesicht, Nacken, Rücken und Brust. Akne ist bei Knaben häufiger als bei Mädchen; letztere sind insbesondere in der Zeit vor der Menstruation davon betroffen. Schwere Akne kann bleibende Narben hinterlassen, jedoch ist diese Form nicht häufig.

Empfehlungen: Die Haut morgens und abends sorgfältig reinigen, nicht kratzen oder ausdrücken und an den betroffenen Stellen möglichst keine Kosmetika anwenden. Positive Wirkung haben gesunde, vollwertige Ernährung und Sonnenlicht.

Zum Einnehmen

| Curcuma Pentarkan | **D** | vierwöchige Entgiftungskur |

1. Haut, Haare und Nägel

Hepar sulfuris Pentarkan	T	Allgemeinmittel bei Akne (zusätzlich Curcuma Pentarkan einnehmen)
Carbo vegetabilis D6	T	Pickel am Rücken mit gleichzeitigen Verdauungsstörungen und Verstopfung
Graphites D6	T	Akne mit fettiger Haut
Hepar sulfuris D3	T	Pickel mit Eiterköpfchen
Äußere Anwendung		
Calendula extern DHU	S	als Reinigungsmilch bei Akne, gegen Narben

Analfissuren
siehe Kapitel 4 oder 11 (Hämorrhoiden)

Bein, offenes
siehe Kapitel 7 (offenes Bein)

Bienenstich
siehe Insektenstich

Bläschen
Berüchtigt sind die Bläschen des Herpes-simplex-Virus (siehe Herpes). Dabei entsteht ein Ausschlag um Lippen und Nase. Wer sich einmal mit diesem Virus infiziert hat, wird immer wieder damit zu tun haben; bei verminderter Widerstandsfähigkeit (z. B. bei Übermüdung, Erkältung) oder bei Sonnenbestrahlung und starkem Wind kann es dann erneut zum Ausbruch kommen. Manchmal bilden sich bei emotionalen Spannungen Bläschen auf der Haut. Ebenso können allergische Reaktionen Herpes verursachen (sowohl Kontaktallergien als auch Überempfindlich-

keit bestimmten Nahrungsmitteln und Medikamenten gegenüber). Oft ist eine Ursache nicht direkt feststellbar.

Zum Einnehmen

Apis mellifica D6	T	Quaddeln und Nesselsucht (siehe ebenda)
Natrium muriaticum D6	T	Herpesausschlag (siehe ebenda) mit Brennen
Rhus toxicodendron D6	T	rote und geschwollene Hautbläschen, stark juckend, Besserung durch Wärme

Äußere Anwendung

Calendula Salbe DHU	S	lindert und regeneriert das Gewebe
Echinacea Salbe DHU	S	entzündungshemmend, Regeneration des Gewebes

Blasen

Blasen bekommt man durch übermäßige Reibung oder Quetschung. Unter der Blase bildet sich neue Haut; nachdem die Flüssigkeit in der Blase absorbiert ist, löst sich die oberste Hautschicht ab.

Tragen Sie »halb«-wollene Strümpfe (ohne Stopfstellen oder Flusen) und keine engen Schuhe, um Blasen zu vermeiden. Auch Schweißfüße können Blasen verursachen. Blase nicht aufstechen! Denken Sie daran, daß sich darunter offene Haut befindet, die sich leicht entzünden kann. Außerdem ist eine geöffnete Blase viel schmerzhafter. Wenn eine Blase aufgeplatzt ist, sollte man sie mit einem Mullverband abdecken. Um und auf eine offene Blase kann man ein Hautdesinfektionsmittel träufeln. Auftragen einer entzündungshemmenden und lindernden Salbe auf die (aufgeplatzte) Blase fördert ebenfalls die Heilung.

1. Haut, Haare und Nägel

Zum Einnehmen

Cantharis D6	K	einnehmen vor einer langen Wanderung, um Blasenbildung zu verhindern; wiederholen, falls sich dennoch Blasen bilden.

Äußere Anwendung

Calendula extern DHU	I	desinfizierend, sofort nach Aufplatzen der Blase auftragen
Calendula Salbe DHU	S	auf die Blasen auftragen; blutstillend und entzündungshemmend
Echinacea Salbe DHU	S	entzündungshemmend und geweberegenerierend

Blaue Flecken

Ein blauer Fleck ist eine Verfärbung (manchmal auch Schwellung) der Haut infolge eines Schlages, Falls oder Stoßes. Die kleinen Blutgefäße unter der Haut sind dann geplatzt, ohne daß die Haut selbst verletzt ist; das Blut verteilt sich im Gewebe und ruft an der Oberfläche die Verfärbung hervor.

Heilen und Verhindern von Schwellungen (vor allem an Kopf und Schienbein) kann durch kalte, nasse Kompressen (zum Beispiel mit Eis in einem Waschhandschuh oder Plastiksack) erreicht werden. Wer leicht und oft blaue Flecken und außerdem regelmäßig Nasenbluten und Zahnfleischbluten bekommt, leidet möglicherweise an Vitamin-C-Mangel.

Zum Einnehmen

Arnica D6	T	allgemeines Mittel bei Prellungen; begrenzt die Schwellung und das Ausmaß von blauen Flecken, lindert den Schmerz

Äußere Anwendung

Arnica Salbe DHU	S	bei blauen Flecken, wenn die Haut unverletzt ist
Calendula Salbe DHU	S	wenn die Haut verletzt ist oder bei Überempfindlichkeit gegen Arnica

Brandwunden
siehe Verbrennungen

Ekzem

Als Ekzem bezeichnet man einen juckenden Hautausschlag, der mit Rötung, Schwellung, Abschuppung (bei trockenem Ekzem) oder mit der Bildung von Wasserbläschen (bei nässendem Ekzem) einhergehen kann. Diese Erkrankung tritt in den verschiedensten Formen auf; am häufigsten sind Kontaktekzem und konstitutionelles Ekzem. Kontaktekzem wird durch Überempfindlichkeit bestimmten Stoffen gegenüber verursacht, mit denen die Haut in Berührung kommt, wie Nickel, Putzmittel, Kosmetika, bestimmte Pflanzen (unter anderem Primeln) usw. Bei Kontaktekzem muß man die Reizstoffe soweit wie möglich meiden. Die Anlage für ein konstitutionelles Ekzem ist bereits bei der Geburt vorhanden. Hier handelt es sich um eine allgemeine Überempfindlichkeit oder Allergie. Dieses Ekzem ist meist in Hautfalten zu finden, beispielsweise auf den Innenseiten von Ellbogen und Knien und auf der Kopfhaut.

Ekzeme sind oft schwer zu behandeln. Bei schulmedizinischer Behandlung wird im allgemeinen eine Kortikosteroidcreme gegeben (enthält Nebennierenrindenhormon). Dadurch wird das Ekzem zwar unterdrückt, doch sobald man die Creme nicht mehr benutzt, kehrt es oft in verschlimmerter Form zurück. Auch kann die Haut bei längerer Verwendung solcher Präparate dauerhaft geschädigt werden.

Einem homöopathischen Arzt/Heilpraktiker kann es gelingen, durch Behandlung der gesamten Konstitution (*siehe Kapitel Was ist Homöopathie?*, S. 389), ein Ekzem dauerhaft zu heilen. Für eine ganzheitliche Behandlung sollte man deshalb am besten einen homöopathischen Fachmann zu Rate ziehen! Bei weniger schwerwiegendem Hautausschlag (z. B. Hausfrauenekzem oder Abwaschhände) kann man versuchen, die Störung selbst zu behandeln.

siehe auch Schrunden (S. 58/273)

Zum Einnehmen

Graphites Pentarkan	T	allgemeines Mittel bei trockenem Ekzem
Petroleum Pentarkan	D	allgemeines Mittel bei nässendem Ekzem
Rhus toxicodendron D6	T	juckende Bläschen, vor allem an den Händen

Äußere Anwendung

Calendula Salbe DHU	S	bei Rissen und schlecht heilenden Hautwunden in Ellbogenfalten und Kniekehlen
Cardiospermum Salbe DHU	S	leicht entzündliche und allergische Hauterkrankungen, juckender Ausschlag, Ekzem
Graphites Salbe D4 DHU	S	trockenes Ekzem, trockene, rissige Haut

Entgiftung

Um die Leber- und Nierenfunktion z. B. bei Gallenleiden, Leberbeschwerden und Akne zu verbessern, ist eine Entgiftung des Körpers angezeigt. Entgiftung wird auch zur

Entwässerung angewandt, um Arzneimittelrückstände oder andere körperfremde Stoffe zu entfernen.

Zum Einnehmen

Chelidonium Pentarkan	D	zur Entgiftung von Galle und Leber
Curcuma Pentarkan	D	vierwöchige Entgiftungskur für die Leber, auch bei Akne
Solidago Pentarkan	D	allgemein entwässerndes Mittel; beschleunigt die Genesung nach Operationen und verbessert die Nierenfunktion
Berberis D3	T	entwässert Leber und Nieren
Solidago virga aurea D1	D	harntreibendes Mittel bei Ödem und Fettsucht; verbessert die Nierenfunktion

Feuermal

Ein Feuermal ist eine Art Muttermal von bläulicher Farbe, das manchmal sehr groß sein kann. Diese Mißbildung der Haut tritt hauptsächlich im Gesicht und auf den Armen und Beinen auf. Mit einer deckenden Creme kann das Mal etwas unauffälliger gemacht werden. Völlige Entfernung ist nur operativ möglich. Die meisten Feuermale bilden sich jedoch im Laufe der Jahre spontan zurück. Wenn das Mal sehr groß oder störend ist, wende man sich an einen (homöopathischen) Arzt oder Heilpraktiker.

Fistel

siehe Kapitel 7

Furunkel

Ein Furunkel ist eine eitrige Entzündung eines Haarbalgs, die durch Bakterien hervorgerufen wird. Auf dem Furunkel bringt man mit weißem (antiallergischem) Pflaster eine große sterile Mullauflage an. Es empfielt sich, die Umgebung des Furunkels zu desinfizieren, z. B. mit Calendula-Tinktur. Vor dem Umgang mit Nahrungsmitteln Hände sehr gut waschen; wenn die Bakterien in warme Speisen gelangen, können sie sich sehr schnell vermehren. Dabei werden Toxine erzeugt, die zu einer Lebensmittelvergiftung führen können. Im Abstand von einigen Stunden warme Kompressen auflegen (am besten in warmem Salzwasser getränkte weiße Watte); dies lindert den Schmerz und beschleunigt die Reifung.

Furunkel keinesfalls ausdrücken, da dadurch Bakterien in die Blutbahn gelangen können! Ein Furunkel auf oder in der Nase ist sehr gefährlich, da die Bakterien von hier aus leicht in das Gehirn gelangen können. In einem solchen Fall sofort einen Arzt aufsuchen! Bei gehäuft auftretenden, schlecht heilenden oder häufig wiederkehrenden Furunkeln kann Zuckerkrankheit vorliegen, vor allem bei älteren Menschen.

Diese Krankheit eignet sich nicht für Selbstbehandlung; man suche einen (homöopathischen) Arzt/Heilpraktiker auf. In gemeinsamer Absprache kann folgendes gegeben werden:

Zum Einnehmen

Curcuma Pentarkan	D	vierwöchige Entgiftungskur für die Leber; wirkt blutreinigend (gleichzeitig Hepar sulfuris D12 einnehmen)
Sulfur Pentarkan ▲	T	schlechte Heilung
Hepar sulfuris D3	T	bei einem einzelnen Furunkel zur Beschleunigung der Reifung
Hepar sulfuris D12	T	mehrere oder häufig wiederkehrende Furunkel;

		Hepar sulfuris stimuliert das Immunsystem durch Vermehrung der weißen Blutkörperchen
Myristica sebifera D2	D	zur Beschleunigung der Reifung (»homöopathisches Skalpell«)

Äußere Anwendung

Calendula extern DHU	I	zur Desinfektion der Umgebung des Furunkels
Echinacea Salbe DHU	S	entzündungshemmend und gewebsregenerierend

Fußpilz

Der Pilz, der diese Infektionskrankheit hervorruft, braucht eine feuchte und warme Umgebung. Fußpilz erkennt man an einer erweichten oberen Hautschicht (weiße Farbe); er tritt vor allem zwischen der vierten und fünften Zehe auf. Er kann mit starkem Juckreiz und unangenehmem Geruch verbunden sein. Zur Vorbeugung und Heilung ist es unbedingt wichtig, die Füße nach dem Waschen oder Schwimmen sehr gut abzutrocknen, vor allem zwischen den Zehen. Bei Neigung zu Schweißfüßen regelmäßig die Socken wechseln. Socken und Schuhe eventuell mit speziellem Puder ausstreuen.

Äußere Anwendung

Graphites Salbe DHU	S	trockenes Ekzem, trockene Haut mit Schrunden, Allgemeinmittel bei Hauterkrankungen

Grindblasen *(Impetigo contagiosa)*

Eine bakterielle Entzündung der Haut, meist um Mund und Nase. Die Erkrankung ist ansteckend und hartnäckig, insbesondere bei Kindern. Die ersten Anzeichen sind kleine

Bläschen, die rasch aufplatzen und nässende rote Flecken hinterlassen. Der nässende Fleck überzieht sich allmählich mit einer gelblichen, grobkörnigen Kruste. Der Infekt breitet sich aus.

Ratschläge: Die Krusten mit Wasser und Seife abwaschen, damit die Salbe besser einwirken kann. Größtmögliche Hygiene beachten, damit andere nicht angesteckt werden (eigene Seife, eigenes Handtuch, vor der Berührung von Lebensmitteln Hände waschen). Kinder dürfen nicht zur Schule, bis die Erkrankung völlig ausgeheilt ist.

Grindblasen sind für die Selbstmedikation weniger geeignet; einen homöopathischen Arzt/Heilpraktiker aufsuchen! In Absprache mit diesem kann folgendes gegeben werden:

Zum Einnehmen

Echinacea angustifolia D2	**D**	Hautentzündungen (zusätzlich Echinacea Salbe äußerlich anwenden)

Äußere Anwendung

Echinacea Salbe DHU	**S**	entzündungshemmend und geweberegenerierend

Gürtelrose

Gürtelrose wird von dem Virus verursacht, das auch Windpocken hervorruft (vom *Herpes-zoster*-Virus). Bei Menschen, die Windpocken gehabt haben, kann das Virus tief in den Körper eindringen, beispielsweise ins Rückenmark oder in einen Nerv. Dort kann es jahrelang ruhen, bis es irgendwann aktiviert wird durch heftige Emotionen, Verspannungen und ähnliches. Daraufhin wird das Virus wieder aktiv und vermehrt sich. Dies erzeugt starken Schmerz in dem befallenen Nerv und geht mit der Bildung von Gruppen von Bläschen auf der darüberliegenden Haut einher. Die Bläschen erzeugen genau wie Windpocken starken Juckreiz, Krustenbildung beim Aufplatzen und die Gefahr von Narben. Gürtelrose tritt meist an einer Seite des Rumpfs auf, und zwar einseitig. Wichtig ist, die Ernährung anzupassen; stellen Sie sich beispielsweise auf eine vegetarische Diät mit viel Rohkost um, und nehmen Sie zusätzlich Vitamine des B-Komplexes gegen den Schmerz ein. Ziehen Sie sofort einen Arzt zu Rate, wenn der Ausschlag am Kopf sitzt.

Bei dieser Erkrankung ist von Selbstmedikation unbedingt abzuraten. Suchen Sie einen (homöopathischen) Arzt/Heilpraktiker auf! Nach Rücksprache mit ihm kann man zwischen folgenden Medikamenten wählen:

Zum Einnehmen

Ranunculus Pentarkan	**D**	allgemeines Mittel bei Gürtelrose
Arsenicum album D6	**T**	Schmerz wie von glühenden Kohlen, Patient ist ängstlich und unruhig; Verschlimmerung nach Mitternacht
Mezereum D4	**D**	eiternde Bläschen mit dicken weißen Krusten, heftiger Juckreiz und stechende Schmerzen
Rhus toxicodendron D6	**T**	gerötete, geschwollene Haut mit brennenden und juckenden Bläschen/Blasen, Patient fühlt sich nicht wohl und will sich dauernd bewegen
Sulfur D30	**I**	erleichtert das Verschwinden der Bläschen und fördert die Heilung (nicht anwenden im Akutstadium, kann zu starker Erstverschlimmerung führen; 1 Dosis genügt

1. Haut, Haare und Nägel

Äußere Anwendung

Calendula extern DHU	Z	zum Abtupfen der Haut bei starkem Juckreiz
Calendula Salbe DHU	Z	Eiterbläschen mit weißer Kruste
Echinacea Salbe DHU	Z	entzündungshemmend und geweberegenerierend

Haarausfall

Ein gesunder Mensch verliert täglich zwischen 50 und 100 Haare. Sind es wesentlich mehr, so kann man von krankhaftem Haarausfall sprechen. Man unterscheidet zwischen diffusem Haarausfall und Haarausfall an einer Stelle. Diffuser Haarausfall kann durch Ernährungsfehler verursacht werden (einseitige und ungesunde Ernährung, Mangel an Vitaminen), außerdem durch Schwangerschaft und Geburt, durch falsche Behandlung des Haars, durch Bestrahlung (gegen Krebs) oder durch psychische Faktoren wie Kummer und Nervosität. Haarausfall an einer Stelle kann infolge von Hautkrankheiten auftreten, durch ständiges Drehen der Haare mit dem Finger oder durch erbliche Faktoren (zum Beispiel Halbglatze oder »Geheimratsecken«). Das Haar besteht vor allem aus Eiweiß. Bei unzureichender Aufnahme von Eiweiß mit der Nahrung kann es zu einer zeitweiligen Veränderung in Farbe und Beschaffenheit des Haars kommen. Vitamin A und B sind hier sehr wichtig, obwohl Haarausfall auch auftreten kann, wenn man mehrere Monate lang täglich mehr als 50 Milligramm Vitamin A einnimmt. Ziehen Sie also stets einen Fachmann zu Rate, bevor Sie zusätzliche Vitamine in Tablettenform zu sich nehmen.

Wenn Haarausfall nicht durch eine Krankheit oder durch eine Störung verursacht wird, sondern wenn man »einfach« kahl wird, sind die Behandlungsmöglichkeiten begrenzt. Hingegen kann man durchaus etwas gegen trockenes oder fettes Haar unternehmen – was ebenfalls den Haarausfall beeinflußt –, indem man das richtige Shampoo benutzt. Die beste Haarpflege besteht darin, das Haar sauberzuhalten. Trockenes Haar kann man behandeln, indem man eine Kur mit reinem Olivenöl durchführt (einmassieren, einige Zeit einwirken lassen, gut ausspülen).

Die meisten Männer verlieren irgendwann – zumindest teilweise – ihr Haar; Einsetzen und Verlauf dieses Prozesses ist meist durch Vererbungsfaktoren bedingt. Auch bei vielen Frauen kann man in bestimmten Perioden ein Dünnerwerden des Haars beobachten, zum Beispiel nach der Geburt. Letzteres ist jedoch vorübergehender Natur; in diesen Fällen ist keine Behandlung notwendig.

Zum Einnehmen

Calcivitan Similiaplex	T	Haar ist dünn, trocken, tot
Graphites Pentarkan ▲	T	allgemeines Mittel bei Haarausfall mit trockenen Schuppen
Petroleum Pentarkan ▲	T	allgemeines Mittel bei Haarausfall mit fetten Schuppen und/oder gelblicher Krustenbildung am behaarten Kopf
Silicea Pentarkan	T	allgemeines Mittel bei Haarausfall und Störungen des Nagelwachstums
Acidum phosphoricum D3	T	diffuser Haarausfall bei nervösen Menschen mit fettem Haar und Schuppen
Acidum phosphoricum D30	K	Haarausfall durch Kummer, Enttäuschungen
Phosphorus D6	D	Haarausfall an einzelnen Stellen bei ängstlichen und schreckhaften Menschen

1. Haut, Haare und Nägel

Äußere Anwendung

Arnica extern DHU	**I**	die Tinktur 1 zu 3 verdünnt einmassieren

Hautabszeß
siehe Kapitel 7 (Abszeß)

Hautausschlag
siehe Ekzem; Hauterkrankungen allgemein

Hautentzündung *(Dermatitis)*
Die Wunden reinigen und mit Pflaster oder Verband abdecken. Hygiene beachten!

Zum Einnehmen

Echinacea angustifolia D2	**D**	bei gleichzeitiger Lymphdrüsenentzündung (zusätzlich Echinacea Salbe äußerlich anwenden)
Mercurius solubilis D6	**T**	Hautentzündung bei ängstlichen und zittrigen Menschen, verschlimmert sich durch Bewegung (zusätzlich Echinacea Salbe äußerlich anwenden)

Äußere Anwendung

Dermaloges	**S**	Schürf- und Quetschwunden, Hautgeschwüre, Schrunden der Brustwarzen und entzündungshemmend
Calendula Salbe DHU	**S**	entzündungshemmend und geweberegenerierend
Echinacea Salbe DHU	**S**	entzündungshemmend und geweberegenerierend, bei schlecht heilenden Wunden

Hauterkrankungen (allgemein)

Gewöhnlich sind Hauterkrankungen nicht schädlich für den allgemeinen Gesundheitszustand, sie können allerdings äußerst irritierend (Schmerz, Juckreiz) sein und ein kosmetisches Problem darstellen. Die Voraussetzung für eine gesunde Haut ist eine gute Ernährung – eine Ernährung, die reich an Vitamin A und C (unter anderem in Zitrusfrüchten und Grünkohl enthalten) und den Vitaminen des B-Komplexes (vor allem in Vollkornprodukten enthalten) ist. Außerdem fördern Wechselduschen, Wechselbäder und Schwimmen die Gesundheit der Haut. (Bei empfindlicher Haut ist jedoch davon abzuraten.) Der tägliche Gebrauch von Seife oder von Schaumbädern ist eher schädlich für die Haut, da sie dadurch zu stark entfettet wird. Wenn Sie eine empfindliche Haut haben, dann benutzen Sie eine Seife, die möglichst wenig chemische Stoffe enthält, sowie entsprechende Reinigungsmittel für die Gesichtshaut. Geschirrspülmittel wirken stark entfettend auf die Haut und (bei Resten auf dem Geschirr) auf die Zellen der Magen- und Darmschleimhaut. Benutzen Sie Haushaltshandschuhe, und spülen Sie das Geschirr in klarem Wasser gut ab, oder benutzen Sie flüssige grüne (milde) Seife. *Siehe auch* Hautpflege

Zum Einnehmen

Aconitum D6	**T**	trockene und gerötete Haut
Apis mellifica D3	**T**	juckende, rote Schwellung der Haut, wie von einem Insektenstich, Wärme wird als unangenehm empfunden
Arnica D6	**T**	allgemeines Mittel bei Prellungen; begrenzt die Schwellung und das Ausmaß von blauen Flecken

1. Haut, Haare und Nägel

Arsenicum album D6	T	trockener, juckender, brennender Ausschlag, wie von glühenden Kohlen; Verschlimmerung nach Mitternacht
Belladonna D6	K	heiße und trockene Haut
Calcium carbonicum D12	T	Hautausschlag bei Kindern (Milchschorf), schuppige Ausschläge
Calcium fluoratum D6	T	Risse in den Handflächen, Verschlimmerung durch Kälte und Feuchtigkeit
Cantharis D6	K	brennender Hautausschlag mit Bläschenbildung; bei Blasen (siehe ebenda)
Mercurius solubilis D6	T	Hautentzündung und nässender Hautausschlag mit Blut und Eiter
Rhus toxicodendron D6	T	brennende, juckende Haut, oft auch begleitet von Bläschenbildung mit flüssigem Inhalt
Sulfur D6	T	trockene, juckende Haut, vor allem im Bett und nach dem Waschen, Neigung zu Geschwüren; starkes Verlangen nach Süßem (nicht bei Ekzem verwenden, kann zu starker Verschlimmerung führen!)
Urtica D6	D	Hautausschlag wie von einer Brennnesselreizung

Äußere Anwendung

Arnica compositum Gel	S	blaue Flecken, Wundliegen; nur bei unverletzter Haut anwenden
Calendula extern DHU	I	Wundliegen mit verletzter Haut, Brandwunden ersten

		Grades, Sonnenbrand, verdickte Narben, Akne
Calendula Salbe DHU	S	Schürfwunden, Brandwunden ersten Grades, schmerzhafte Narben; blutstillend und entzündungshemmend
Graphites Salbe DHU	S	trockenes Ekzem, trockene Haut mit Rissen (gesprungene Haut), allgemeines Mittel bei Hauterkrankungen
Hamamelis Salbe DHU	S	rauhe, trockene Haut, Abwaschhände, Brandwunden ersten Grades, Wundpflege
Rhus Rheuma Gel	S	Hautausschlag infolge von Fieber (Fieberflecken)

Hautinfektionen

Zum Einnehmen

Echinacea angustifolia D2	D	zur Erhöhung der Widerstandskraft gegen Infektionen
Hepar sulfuris D6	T	Entzündung eines Haarbalgs

Äußere Anwendung

Dermaloges	S	Quetschungen und Schürfwunden, Hautgeschwüre, Schrunden der Brustwarzen, entzündungshemmend
Calendula extern DHU	I	örtliche Behandlung, Anwendung als Kompresse
Calendula Salbe DHU	S	Verbrennungen ersten Grades, Schürfwunden, unterstützend zur Behandlung eines offenen Beins; blutstillend und entzündungshemmend

Echinacea Salbe DHU	S	wenn erneute Entzündung schlecht heilender Wunden droht, Fisteln; entzündungshemmend und geweberegenerierend

Hautpflege
siehe auch Hauterkrankungen (allgemein)

Äußere Anwendung

Hametum Salbe	S	matte Tagescreme
Hamamelis Salbe DHU	S	für rauhe, trockene Haut, Abwaschhände

Hautreizung
siehe Hauterkrankungen (allgemein)

Hautwolf *(Intertrigo)*
Hierbei handelt es sich um ein schilferndes, meist nässendes Ekzem im Bereich aneinanderreibender Hautflächen (unter schweren Brüsten, bei einem dicken Bauch, in den Achselhöhlen, in der Leistenbeuge, im Dammbereich). Die Haut ist rot und schmerzhaft, entzündet sich, und es entsteht eine beißende Absonderung, die die Haut aufrauht. Die wunden Stellen müssen einmal täglich mit alkalifreier Seife sorgfältig gewaschen und anschließend gut abgetrocknet werden. *Siehe auch* Ekzem

Zum Einnehmen

Calcium carbonicum D6	T	Wundsein bei Säuglingen
Sulfur D6	T	Wundsein bei Erwachsenen

Äußere Anwendung

Calendula extern DHU	I	das »homöopathische Jod«,

		blutstillend und desinfizierend; mit Mullauflage anwenden
Calendula Salbe DHU	S	Reibung zwischen Hautflächen; blutstillend und entzündungshemmend; verhindert Narbenbildung

Hühnerauge

Eine Hornhautwucherung der Haut, verursacht durch äußeren Druck. Hühneraugen bilden sich meist auf und gelegentlich zwischen den Zehen. Ein Stückchen verhärtetes Gewebe, Wurzel oder Zapfen genannt, drückt auf die Nervenenden der weicheren Gewebeschichten und ruft so den Schmerz hervor. Zwischen den Zehen kommen auch weiche Hühneraugen ohne Wurzel vor. Erweichende Mittel bekämpfen die Folgen, aber nicht die Ursache.

Regelmäßig (monatlich) zur Pediküre erhält die Gesundheit des Fußes.

Zum Einnehmen

Antimonium crudum D6	T	bei brennendem Gefühl und/oder Juckreiz
Silicea D6	T	leicht frierende Menschen mit Schweißfüßen und schlechten Nägeln

Insektenstich

Die meisten Insektenstiche verursachen nur eine örtliche Schwellung mit Rötung und Juckreiz. Die Schwellung und eventuell auftretende Schmerzen müssen innerhalb von zwei Stunden abgeklungen sein. Abtupfen mit Essig oder Salzwasser lindert den Schmerz und beschleunigt die Heilung.

Bei Bienen und Hornissen bleibt der Stachel manchmal in

der Haut stecken; in diesem Fall kann die Schwellung mehrere Tage bestehenbleiben. Der Stachel muß mit einer Pinzette entfernt werden.

Vorsicht bei Stichen in den Mund! Größere Schwellungen können zu Atemnot führen. In diesem Fall sofort einen Arzt rufen! Bis zu dessen Eintreffen Eiswürfel lutschen.

Zum Einnehmen

Apis mellifica D3	T	bei juckender, geröteter Hautschwellung
Ledum D6	T	bei starker, schmerzhafter, juckender Schwellung; allergische Reaktion auf Insektenstich, Lymphgefäßentzündung; stündlich 1 Tablette bis zum Abklingen des Schmerzes (bei Stich in den Hals alle 5 Minuten eine Tablette)

Äußere Anwendung

Ledum extern DHU	I	bei Entzündungen nach Insektenstichen, Anwendung als Kompresse
Cardiospermum Salbe DHU	S	allergische, juckende Reaktion auf Insektenstiche

Juckreiz

Juckreiz ist keine Krankheit, sondern ein Symptom, das verschiedene Ursachen haben kann wie zum Beispiel trokkene Haut, Zuckerkrankheit, Dysfunktion der Leber oder Nieren, Überempfindlichkeit gegen bestimmte Nahrungsmittel, Medikation, Kontaktallergie usw. Bei anhaltendem Juckreiz ist es ratsam, zum homöopathischen Arzt/Heilpraktiker zu gehen.

Zum Einnehmen

Antimonium crudum D6	**T**	Schwielen mit brennender Empfindung und/oder Juckreiz
Apis mellifica D3	**T**	juckende Schwellung der Haut wie von einem Insektenstich, Wärme verschlechtert
Rhus toxicodendron D6	**T**	brennende und juckende Bläschen mit flüssigem Inhalt, Wärmeanwendung bessert
Sulfur D6	**T**	trockene, juckende Haut insbesondere im Bett und nach dem Waschen, Neigung zu Geschwüren; Drang nach Süßigkeiten (nicht einnehmen bei Ekzem, kann anfänglich zu einer starken Verschlechterung führen!)

Äußere Anwendung

Calendula extern DHU	**I**	rauhe oder rissige Haut, Frosthände, Sonnenbrand

Jugendakne
siehe Akne sowie Mitesser

Karbunkel
siehe Furunkel

Körpergeruch, unangenehmer

Unangenehmer Körpergeruch entsteht meist durch übermäßige Schweißabsonderung. Ursachen können sein: Spannungen, Angst, Hitzewallungen in den Wechseljahren, konstitutionell usw. Schweiß an sich ist praktisch geruchlos; der lästige Körpergeruch entsteht durch chemische Verbindungen, die von Bakterien gebildet werden, die sich auf der warmen, feuchten Haut rasch vermehren

können. Transpiration ist eine Funktion des Körpers, durch die dieser sich von Schlackstoffen befreit, weshalb die Schweißbildung auch nicht unterdrückt werden darf.
Bei übermäßiger Schweißabsonderung täglich duschen und täglich die Wäsche wechseln. Oberbekleidung gut lüften. Im Sommer offene Schuhe tragen. Ein gutes, betontes Deodorant benutzen.
siehe auch Schwitzen, übermäßiges, sowie Schweißfüße

Zum Einnehmen

Jaborandi Pentarkan	**D**	Allgemeinmittel bei übermäßiger Schweißbildung
Calcium carbonicum D6	**T**	stark gebaute Menschen mit blondem Haar und blauen Augen, die leicht transpirieren (nachts vor allem am Kopf): klamme feucht-kühle Hände und Füße, leicht frierend, Übergewicht
Silicea D6	**T**	leicht frierende Menschen mit Schweißfüßen und leicht brüchigen Nägeln

Lippenbläschen *(Lippenherpes)*

Lippenbläschen werden hervorgerufen durch das Herpes-simplex-Virus, das nach dem ersten Infekt latent im Körper verbleibt. Bei herabgesetzter Widerstandskraft (z. B. bei Grippe oder Ermüdung) sowie durch starke Besonnung oder Wind wird das Virus aktiviert, und es bilden sich Bläschen am Mund.
Symptome: zunächst eine stechende, brennende Empfindung im Gesicht im Bereich der Nase und der Lippen. Nach einigen Tagen bilden sich gruppiert angeordnete Bläschen, die innerhalb von 10 Tagen wieder eintrocknen.

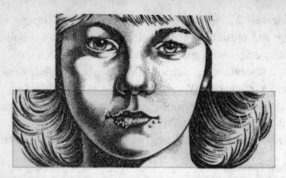

Lippenbläschen sind kleine Gruppen von Bläschen im Mundbereich, die bei herabgesetzter Widerstandskraft entstehen.

Zum Einnehmen

Natrium muriaticum D6	**T**	juckende und brennende Lippenbläschen; Verlangen nach Salzigem
Rhus toxicodendron D6	**T**	Rötung im Bereich der Bläschen, starker Juckreiz, Besserung durch Wärme
Sulfur D6	**T**	juckend, Verschlechterung durch Wärme; Verlangen nach Süßem (nicht anwenden bei Ekzem; kann zu einer starken Anfangsverschlechterung führen!)

Äußere Anwendung

Calendula extern DHU	**I**	gegen den Juckreiz, verhindert Entzündung
Calendula Salbe DHU	**S**	entzündungshemmend und geweberegenerierend
Echinacea Salbe DHU	**S**	entzündungshemmend und geweberegenerierend
Rhus Rheuma Gel	**S**	Hautausschlag infolge von Fieber (Fieberlippen)

1. Haut, Haare und Nägel

Milchschorf
siehe Kapitel 9

Mückenstich
siehe Insektenstich

Nagelprobleme
Nägel sind abgestorbene, verhornte Strukturen, die aus Hautfalten herauswachsen. Ihre Härte verdanken sie dem Eiweißstoff Keratin. Das Eindringen von Fremdstoffen in die Zellen der verhornten Nagelplatte kann die Verhärtung stören, wodurch die Nägel sich spalten und brechen können. Letzteres ist auch eine mögliche Folge des häufigen Gebrauchs scharfer Spülmittel, von Säuren und Laugen, aber auch durch einen Stoß oder durch Infekt mit der Folge einer Beschädigung des Nagelfalzes.
Wie schnell die Nägel wachsen, hängt unter anderem von der Konstitution und der Ernährung ab. Durchschnittlich braucht ein Fingernagel etwa 6 Monate, um sich vollständig zu erneuern. Defekte Nägel sind meist lediglich ein kosmetisches Problem, können aber auch ein Hinweis auf eine Krankheit sein (z.B. Blutarmut durch Eisenmangel, Lungen- oder Herzkrankheiten, Psoriasis usw.) Bei kosmetischen Nagelproblemen ist eine Maniküre bzw. Pediküre in Erwägung zu ziehen.
Allgemeine Pflegehinweise: Das Einwachsen der Zehennägel kann verhindert werden, indem man die Nägel gut zurückschneidet und gegebenenfalls in der Mitte etwas dünner feilt, um den Druck auf die äußeren Ränder zu vermindern; weites Schuhwerk tragen. Fingernägel nicht zu kurz abschneiden (beißen) oder zu lang werden lassen (aus hygienischen Gründen), sondern oval feilen. Längeren Kontakt mit Seifenwasser vermeiden, wodurch sie weich und empfindlich werden. Beim Zurückschieben des

Nagelhäutchens vorsichtig vorgehen, da eine Verletzung des Nagelbetts zu Verformungen und Entzündungen führen kann. Nagellack härtet die Nägel und schützt sie vor äußeren Einflüssen.

siehe auch Nagelverkrümmung und Zehennagel, eingewachsener

Zum Einnehmen

Silicea Pentarkan	T	Allgemeinmittel bei Wachstumsstörungen des Nagels
Antimonium crudum D6	T	bei schlechten Nägeln, schlechtem Nagelwachstum, Nagelverkrümmung
Echinacea angustifolia D2	D	bei Nagelbettentzündung
Graphites D6	T	bei brüchigen, deformierten, spröden und/oder rissigen dicken Nägeln
Silicea D6	T	bei brüchigen, einreißenden Nägeln mit Längsrillen, leicht frierende Menschen
Thuja D6	T	Spaltnägel, Längsfurchen in den Nägeln

Äußere Anwendung

Quassia D1 = Ø	D	gegen Nägelbeißen; auf die Nägel auftragen, damit der bittere Geschmack den Nägelbeißer veranlaßt, diese Gewohnheit aufzugeben
Echinacea Salbe DHU	S	eingewachsene Zehennägel; entzündungshemmend und geweberegenerierend

Nagelverkrümmung

Hierbei liegt eine starke Hornbildung unter dem Nagel vor. Nagelverkrümmung tritt meist an den Zehennägeln auf.

Zum Einnehmen

Silicea Pentarkan	T	Allgemeinmittel bei Wachstumsstörungen des Nagels; brüchige, einreißende Nägel
Antimonium crudum D6	T	schlechte Nägel, Wachstumsstörungen des Nagels, Nagelverkrümmung
Graphites D6	K	dicke, deformierte, brüchige Finger- und Fußnägel; verfroren; träge Darmtätigkeit

Narben

Nach Operationen, bei Verbrennungen, Impfungen, Ohrlochstechen, Windpocken, Akne usw. können sich Narben bilden. Sie treten häufiger bei Menschen mit dunkler Haut auf. Liegt eine Veranlagung zu übermäßigem Wachstum von Narbengewebe vor, kann man gegebenenfalls sofort nach einer Operation oder Verletzung beginnen mit:

Zum Einnehmen

Calendula Pentarkan	D	schmerzende Narben
Graphites D6	T	schlecht heilende Wunden mit Absonderung von honigartigem Sekret
Silicea D6	T	schmerzhafte, juckende, stechende Narben, Wundheitsgefühl; Narben brechen auf

Äußere Anwendung

Calendula extern DHU	I	kann bei längerer Anwendung Narben verkleinern

Calendula Salbe DHU	S	kann bei längerer Verwendung Narben verkleinern
Graphites Salbe DHU	S	trockenes Ekzem, trockene Haut mit Schrunden, Allgemeinmittel bei Hauterkrankungen

Nervenbeschädigung
siehe Kapitel 12 (Verletzungen)

Nervenschmerzen
siehe Kapitel 2 (Gesichtsschmerz) sowie Kapitel 6 (Nervenschmerzen)

Nesselsucht
Nesselsucht ist eine Allergie, bei der Quaddeln (rote, jukkende, in Gruppen beieinanderstehende Erhebungen) oder eine Schwellung der Haut im Bereich der Augen, Wangen und am Kiefer (Quincke-Ödem) auftreten. Mögliche Ursachen: Nahrungsmittelallergie (manche Menschen bekommen den Ausschlag, wenn sie zum erstenmal im Sommer Erdbeeren oder Tomaten essen, oder sie sind allergisch gegen künstliche Zusätze wie Farb-, Duft-, Geschmacksstoffe, Emulgatoren usw.), Arzneimittelreaktion (z. B. auf Penicillin), Sonnenlicht, Hitze oder Kälte, Inhaltsstoffe in Seifen, Waschmitteln, Deodorants, Färbemittel in einem neuen Kleidungsstück usw. In 90% der Fälle bleibt die Ursache auch nach allergologischer Untersuchung unklar. Wenn Nesselsucht regelmäßig auftritt, wende man sich an einen (homöopathischen) Arzt/Heilpraktiker.

Zum Einnehmen

Urtica Pentarkan	D	Allgemeinmittel bei Nesselfieber, Quaddeln und Hautreaktionen bei Kälte

1. Haut, Haare und Nägel

Apis mellifica D6	**T**	Quaddeln und Nesselfieber mit Hitze und Spannungsgefühl an den betroffenen Stellen
Natrium muriaticum D6	**T**	durch Sonneneinwirkung, häufig Fieberbläschen, Reiben bessert; Verlangen nach Salzigem
Rhus toxicodendron D6	**T**	heftig juckende rote Quaddeln, Besserung durch Reiben oder warme Kompressen
Urtica D6	**D**	Hautausschlag wie bei einer Brennesselirritation

Äußere Anwendung

Cardiospermum Salbe DHU	**S**	juckender Hautausschlag

Offenes Bein
siehe Kapitel 7

Pickel
siehe Akne

Pilzinfektion

Die Haut kann von verschiedenen Pilzinfektionen befallen werden. Ein Beispiel ist Ringwurm, wobei abschilfernde, runde rote, meist juckende Flecken entstehen. Eine Infektion dieser Art an den Füßen ist der Fußpilz. Andere Bereiche, die befallen werden, sind der Kopf (wobei kahle Stellen entstehen) und der Rumpf (vor allem bei Kindern; sehr ansteckend, Übertragung auch durch Haustiere).

Soor ist eine durch den Hefepilz Candida albicans hervorgerufene Erkrankung der Mundschleimhaut. Dabei entstehen im Mund gelbliche, schmerzhafte Flecken. Wenn man diese »Schwämmchen« abstreift, bleibt eine rauhe Stelle zurück. Diese Erkrankung tritt meist bei Kindern und älteren Menschen auf. Daneben kommen auch vaginale Pilzinfektionen durch Candida albicans vor. Meist ist der Pilz natürlicherweise vorhanden. Er kann sich aber durch ein verändertes (vaginales) Milieu explosionsartig vermehren (z.B. durch hormonelle Veränderungen, Intimsprays oder Antibiotika). Folgende Symptome treten auf: Irritation des Genitalbereiches, dicker weißer Ausfluß, brennender Schmerz beim Wasserlassen oder beim Intimverkehr.

Pilzinfektionen sind für die Selbstbehandlung weitgehend ungeeignet; man wende sich daher an einen (homöopathischen) Arzt/Heilpraktiker. In gemeinsamer Absprache kann eines der nachfolgend angegebenen Mittel angewandt werden.

siehe auch Fußpilz

Zum Einnehmen

Borax Pentarkan ▲	D	Mundhöhlenentzündung, Soor
Lilium tigrinum Pentarkan	D	Ausfluß, Weißfluß
Mercurius solubilis D6	T	Bläschen im Mund, stinkender Atem

Äußere Anwendung

Calendula Salbe DHU	S	Irritation der Schamlippen; entzündungshemmend
Graphites Salbe DHU	S	Fußpilz; trockenes Ekzem, trockene, rissige Haut, Allgemeinmittel bei Hauterkrankungen

Pusteln

Pusteln sind mit Eiter gefüllte Hautbläschen.

Zum Einnehmen

Hepar sulfuris D3	T	(beginnende) Entzündungen

1. Haut, Haare und Nägel

Hepar sulfuris D12	**T**	ständig wiederkehrende Entzündungen, Pusteln
Sulfur D6	**T**	Entzündungen, Furunkel, Gerstenkorn, Pusteln

Äußere Anwendung

Calendula Salbe DHU	**S**	blutstillend, entzündungshemmend; verhindert Narbenbildung
Echinacea Salbe DHU	**S**	wenn schlecht heilende Wunden sich erneut entzünden; entzündungshemmend und geweberegenerierend

Quaddeln
siehe Nesselsucht

Rosazea

In der Kosmetik bezeichnet man mit dem Begriff Rosazea chronisch erweiterte Haargefäße (Kapillargefäße) in der Haut. Die medizinische Bedeutung des Begriffs bezieht sich jedoch auf eine völlig andere Störung: große, dicke, manchmal eiternde Pusteln auf den Wangen bei Männern und Frauen über vierzig.

Zum Einnehmen

Abrotanum Pentarkan ▲	**D**	allgemeines Mittel bei Durchblutungsstörungen in Armen, Beinen und Haut; nach Erfrierungen

Äußere Anwendung

Abrotanum Salbe DHU	**S**	verbessert die Durchblutung

Schnitt-, Stich- und Rißwunden
siehe Kapitel 12

Schrunden/Hauteinrisse *(Rhagaden)*
siehe auch Hauterkrankungen (allgemein) und Hautpflege

Zum Einnehmen

Calcium fluoratum D6	T	Schrunden in den Handflächen, Verschlimmerung durch Kälte und Feuchtigkeit
Acidum nitricum D12	K	Schrunden an Schleimhautübergängen wie Mundwinkel, Anus, Nasenlöcher, schlechte Laune

Äußere Anwendung

Calendula Salbe DHU	S	kleine Hautrisse; blutstillend und entzündungshemmend, verhindert Narbenbildung
Graphites Salbe DHU	S	trockenes Ekzem, trockene Haut mit Schrunden (aufgesprungene und abschilfernde Haut); Allgemeinmittel bei Hauterkrankungen

Schuppen

Schuppen sind eine Erkrankung der talgabsondernden Drüsen der Kopfhaut. Bei zu geringer Absonderung wird das Haar trocken, stumpf und brüchig mit weißen, trockenen Abschilferungen. Bei übermäßiger Absonderung entsteht fettiges Haar mit gelblichweißen Schuppen. Schuppen beeinträchtigen die übrige Gesundheit nicht; es handelt sich also primär um ein kosmetisches Problem.

Allgemeine Ratschläge: Das Haar pflegen und mit einem speziellen Shampoo gegen Schuppen waschen. Bei übermäßiger Talgabsonderung die Kopfhaut möglichst nicht berühren; bei zu geringer Absonderung können die Drüsen durch eine Massage der Kopfhaut während des Waschens zusätzlich stimuliert werden.

1. Haut, Haare und Nägel

Zum Einnehmen

Graphites Pentarkan ▲	D	Allgemeinmittel bei Haarausfall mit trockenen Schuppen
Petroleum Pentarkan ▲	D	Allgemeinmittel bei Haarausfall mit (fetten) Schuppen
Lycopodium D6	T	Haarausfall bei Menschen, die früh ergrauen und Verlangen nach Süßem haben
Natrium muriaticum D6	T	bei weißen Schuppen, manchmal Haarausfall an Stirn und Schläfen; Verlangen nach Salzigem
Phosphorus D6	D	weiße Schuppen, trockenes Haar, kreisförmiger Haarausfall, bei überempfindlichen und schreckhaften Menschen, die sich schnell blaue Flecken und Verstauchungen zuziehen
Thuja D6	T	weiße Schuppen, trockenes Haar, Haarausfall

Schürfwunden

siehe Kapitel 12

Schweißfüße

Zum Einnehmen

Calcium carbonicum D6	T	stark gebaute Menschen mit blondem Haar und blauen Augen, die leicht schwitzen (nachts vor allem am Kopf); klamme Hände, leicht frierend
Lycopodium D6	T	sehr starke Schweißabsonderung mit geschwollenen, kalten Füßen; Verlangen nach Süßem

| Silicea D6 | T | sehr starke Schweißabsonderung, unangenehmer Geruch, leicht frierend mit schlechten Nägeln |

Schweißhände

Zum Einnehmen

Calcium carbonicum D6	T	stark gebaute Menschen mit blondem Haar und blauen Augen, die leicht schwitzen (vor allem am Kopf); klamme Hände, leicht frierend
Lycopodium D6	T	bei kalten, geschwollenen Schweißfüßen; Verlangen nach Süßem
Silicea D6	T	Schweißhände mit eiskalten Füßen, leicht frierende Menschen mit schlechten Nägeln; erkältungsanfällig; ängstlich

Schwellung

siehe bei der Ursache der Schwellung, z. B. blauer Fleck, Insektenstiche, Verbrennungen, Prellungen (Kapitel 6), Verstauchungen (Kapitel 6)

Schwielen/Hornhaut

Unter Schwielen versteht man umschriebene Verdickungen der Hornschicht der Haut an Stellen, die stark beansprucht werden bzw. Druck ausgesetzt sind. Bei schwerer Arbeit mit den Händen bilden sich Schwielen als normale Schutzfunktion. Sie verschwinden in der Regel von alleine, wenn die übermäßige Beanspruchung aufhört. Eine Behandlung ist nur notwendig, wenn sich unterhalb der Schwielen Blasen bilden oder innerhalb der schwieligen

Haut Schrunden entstehen. Schwielen an den Füßen können durch inadäquates Schuhwerk oder durch Fehlstellung der Füße verursacht werden. Auch Vitamin-A-Mangel kann verstärkte Hornhautbildung zur Folge haben. In diesem Fall ist meist auch die Haut an Unterarmen und Beinen trocken und schuppig und/oder Schleimhautentzündungen treten auf.

Wenn Stoffwechselstörungen übermäßiger Hornhautbildung zugrunde liegen, empfiehlt es sich, einen homöopathischen Fachmann aufzusuchen.

Zum Einnehmen

Graphites Pentarkan ▲	T	übermäßige Hornhautbildung
Antimonium crudum D6	T	Hornhautverdickungen, die brennen und/oder jucken, brüchige Nägel, Kalknägel

Äußere Anwendung

Graphites Salbe D4 DHU	S	trockenes Ekzem, trockene Haut mit Rissen, allgemeines Mittel bei Hauterkrankungen; die Hornhautstellen einreiben

Schwitzen, übermäßiges

Durch Schwitzen befreit sich der Körper von Schlack- und Schadstoffen. Deshalb ist es falsch, das Schwitzen zu unterdrücken. Ursachen übermäßigen Transpirierens können sein: Angst, nervöse Spannungen, hormonelle Umstellungen in Pubertät oder Klimakterium, Übergewicht usw. Schweiß an sich ist praktisch geruchlos. Der unangenehme Geruch entsteht durch chemische Stoffe, die die sich rasch auf der Haut ausbreitenden Bakterien erzeugen. Bei übermäßigem Schwitzen häufig duschen und ein gutes, duftendes Deodorant benutzen. Kleider, Schuhe und Strümpfe regelmäßig wechseln. Synthetische Kleidung saugt keine Feuchtigkeit auf; man bevorzuge Baumwolle, Wolle und andere Naturprodukte.

siehe auch Körpergeruch, unangenehmer; Schweißhände und Schweißfüße

Zum Einnehmen

Jaborandi Pentarkan	D	Allgemeinmittel bei übermäßiger Transpiration
Calcium carbonicum D6	T	stark gebaute Menschen mit blondem Haar und blauen Augen, die leicht schwitzen (vor allem am Kopf); klamme Hände, leicht frierend, Übergewicht
Sepia D6	T	übelriechender Achsel- und Fußschweiß; Hitzewallungen; unreine (Gesichts-)Haut
Silicea D6	T	leicht frierende Menschen mit Schweißfüßen und schlechten Nägeln
Veratrum album D30	K	kalter Schweiß mit Schwindel- und ohnmachtsartigen Zuständen; überaktiv

Sonnenbrand

Als Sonnenbrand bezeichnen wir meist eine Verbrennung ersten Grades, die durch längere Sonneneinwirkung auf die unbekleidete Haut hervorgerufen wird. Die Sonne meiden, bis die Haut vollständig geheilt ist (das heißt, bis sie nicht mehr empfindlich ist). Anschließend das Sonnenbaden allmählich wieder steigern. Eine gute Sonnencreme mit hohem Lichtschutzfaktor verwenden (später kann man gegebenenfalls einen niedrigeren Faktor wählen). Das Sonnenbaden zur heißesten Tageszeit (zwischen 12 und 14

Uhr) vermeiden. Mit entsprechenden Präparaten für die Hautpflege vor und nach dem Sonnenbaden für einen ausreichenden Feuchtigkeitsgehalt der Haut sorgen.

Die Gefahr eines Sonnenbrandes ist erheblich größer, wenn die ultraviolette Strahlung der Sonne durch Wasser, Sand oder Schnee reflektiert wird. Dann einen höheren Lichtschutzfaktor wählen. Eine stechende oder ziehende Empfindung und die Rötung der Haut sind Signale für einen Sonnenbrand. Wiederholte Sonnenbrände führen im Laufe der Jahre zu einer frühzeitigen Alterung und sind einer der Risikofaktoren bei Hautkrebs. Das Bindegewebe »leiert aus«, und die Haut wird schrumpelig.

Zum Einnehmen

Calendula Pentarkan	**D**	sorgt für eine schnellere Abheilung der Schäden von Sonnenbestrahlung
Urtica D6	**D**	Sonnenbrand und Verbrennungen ersten Grades; Hautausschlag wie von Brennesseln

Äußere Anwendung

Calendula extern DHU	**S**	Brandwunden ersten Grades/Sonnenbrand; erweicht und regeneriert das Gewebe; »After sun«

Sonnenekzem/Sonnendermatitis

Übermäßige ultraviolette Bestrahlung kann bei empfindlicher Haut Reizungen hervorrufen. Es bildet sich an der bestrahlten Haut ein Sonnenekzem, meist in Form einer Rötung und kleiner Flüssigkeitsbläschen oder juckender Höcker. Man meide einige Zeit die Sonne, bis die Irritation abgeklungen ist. Anschließend nehme man eine Sonnenschutzcreme mit höherem Lichtschutzfaktor und steigere die Dauer des Sonnenbades allmählich. In regelmäßigen

Abständen in den Schatten gehen; bei empfindlicher Haut und Muttermalen ist »Braten« in der Sonne tabu!

Zum Einnehmen

Calcium fluoratum D12	K	Rötung der Haut mit Juckreiz, Verschlimmerung durch Bettwärme

Äußere Anwendung

Calendula extern DHU	I	erweicht und regeneriert das Gewebe; auch bei Juckreiz nach Sonnenbrand

Sonnenstich
siehe Kapitel 2

Transpirieren
siehe Körpergeruch, unangenehmer, sowie Schwitzen, übermäßiges

Umlauf *(Panaritium)*
Umlauf ist eine eitrige Entzündung der Knochenhaut von Daumen oder Fingern. Diese Erkrankung tritt meist bei Menschen auf, deren Hände häufig mit Wasser in Berührung kommen. Die Entzündung kann durch Bakterien oder Pilze verursacht werden. Die Bakterien erzeugen meist eine akute, heftige Entzündung des Nagelbetts (»Umlauf«); Pilzinfektion ist meist sehr hartnäckig. Bei einer akuten Entzündung wird die Nagelhaut dick und rot und sie schmerzt. Oft entsteht am Rand der Nägel eine Schwellung, die Eiter enthält. Bei chronischen Infektionen sind die Symptome weniger ausgeprägt. Die Schädigung der schützenden Nagelhaut kann zur Verformung und Verfärbung der Nägel führen. Gegen Umlauf kann man sich schützen, indem man bei jedem Kontakt mit Wasser Gum-

mihandschuhe trägt. Bei dieser Erkrankung ist Selbstmedikation nicht zu empfehlen; ziehen Sie einen (homöopathischen) Arzt/Heilpraktiker zu Rate! Nach Rücksprache können folgende Medikamente gewählt werden:

Zum Einnehmen

Myristica sebifera D2	**D**	bei Nagelbettentzündung (gleichzeitig Ledum-Salbe äußerlich auftragen); Myristica sebifera wird als »homöopathisches Messer« bezeichnet.
Silicea D6	**T**	im Endstadium (wenn der Eiter nicht herauskommt)

Äußere Anwendung

Ledum extern DHU	**S**	Nagelbettentzündung und Umlauf

Verbrennungen
siehe Kapitel 12

Verletzungen
siehe Kapitel 12

Warzen

Warzen werden durch ein Virus hervorgerufen, das in die Haut eindringt und Wucherungen auslöst. Sie treten meist an Händen und Füßen auf, vor allem bei Kindern. Meist handelt es sich um kleine, harte, hornartige Höcker von weißer oder rosa Farbe mit einer blumenkohlartigen Oberfläche. Manchmal (bei Kindern) sind sie braun und flach. Vorsicht: Man bekommt Warzen nicht selten durch Barfußgehen in der Turnhalle.

Wer häufig Probleme mit Warzen hat, sollte zur konstitutionellen Behandlung einen homöopathischen Arzt/Heilpraktiker aufsuchen. Möglicherweise sollte Zucker gemieden werden.

Zum Einnehmen

Antimonium crudum D6	T	hornartige Warzen an der Fußsohle; bei brennenden und/oder juckenden Schwielen
Causticum D6	T	hornartige Warzen an den Fingerspitzen oder im Bereich der Nägel, gezackte Oberfläche, leicht blutend
Dulcamara D3	T	große, flache, gestielte oder gezackte Warzen, allgemein schlechtes Befinden bei feuchtem Wetter
Acidum nitricum D6	T	große, rissige, leicht blutende Warzen; beißend scharf riechende Absonderungen (Schweiß, Urin)
Rhus toxicondendron D6	T	hartnäckige Fälle
Sepia D6	T	hornartige oder flache, juckende Warzen an den Fingern
Thuja D6	T	leicht blutende, nässende Warzen mit fein stechender Empfindung; zur Unterstützung von Thuja extern

Äußere Anwendung

Thuja extern DHU	I	unverdünnt auftragen

Wespenstich
siehe Insektenstich

Wunden
siehe Kapitel 12 (Verletzungen)

1. Haut, Haare und Nägel

Wundliegen

Wundliegen tritt auf bei Patienten, die während einer langwierigen Krankheit in der gleichen Haltung im Bett liegen müssen (vor allem bei Alten, körperlich Schwerbehinderten und bei Menschen mit Kreislaufstörungen oder einem gestörten Nervensystem). Während des Liegens drückt das gesamte Körpergewicht auf bestimmte Körperteile, wodurch auf die Dauer der Blutfluß zu den weichen Geweben und zur Haut an den betreffenden Stellen nachläßt. Gewebsnekrose (Absterben des Gewebes) kann die Folge sein.

Das erste Symptom des Wundliegens sind meist rote Flekken auf der Haut, die verschwinden, wenn man mit dem Finger darauf drückt. Das zweite Stadium ist an einer bläulichen Färbung zu erkennen; außerdem fühlt sich das in Mitleidenschaft gezogene Gebiet nun hart an. Später entstehen Hautgeschwüre, und das Gewebe stirbt ab.

Der stärkste Druck wird auf folgende Körperteile ausgeübt: Steißbein, Hüften, Fersen, Schulterblätter, Ellbogen und Ohren. Wundliegen kann oft verhindert werden, wenn man ein spezielles Kissen oder ein Schaffell unter das (vorzugsweise nackte) Gesäß und die Fersen legt, indem der Patient regelmäßig die Lage wechselt und indem er eiweißreiche Nahrung mit ausreichenden Mengen an Vitamin C zu sich nimmt. Achten Sie außerdem darauf, daß die Haut stets sauber und trocken ist, streichen Sie Falten in den Laken immer wieder glatt, und massieren Sie den Körper des Patienten, damit er besser durchblutet wird. Auch kleine Übungen können die Blutzirkulation anregen: Bewegen der Zehen, Drehen der Fußgelenke, Beugen von Armen und Beinen, Anspannen der Muskeln und anschließendes Entspannen und nicht zuletzt gründliches Recken und Strecken.

Wenn Wundliegen das zweite Stadium erreicht hat oder die

Haut verletzt ist, muß ein homöopathischer Arzt/Heilpraktiker zu Rate gezogen werden!
siehe auch Kapitel 7 (offenes Bein)

Zum Einnehmen

Arnica D6	T	heilt Wunden an Weichteilen; allgemeines Mittel bei Prellungen; begrenzt die Schwellung und das Ausmaß von blauen Flecken und regt den Kreislauf an
Silicea D12	T	fördert die Wundheilung

Äußere Anwendung

Arnica compositum Gel	S	wenn die Haut unverletzt ist
Calendula extern DHU	S	wenn die Haut verletzt ist; im ersten Stadium

Wundrose *(Erysipel)*

Bei der Wundrose handelt es sich um eine Hautinfektion. Erreger sind Bakterien (Streptokokken), die durch eine kleine Verletzung eindringen. Unter hohem Fieber und Schüttelfrost bilden sich auf der Haut lackartig glänzende, schmerzhafte, geschwollene Flecke intensiver Rötung. Auffallend: die scharfe Begrenzung der Flecke. Unbehandelt vergrößern sich die Hautrötungen schubweise; die Bakterien können schließlich ins Blut gelangen und eine Blutvergiftung hervorrufen.

Der Patient hat neben dem hohen Fieber Kopfschmerzen und fühlt sich elend. Die gerötete Haut schwillt an und ist schmerzhaft gespannt.

Die Infektion ist sehr ansteckend; Wundrose kann sogar durch indirekten Kontakt mit einem Gegenstand übertragen werden, den der Kranke berührt hat. Die meisten Patienten sind älter als 40 Jahre.

Diese Krankheit eignet sich nicht zur Selbstbehandlung; ärztliche Behandlung erforderlich!

Wundsein bei Säuglingen
siehe Kapitel 9

Zehennagel, eingewachsener
Man versuche, etwas Verbandwatte zwischen den Nagelrand und die schmerzende Stelle im Nagelwall zu schieben, so daß die Spitze des Nagels über statt in das Fleisch wächst. Den Nagel etwas länger wachsen lassen und gerade abschneiden. Weites Schuhwerk tragen. Die Füße sauber und trocken halten.

Zum Einnehmen

Graphites D6	T	bei Entzündung
Hepar sulfuris D3	T	entzündeter Nagel mit Eiterbildung
Silicea D6	T	wenn kein Eiter mehr gebildet wird bzw. wenn die Eiterung »steckenbleibt«

Äußere Anwendung

Calendula Salbe DHU	S	entzündungshemmend und geweberegenerierend
Echinacea Salbe DHU	S	entzündungshemmend und geweberegenerierend; insbesondere bei wiederkehrenden Entzündungen

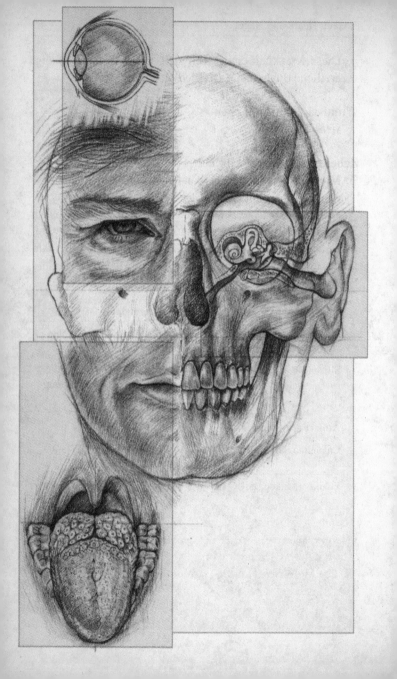

2. Kopf (allgemein), Augen, Ohren und Mund

Das »Gerüst« des menschlichen Kopfs ist der Schädel, der aus einer Reihe fest miteinander verbundener Knochen besteht. Die wichtigste Aufgabe des Schädels ist der Schutz des Gehirns. Schwere Gehirnerkrankungen werden in diesem Kapitel selbstverständlich nicht behandelt, da sie absolut ungeeignet für die Selbstbehandlung sind und sofort ärztlich behandelt werden müssen.

Das Auge ist aus mehreren Gewebeschichten aufgebaut: der harten Lederhaut (Sclera), der Bindehaut (Conjunctiva), der Hornhaut (Cornea), der Aderhaut (Chorioidea), der Netzhaut (Retina) und der Regenbogenhaut (Iris). Das Licht dringt durch die Pupillen ein. Zusammen mit dem Gehirn bewirken die Augen die Sehfähigkeit, die allgemein als der wichtigste Sinn gilt. Erkrankungen des Sehvermögens wie Kurzsichtigkeit oder Schielen sowie schwere Augenerkrankungen oder -verletzungen bleiben in diesem Kapitel unberücksichtigt; hier ist der Gang zum Arzt die einzig richtige Maßnahme.

Im Innenohr haben zwei wichtige Funktionen ihren Sitz: das Gleichgewichtsorgan und das Gehörorgan. Das Ohr gliedert sich in drei Bereiche: das äußere Ohr (die Ohrmuschel), das Mittelohr, das hinter dem Trommelfell beginnt, und das Innenohr. Im Mittelohr befinden sich die Gehörknöchelchen (Hammer, Amboß, Steigbügel). Die wichtigste Aufgabe des Innenohrs (Labyrinth und Schneckenkanal) ist die Aufrechterhaltung des Gleichgewichts, jedoch spielt es natürlich auch für das Hören eine Rolle. Ohrbeschwerden, die in diesem Kapitel behandelt werden, sind unter anderem Ohrenschmerzen, Ohrensausen, Mittelohrentzündung und übermäßige Bildung von Ohrenschmalz.

Der Mund enthält ein drittes wichtiges Sinnesorgan: den Geschmackssinn. Die Zungenoberfläche ist mit Papillen bedeckt. Dazwischen befinden sich Gruppen von Geschmackspapillen, die jeweils für bestimmte Geschmacksempfindungen zuständig sind: salzig, süß, sauer und bitter. Für das Schmecken spielt auch der Geruchssinn eine wichtige Rolle; eine verstopfte Nase kann die Ursache dafür sein, daß man fast nichts mehr schmeckt (Erkrankungen der Nase werden in Kapitel 3 besprochen). Mundschleimhaut und Zunge sind sehr empfindliche Sinneswerkzeuge. Die Zunge ist ein Muskelorgan, das die Nahrung im Mund bewegt, damit sie von den Zähnen zerkleinert werden kann. Eine weitere wesentliche Aufgabe von Mund und Lippen ist die Hervorbringung der Sprache. Durch entsprechende Formänderungen können wir eine Vielzahl unterschiedlicher Laute erzeugen.

Bei den Erkrankungen des Mundes werden u. a. besprochen: Aphthen, Karies, Zahnschmerzen, Erkrankungen der Lippen, Zahnfleischbluten.

Akne

siehe Kapitel 1

Aphthen

Aphthen sind kleine linsenkerngroße weiße, äußerst schmerzhafte Geschwüre, die auf der Wangenschleimhaut, dem Zahnfleisch oder der Zunge auftreten. Sie verursachen Speichelfluß, manchmal schlechten Atem und sind teilweise mit Diarrhöe verbunden. Aphthen treten am häufigsten bei Heranwachsenden, jüngeren Erwachsenen und bei Frauen vor allem vor der Regelblutung auf.

Allgemeine Ratschläge: Saure Nahrungsmittel und Gewürze meiden. Sehr wichtig ist selbstverständlich die Mundhygiene; das Gebiß sauberhalten und den Mund mit Kamillentee oder Calendula-Tinktur spülen.

2. Kopf (allgemein), Augen, Ohren und Mund

Zum Einnehmen

Borax Pentarkan ▲	**D**	Allgemeinmittel bei Mundhöhlenentzündungen
Hepar sulfuris D3	**T**	schmerzhaft, leicht blutend
Mercurius solubilis D6	**T**	mit Speichelfluß, weißer Belag im Mund, Zahnabdrücke in der Zunge, übler Mundgeruch
Natrium muriaticum D6	**T**	mit brennenden Schmerzen; Verlangen nach Salzigem
Arsenicum album D12	**K**	bläuliche Verfärbung der Aphthen, fröstelig, Durst auf kaltes Wasser
Nux vomica D12	**K**	blutiger Speichel nachts, morgens trockener Mund, Magenverstimmung; Diätfehler, starke Raucher

Äußere Anwendung

Calendula extern DHU	**I**	Mundspülungen (Tinktur 1:10 verdünnt mit abgekochtem und abgekühltem Wasser)
Spilanthes oleracea D1 = Ø	**D**	40 bis 50 Tropfen auf ein Glas Wasser, den Mund spülen und ausspucken

Atem, schlechter

Verdauungsstörungen und/oder falsche Ernährung (übermäßiger Zuckerkonsum verursacht z. B. Gärungen) können schlechten Atem hervorrufen. Auch Erkrankungen des Zahnfleisches, schlechte Zähne und Entzündungen in Mund (Aphthen) und Hals (Mandeln) können für schlechten Atem verantwortlich sein. Wenn die Ursache beim Gebiß liegt: mindestens 3mal täglich mehrere Minuten lang Zähne putzen, Zahnseide oder Zahnstocher benutzen und halbjährlich zum Zahnarzt gehen. Vorsicht auch mit stark riechenden Stoffen: Zwiebeln, Knoblauch, der Genuß von Alkohol und Zigaretten können ebenfalls einen unangenehmen Atem hervorrufen.

Zum Einnehmen

Carbo vegetabilis D6	**T**	bei Verdauungsstörungen mit Aufstoßen, Magengeräuschen und abgehenden Blähungen, großer Durst auf kaltes Wasser
Mercurius solubilis D6	**T**	infolge von Schleimhautentzündungen im Mund-Rachen-Raum sowie im Magen-Darm-Trakt; weißer Belag im Mund, Zahnabdrücke in der Zunge
Nux vomica D6	**T**	infolge von Verdauungsstörungen bei reizbaren, ehrgeizigen Menschen (gleichzeitig Sulfur D6 im Wechsel mit diesem Mittel einnehmen); starker Konsum von Reizmitteln (Alkohol, Nikotin)

Auge, blaues
siehe Kapitel 12 (blaues Auge)

Augenlider, geschwollene
Geschwollene Augenlider können ein Symptom für eine allergische Reaktion (z.B. bei Heuschnupfen, Kosmetika-Allergie) oder für Übermüdung sein. Oft handelt es sich auch um eine lokale Schwellung, die durch ein Gerstenkorn (Entzündung einer Talgdrüse des Lidrandes) verursacht wird. Der Krankheitsverlauf von der Rötung und Schwellung bis zur Reifung und zum Aufbrechen nimmt etwa eine Woche in Anspruch. Die Reifung kann mit

warmen Kompressen beschleunigt werden; anschließend kann die Wimper herausgezogen werden, wodurch sich der Eiter entleert und der Schmerz rasch nachläßt. Einwandfreie Hygiene ist erforderlich, da durch Übertragung von Bakterien neue Infektionen entstehen können.

Diese Erkrankung eignet sich weniger zur Selbstbehandlung; (homöopathischen)Arzt/Heilpraktiker aufsuchen! In Absprache mit diesem kann eines der nachfolgend genannten Mittel gegeben werden.

siehe auch Gerstenkorn

Zum Einnehmen

Apis mellifica D3	T	Augenlider rot und warm, heiße Tränen
Arsenicum album D6	T	Augenlider weiß und kalt, brennende Tränen
Graphites D6	T	Schrunden in den Augenlidern
Hepar sulfuris D3	T	Gerstenkorn (gleichzeitig Pulsatilla D6 einnehmen)
Pulsatilla D6	T	Gerstenkorn (gleichzeitig Hepar sulfuris D3 einnehmen)

Bindehautentzündung

Die Bindehaut des Auges ist eine durchsichtige Schleimhaut, die die Augenlider und das Äußere des Auges (bis zum Rand der Hornhaut) umkleidet. Entzündungen können entstehen durch Ansteckung, eine allergische Reaktion oder – bei Babys – durch noch nicht ganz durchgängige Tränenkanäle. Bei irritierten Augen für ausreichende Hygiene sorgen; kein Augen-Make-up benutzen und die Augen gegebenenfalls gelegentlich reinigen.

Bindehautentzündung äußert sich durch folgende Symptome: Das Weiße des Auges ist gerötet, die Bindehaut schmerzt, und es treten wäßrige Absonderungen auf. Diese Erkrankung ist für die Selbstmedikation ungeeignet; Arzt aufsuchen!

Blaues Auge
siehe Kapitel 12

Blutung im Mund
Nach dem Zähneziehen ist es sinnvoll, kein Aspirin zu nehmen, keinen Alkohol zu trinken, den Mund nicht zu häufig zu spülen, körperliche Anstrengungen zu vermeiden und die Wunde nicht zu berühren. Wenn die Blutung nicht aufhört, kann man ein sauberes Taschentuch als Kompresse benutzen, indem man es auf die Wunde legt und die Zähne schließt (etwa eine halbe Stunde). Man kann auch blutstillende Watte auf der Grundlage von Kalziumalginat verwenden.

Zahnfleischblutungen sind auf eine Beschädigung oder Entzündung des Zahnfleisches zurückzuführen. Sie treten besonders häufig bei Schwangeren und Zuckerpatienten auf. Dreimal täglich einige Minuten lang die Zähne sorgfältig mit einer weichen Zahnbürste putzen; Zahnseide und Munddusche benutzen und halbjährlich zum Zahnarzt gehen.

Zum Einnehmen

Hamamelis D6	**T**	Allgemeinmittel bei Zahnfleischbluten
Phosphorus D6	**D**	Blutung nach dem Zahnziehen (gleichzeitig Mund mit Calendula-Tinktur, 1:10 verdünnt, spülen)

Äußere Anwendung

Calendula extern DHU	**I**	Mund spülen (Tinktur 1:10 ver-

dünnt mit abgekochtem, lauwarmem Wasser); gleichzeitig Phosphorus D6 einnehmen

Gehirnerschütterung

Bei einer Gehirnerschütterung tritt in der Regel ein vorübergehender Bewußtseinsverlust ein; der Betreffende hat ein kalkweißes Gesicht und übergibt sich möglicherweise. Dieser Zustand wird meist durch einen harten Schlag oder Stoß, einen Sturz oder Zusammenprall hervorgerufen. Wenn der Betreffende wieder zu sich kommt, können Kopfschmerzen, Schwindel, Erbrechen, Ohrensausen und Sehstörungen auftreten. Eine einfache Gehirnerschütterung muß innerhalb weniger Tage überwunden sein. Gegen die Kopfschmerzen kann ein Eisbeutel benutzt werden; im übrigen ist Ruhe der wichtigste Heilfaktor. Wenn der Patient über Sehstörungen klagt, muß man das Krankenzimmer verdunkeln. Jede Gehirnerschütterung ist eine leichte Form einer Gehirnverletzung; daher immer einen Arzt rufen. Bis zu seinem Eintreffen kann man eventuell kalte Kompressen mit Arnika-Tinktur auflegen. In Absprache mit dem Arzt kann folgendes gegeben werden:

Zum Einnehmen

Arnica D6	**T**	Allgemeinmittel bei Verletzungen; begrenzt die Schwellung und das Ausmaß der blauen Flecken; beschleunigt die Genesung
Arnica D30	**K**	Gehirnerschütterung oder Kopfschmerzen durch einen heftigen Schlag oder Stoß
Natrium sulfuricum D30	**T**	allgemein bei Gehirnerschütterung, wenn Arnica nicht hilft; mentale (Spät-)Folgen von Kopfverletzungen; Kopfschmerzen als

Folge von Kopfverletzung plus bitterer Geschmack im Mund

Äußere Anwendung

| Arnica extern DHU | I | als Kompresse auflegen, ein Teelöffel auf 0,5 l Wasser |

Gerstenkorn

Ein Gerstenkorn ist eine eitrige Entzündung einer Talgdrüse des Lidrandes. Warme Kompressen beschleunigen die Reifung; dann kann die Wimper ausgezogen werden und der entzündete Balg aufbrechen. Auf sorgfältige Hygiene achten, um Neuinfekte zu vermeiden.

Diese Erkrankung ist für die Selbstmedikation weniger gut geeignet; einen (homöopathischen) Arzt/Heilpraktiker aufsuchen! In Absprache mit diesem kann eines der folgenden Mittel angewandt werden.

siehe auch Augenlider, geschwollene

Zum Einnehmen

Hepar sulfuris D3	T	beginnende Entzündungen, abwechselnd mit Pulsatilla D6 einnehmen
Pulsatilla D6	T	Gerstenkorn, insbesondere am Oberlid (im Wechsel mit Hepar sulfuris D3 einnehmen)

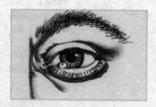

Wenn Gerstenkörner immer wieder auftreten, einen homöopathischen Arzt/Heilpraktiker zwecks konstitutioneller Behandlung aufsuchen.

2. Kopf (allgemein), Augen, Ohren und Mund

Geschmacksverlust

Über die Geschmackspapillen der Zunge werden die Grundqualitäten des Geschmacks (salzig, sauer, süß und bitter) wahrgenommen. Nur mit Hilfe des Geruchssinns kann man jedoch wirklich »schmecken«. Wenn der Geruchssinn ausfällt, ist das Schmecken erheblich beeinträchtigt, auch wenn der Geschmackssinn intakt ist. Eine Infektion wie eine Erkältung kann auch die Geschmackspapillen in der Zunge angreifen, wodurch ein Geschmacksverlust eintritt. Dieser Zustand kann einige Zeit anhalten, da die Mundschleimhaut wieder regeneriert werden muß.

Zum Einnehmen

Kalium bichromicum D6	K	Geschmacksverlust durch Beeinträchtigung des Geruchssinns
Natrium muriaticum D6	T	bei Erkältung, Fieberbläschen; Verlangen nach Salzigem
Pulsatilla D6	T	Geschmacksverlust bei Erkältung
Silicea D6	T	nach Erkältung; bei entschlußschwachen Menschen und brüchigen Nägeln
Sulfur D6	T	nach Erkältungen; bei hageren Menschen; starker Körpergeruch, gelbliche Hautfarbe, Verlangen nach Süßem (nicht anwenden bei Ekzem; kann anfänglich zu einer erheblichen Verschlechterung führen!)

Geschwüre im Mund
siehe Aphthen

Gesichtsschmerz/Trigeminusneuralgie
Stechende und häufig fast unerträgliche Schmerzen, die

durch einen Nerven hindurchzuschießen scheinen. Der Schmerz dauert häufig nur wenige Sekunden, jedoch folgen die Anfälle vielfach in rascher Folge aufeinander.

Zum Einnehmen

Cedron Pentarkan	D	Allgemeinmittel bei periodisch auftretenden Nervenschmerzen, bei Gesichtsschmerz (eventuell gleichzeitig Plantago-Salbe oder Verbascum-Salbe äußerlich anwenden)
Aconitum D6	T	nach kaltem Nordostwind, bei trockener und geröteter Haut
Belladonna D6	K	plötzlich auftretend, heiße und trockene Haut
Ignatia D6	T	nervöse Menschen mit labilem Gemütszustand
Spigelia D3	T	bei periodisch auftretenden Nervenschmerzen
Verbascum D2	T	Kiefergelenke sehr schmerzhaft, stechende Schmerzen im Schläfen- und Stirngebiet, kalte Luft verschlimmert

Karies

Karies bzw. Zahnfäule ist eine der häufigsten Erkrankungen beim Menschen. Die Mundbakterien bilden zusammen mit Speiseresten einen Zahnbelag, der sich hauptsächlich zwischen den Zähnen und am Übergang vom Schmelz zum Zahnfleischrand festsetzt. Die Bakterien zerlegen den Zucker in den Speisen und bilden dabei eine aggressive Säure, die den Zahnschmelz angreift. Auf diese Weise bilden sich die ersten Löcher. Wenn die Karies nicht behandelt wird, frißt sie sich durch Zahnschmelz und

Zahnbein hindurch, so daß die Bakterien das Innere des Zahns (Zahnmark) infizieren können; die Folge sind Zahnschmerzen. Der Zahn stirbt schließlich ab, wobei die Entzündung bestehenbleiben und einen Abszeß bilden kann. Die Anfälligkeit für Karies scheint zwar erblich zu sein, jedoch kann man selbst viel für die Erhaltung seines Gebisses tun. Wichtig ist, daß man nach jeder Mahlzeit die Zähne putzt (die Säuren bilden sich innerhalb von 15 Minuten). Dabei kommt es auch auf die richtige Zahnbürste an; man nehme eine nicht zu harte Bürste mit kleinem Kopf, mit der man alle Winkel gut erreichen kann. Bestimmte chemische Stoffe wie z.B. Fluor härten den Zahnschmelz. Es gibt Fluor-Tabletten, deren regelmäßige Einnahme aber umstritten ist, und Zahnpasten mit Fluor; daneben sind auch Zahnpasten mit Enzymen erhältlich, die die Bakterienbildung hemmen. Daß Süßes den Zähnen schadet, darf als allgemein bekannt vorausgesetzt werden (Vorsicht bei gesüßten Tees aus der Babyflasche!). Man beschließe eine Mahlzeit möglichst mit hartem Obst, z. B. einem Apfel; nach einem Brot mit süßem Aufstrich esse man ein Stückchen Käse. Außerdem sollte man halbjährlich das Gebiß vom Zahnarzt kontrollieren lassen. Dieser kann Karies in einem frühen Stadium erkennen und die Weiterentwicklung durch Ausbohren und Füllen beseitigen. Bestehende Karies kann nicht selbst behandelt werden; ein Zahnarztbesuch ist unerläßlich!

siehe auch Zähneziehen; Zahnschmerz bei Erwachsenen

Kater

Übermäßiger Alkoholgenuß kann, wie jeder weiß, die Verfassung im allgemeinen und die Leber im besonderen angreifen. Nach Alkoholgenuß braucht der Körper sehr lange, um sich zu regenerieren. Dabei können die folgenden Symptome auftreten: Kopfschmerz, Bauchschmerzen, trockener Mund, Depressionen, Schwindel. Die Intensität der Beschwerden hängt ab von Qualität und Menge des genossenen alkoholischen Getränks und davon, wieviel man verträgt.

Allgemeine Ratschläge: Viel Wasser oder Fruchtsaft trinken (Alkohol entzieht Flüssigkeit), auf leichtverdauliche Speisen achten. Vorbeugend kann man Milch trinken und dafür sorgen, daß der Magen etwas gefüllt ist. Ein »Schnäpschen danach« und Rauchen verschlimmern den Kater.

Zum Einnehmen

Nux vomica Pentarkan	**D**	Allgemeinmittel bei Kater
Nux vomica D6	**T**	nach übermäßigem Alkoholgenuß, vor dem Zubettgehen einnehmen und gegebenenfalls am darauffolgenden Morgen wiederholen

Kieferhöhlenentzündung
siehe Kapitel 3 (Nebenhöhlenentzündung)

Kopfgrippe
siehe Kopfschmerzen und Kapitel 7 (Grippe)

Kopfschmerzen
Die am häufigsten vorkommenden Formen von Kopfschmerzen sind Migräne und Spannungskopfschmerz. Unter Migräne versteht man anfallsartig auftretende Kopfschmerzen, die meist auf eine Kopfseite beschränkt sind; zuvor treten häufig Sehstörungen auf (Flimmern vor den Augen). Außerdem kommt es zu Übelkeit und Erbrechen. Migräne ist häufig erblich bedingt. Auslösende Faktoren für Anfälle sind vielfältig, so kann dies z. B. der Genuß von Schokolade oder bestimmten Käsesorten sein. Migräne-

anfälle treten besonders häufig auf in Zeiten der Entspannung, z. B. am Wochenende oder zu Beginn des Urlaubs. *Siehe* Migräne.

Spannungskopfschmerz tritt weniger in Anfällen als in Schüben mit einer allmählichen Verschlimmerung auf. Man hat ein Druckgefühl im Kopf, wie wenn ein straffes Band um den Kopf gespannt wäre. Häufig beginnt der Schmerz im Nacken, der sich allmählich zur Stirn verlagert und dort festsetzt, manchmal über oder hinter einem Auge. Auf dem Höhepunkt treten häufig Stiche auf, teilweise begleitet von Übelkeit und Erbrechen. Die Ursachen sind häufig psychische Spannungen, die zu einer Verspannung der Nackenmuskulatur und häufig auch der Kiefer- und Rückenmuskeln führen.

Allgemeine Ratschläge: Alkohol, Zigaretten und stark gewürzte Speisen meiden. Schlafmangel, Lärm und Streß, eine bedrückende Umgebung und körperliche Strapazen können das Leiden verschlimmern. Man sollte sich entspannenden Tätigkeiten zuwenden oder sich hinlegen, wenn man einen Anfall nahen fühlt. Auch frische Luft, ein warmes Bad und eine Massage der Nacken- und Schultermuskulatur und der Kopfhaut können Erleichterung verschaffen. Manche Menschen sprechen gut auf kalte oder warme Kompressen an.

NB: Wenn die zu behandelnde Kopfschmerzform nicht einer der eben beschriebenen Formen entspricht, empfiehlt es sich, einen homöopathischen Arzt/Heilpraktiker aufzusuchen. In diesem Fall können nämlich andere Störungen vorliegen, z. B. hoher Blutdruck, eine Entzündung oder ein Augenfehler, die den Kopfschmerz verursachen. Die Ursache kann auch in übermäßigem Genuß von Alkohol, Kaffee oder sogar der Einnahme von Schmerzmitteln liegen. Kopfschmerz läßt sich auf homöopathischem Wege nicht ohne weiteres mittels Selbstmedikation heilen; eine konstitutionelle Behandlung durch einen homöopathischen Arzt/Heilpraktiker bietet die meisten Aussichten auf Erfolg. Damit das homöopathische Mittel gefunden werden kann, das zu Ihrem Kopfschmerz paßt, müssen die folgenden Kriterien berücksichtigt werden: die Ursache, der Sitz, die Empfindung (stechend, pochend usw.) und die Umstände, die zu einer Verbesserung oder Verschlimmerung des Kopfschmerzes führen.

siehe auch Migräne sowie Kapitel 9 (Schulkopfschmerz)

Zum Einnehmen

Cinnabaris Pentarkan	T	durch Nebenhöhlenentzündung (gleichzeitig äußerlich Rhus Rheuma Gel anwenden)
Cyclamen Pentarkan	D	Migräne während der Regelblutung
Spigelia Pentarkan	D	pochender Kopfschmerz, Blutdrang zum Kopf
Stramonium Pentarkan	D	Kopfschmerzen und Appetitlosigkeit bei überlasteten Kindern
Arnica D6	T	nach einem Stoß oder Schlag gegen den Kopf (gleichzeitig Arnica comp. Gel, wenn die Haut unverletzt ist)
Arnica D30	K	Gehirnerschütterung durch Schlag oder Stoß (gleichzeitig Arnica comp. Gel äußerlich anwenden, wenn die Haut unverletzt ist)
Belladonna D6	K	klopfender Schmerz in der rechten oder linken Schläfe oder auf der ganzen rechten Seite, der plötzlich kommt und geht; Verschlimmerung durch Geräusche und Lärm, Licht und flaches Liegen

2. Kopf (allgemein), Augen, Ohren und Mund

Calcium phosphoricum D6	**T**	große, hagere Schulkinder mit dunklem Haar und braunen Augen, häufig Bauchschmerzen um den Nabel, Kopfschmerzen durch geistige Anstrengung, Schulkopfschmerz
Coffea D3	**T**	durch Aufregung oder Schlaflosigkeit, heftig stechend
Gelsemium D6	**K**	Kopfschmerzen oder dumpfe Migräne im Hinterkopf, mit Blutandrang, allgemein zerschlagenes, vergripptes Gefühl, Bandgefühl um den Kopf, besser durch Höherlegen des Kopfes und Urinabgang; Examensangst
Glonoinum D4	**T**	durch Sonnenstich oder Sonnenbrand
Ignatia D6	**T**	durch Emotionen, durch stillen Kummer, immer an derselben Stelle; durch starke Gerüche; sehr empfindliche Menschen
Iris D6	**T**	an der Stirn oder zusammenziehender Schmerz am gesamten Kopf, bei Entspannung (Wochenende, Ferien); mit Sehstörungen und Erbrechen, Verschlimmerung durch Ruhe, Besserung durch Bewegung
Lachesis D6	**T**	linksseitiger Kopfschmerz; Kopfschmerz beim Aufwachen, verträgt keine Berührung oder Druck (besonders am Hals), Verschlimmerung durch Sonne
Lycopodium D6	**T**	wenn man nicht zur rechten Zeit ißt, Kopfschmerz besser durch Bewegung und frische Luft

Natrium muriaticum D6	**T**	wie wenn tausend Hämmerchen im Gehirn klopften, Verschlimmerung durch Geräusche und Sonne, Denken und Sprechen verschlimmert, Kopfschmerzen früh (ca. 10 Uhr) einsetzend und nachmittags besser werdend (mit Sonnenuntergang), Liegen bessert
Nux vomica D6	**T**	nach Alkohol- oder Zigarettenmißbrauch kongestive Kopfschmerzen besonders morgens, Verschlimmerung, wenn man den Kopf in das Kissen drückt
Sanguinaria D6	**T**	Schwindel und Kopfschmerzen mit Blutandrang und Hitzewallungen, Schmerz im Nacken beginnend zieht zum rechten Auge, Licht, Geräusch und Lärm verschlimmern
Spigelia D3	**T**	wenn die Kopfschmerzen Teil periodisch wiederkehrender Nervenschmerzen sind; stechend, links um Auge und Schläfe; Schmerzen in einer Gesichtshälfte und den Zähnen

Äußere Anwendung

Arnica comp.Gel	**S**	nach einem Stoß oder Schlag gegen den Kopf; wenn die Haut unverletzt ist
Rhus Rheuma Gel	**S**	durch Nebenhöhlenentzündung

Lippen, Erkrankungen der

Erkrankungen der Mundwinkel können ihre Ursache in einer schlecht sitzenden Gebißprothese oder in Vitamin-B-Mangel haben. Trockene und aufgesprungene Lippen entstehen durch Austrocknung; dies kann durch Wettereinflüsse (starke Sonne, scharfer Wind) oder eine Erkältung bedingt sein. Auch eine allergische Reaktion auf Kosmetika kann die Lippen schädigen. In diesem Fall andere (hypoallergene) Produkte verwenden.
siehe auch Kapitel 1 (Lippenbläschen)

Zum Einnehmen

Belladonna D6	K	rote, geschwollene Lippen; Durstgefühl
Bryonia D6	T	trockene Lippen, trockener Mund mit Durst auf Kaltes (Wasser)
Graphites D6	T	bei rissigen Mundwinkeln; träger Stoffwechsel, Verstopfung
Natrium muriaticum D6	T	Risse oder Sprünge in der Mitte der Unterlippe; Unverträglichkeit von Sonne, Verlangen nach Salzigem

Äußere Anwendung

Calendula Salbe DHU	S	blutstillend und entzündungshemmend
Hamamelis Salbe DHU	S	vorbeugend gegen Austrocknung

Lippenbläschen
siehe Kapitel 1

Migräne

Migräne ist eine Form von Kopfschmerz, die regelmäßig

wiederkehrt und jegliche Initiative des Betroffenen lähmt. Häufig ist Migräne mit anderen Symptomen verbunden, unter anderem Sehstörungen, Schwindel oder Übelkeit. Die Ursache bleibt in der Regel ungeklärt; fest steht, daß Migräne vielfach familiär bedingt ist. Auslöser können eine Allergie für bestimmte Nahrungsmittel (manche Käsesorten, Kaffee, Schokolade und Rotwein sind berüchtigt), die Regelblutung oder Streß sein.

Migränepatienten sind meist mit den ersten Warnsignalen gut vertraut, die einem Anfall vorausgehen, wie z. B. Müdigkeit, Lustlosigkeit, Flimmern vor den Augen oder Überempfindlichkeit gegen helles Licht oder Geräusche. Nach einiger Zeit verschwinden diese Symptome, um einem starken Kopfschmerz zu weichen, der meist an einer Kopfseite beginnt und von dort aus fortschreitet. In dieser Phase kann Übelkeit auftreten, während äußerlich geplatzte Äderchen in den Augen und ein blasses Gesicht auffallen. Migräne ist häufiger bei Frauen, die zusätzlich gefährdet sind, wenn Migräne in der Familie vorkommt. Häufig gehen die Anfälle nach dem mittleren Alter zurück.

Allgemeine Ratschläge: Man versuche herauszufinden, was einen Anfall auslöst oder verschlimmert (was habe ich gegessen? was habe ich getan?). In manchen Fällen kann die Schwere des Anfalls dadurch gemindert werden, daß man bei den ersten Warnsignalen vorbeugend eingreift: Kopf mit kaltem Wasser waschen oder eine Kompresse auflegen, das richtige homöopathische Mittel einnehmen, entspannen und, soweit möglich, sich in einem ruhigen Raum hinlegen. Je länger man bereits unter Migräne leidet, desto länger wird es dauern, die Krankheit zu heilen. Eine klassisch-homöopathische Behandlung bietet die besten Erfolgsaussichten; man wende sich an einen homöopathischen Arzt/Heilpraktiker.

siehe auch Kopfschmerzen

Zum Einnehmen

Cyclamen Pentarkan	D	Migräne um die Zeit der Regelblutung
Secale Pentarkan	D	Allgemeinmittel bei Migräne und Durchblutungsstörungen in Armen und Beinen
Gelsemium D6	K	stechende Kopfschmerzen oder dumpfe Migräne im Hinterkopf, schwere Augenlider; Verbesserung durch Hochlagerung des Kopfes und (reichlich) Wasserlassen
Iris D6	T	an der Stirn, bei Entspannung (Wochenende, Ferien); mit Sehstörungen und Erbrechen, Verschlimmerung durch Ruhe, Besserung durch Bewegung
Lachesis D6	T	wacht nachts wegen der Schmerzen auf, schläft sich in die Verschlimmerung hinein
Natrium muriaticum D6	T	Sehstörungen, anschließend Kopfschmerzen mit Übelkeit, blasses Gesicht; Verlangen nach Salzigem; Schmerzen steigen und fallen mit der Sonne
Sanguinaria D6	T	hochrote Wangen, vor allem rechts
Spigelia D6	T	linksseitige Migräne mit Gesichtsblässe, Sonne verschlechtert.

Mittelohrentzündung

Viren oder Bakterien können eine Mittelohrentzündung hervorrufen, meist als Komplikation nach einer Erkältung oder Halsentzündung, die sich über die Ohrtrompete (den

Verbindungskanal zwischen Kieferhöhle und Mittelohr) ausbreitet. Einfache Ohrenschmerzen sind in eine Mittelohrentzündung übergegangen, wenn der Schmerz heftig und stechend wird (das Kind weint), das Gehör schlechter wird und/oder Fieber auftritt. Es kann auch das Gefühl auftreten, daß das Ohr »voll ist«. Bei Ohrenschmerzen daher sofort Nasentropfen geben, um die Ohrtrompete freizuhalten und einer Mittelohrentzündung vorzubeugen. Eine bestehende Mittelohrentzündung ist für die Selbstmedikation ungeeignet; einen (homöopathischen) Arzt/Heilpraktiker aufsuchen! In Absprache mit diesem kann eine homöopathische Behandlung durchgeführt werden.
siehe auch Ohrenschmerzen

Zum Einnehmen

Aconitum D6	**T**	Ohrenschmerzen nach akuter Erkältung
Belladonna D6	**K**	im akuten Stadium und bei Erwachsenen; roter Kopf, feuchtheiße Haut, Schmerzen wehenartig
Pulsatilla D12	**K**	stechende Schmerzen, Klingen und Sausen in den Ohren, schlechter im warmen Zimmer, besser im Freien, durstig; Kind sucht Zuwendung
Chamomilla D6	**T**	Kind faßt sich ans Ohr, eine Wange ist rot, die andere blaß; reizbare, grantige Stimmung; Kind weiß nicht, was es will; viel Weinen und Geschrei; in Verbindung mit Zahnen

Äußere Anwendung

Luffa Nasentropfen	**D**	Nasentropfen zum Freihalten der Ohrtrompete

Mundhöhlenentzündung

Auch bei Mundhöhlenentzündung ist eine gute Mundhygiene unerläßlich. Dreimal täglich mehrere Minuten die Zähne sorgfältig putzen, Zahnseide oder Munddusche benutzen, halbjährlich zum Zahnarzt gehen. Nicht rauchen, Vorsicht mit Alkohol und scharf gewürzten Speisen. Auf eine gute Vitaminversorgung achten!

Zum Einnehmen

Borax Pentarkan ▲	D	Zahnfleischentzündung, Mundschleimhautentzündung, Aphthen
Echinacea angustifolia Ø	D	entzündungshemmend und widerstandssteigernd
Mercurius solubilis D6	T	Bläschen im Mund, weißer Belag im Mund, Zahnabdrücke in der Zunge, übelriechender Atem

Äußere Anwendung

Echinacea angustifolia Ø	D	10 Tropfen in Kamillentee auflösen zum Spülen oder Gurgeln

Ohnmacht

Ohnmacht kann auf Schwindel folgen. (Homöopathischen) Arzt oder Heilpraktiker aufsuchen, wenn dies häufiger vorkommt!
siehe auch Schwindel und Kapitel 12 (Ohnmacht)

Zum Einnehmen

Veratrum album D30	K	kalter Schweiß an der Stirn, der ganze Körper fühlt sich kalt an; Schwächeanfälle beim Aufstehen, heftiges Herzklopfen

Ohr, laufendes

Dieses Leiden eignet sich weniger für die Selbstmedikation; Arzt aufsuchen! In Absprache mit diesem kann folgendes gegeben werden:

Zum Einnehmen

Silicea D6	**T**	Entzündungen

Ohrensausen

Ohrensausen kann ein summendes, pfeifendes etc. Geräusch im Ohr sein, das durch eine Reizung eines Teils des Gehörorgans entsteht. Nachts sind die Symptome meist am ausgeprägtesten. Verstopfung durch Ohrenschmalz kann eine Ursache sein, akute Mittelohrentzündung eine andere. Auch manche Arzneimittel haben Ohrensausen als Nebenwirkung; in diesem Fall den Arzt oder Apotheker fragen. Ohrensausen mit Schwindel und Übelkeit ist ein Anzeichen für die Menièrsche Krankheit (Erkrankung des Innenohr-Labyrinths, Schädigung des Gleichgewichtsorgans). Wenn neben Ohrensausen auch Schwerhörigkeit auftritt, kann dies ein Hinweis auf beginnende Taubheit sein. Wenn man selbst keine Ursache finden kann und das Ohrensausen anhält, sollte man einen (homöopathischen) Arzt/Heilpraktiker aufsuchen.

Zum Einnehmen

Tebonin forte	**D**	Allgemeinmittel bei Durchblutungsstörungen im Gehirn und Gehörorgan (Ohrensausen); bei drohendem Sauerstoffmangel
Causticum D6	**T**	Ohrensausen bei nervösen, gealterten, schwachen Menschen; Gefühl innerer Trockenheit, weshalb feuchtes Wetter bessert

2. Kopf (allgemein), Augen, Ohren und Mund

Chininum sulfuricum D4	T	Bei Menière-Krankheit (Schwindelanfälle, eventuell mit Erbrechen, Ohrensausen und plötzlicher Taubheit); Benommenheit, Kopfschmerzen (nachts 1 bis 3 Uhr beginnend)
Cimicifuga D3	T	bei bereits lange bestehendem Ohrensausen

Ohrenschmerzen

Ohrenschmerzen werden meist durch eine Infektion oder einen Ohrenschmalzpfropf im Gehörgang verursacht. Gelegentlich kann die Ursache in einer Mandelentzündung, geschwollenen Speicheldrüsen (Mumps) oder Zahnproblemen zu suchen sein. Eine warme Kompresse oder eine warme Tuchauflage auf das Ohr kann Erleichterung schaffen. Bei Entzündung das Ohr sorgfältig sauberhalten!
Wenn Ohrenschmerzen in eine Mittelohrentzündung überzugehen drohen, (homöopathischen) Arzt/Heilpraktiker aufsuchen!
siehe auch Mittelohreiterung

Zum Einnehmen

Aconitum D6	T	plötzlich und heftig nach kaltem Nordwind
Belladonna D6	K	Ohrenschmerzen wehenartig, roter Kopf, feuchtheiße Haut
Chamomilla D6	T	Kind faßt sich ans Ohr, will getragen werden; die eine Wange ist rot, die andere blaß; schmerzüberempfindlich, reizbar
Pulsatilla D6	T	mit Flüssigkeitsabsonderung; eine kalte Kompresse lindert den

> Schmerz; Durstlosigkeit; weinerliche anlehnungsbedürftige Stimmung

Schulkopfschmerz
siehe Kapitel 9

Ohrschmalz, zuviel
Das Ohrenschmalz wird durch die Ohrenschmalzdrüsen im äußeren Gehörgang erzeugt. Die Menge ist individuell verschieden. Bei manchen Menschen verstopft sich der Gehörgang hin und wieder völlig. Die Symptome sind: ein volles Gefühl im Ohr, Ohrensausen oder vorübergehende Hörschwäche. Man kann zuviel Ohrenschmalz oft mit der Spitze eines Taschentuchs entfernen (keine Wattestäbchen benutzen). Wenn das Ohrenschmalz hart geworden ist, kann man lauwarmes (Salat-)Öl oder ein wenig Glyzerin in das Ohr einträufeln; anschließend mit lauwarmem Wasser ausspülen. Wenn man das Ohrenschmalz nicht selbst entfernen kann, kann ein Arzt das Ohr mit warmem Wasser spülen.

Schwindel
Schwindel ist keine Krankheit per se, sondern ein Symptom. Schwindelanfälle sind meist vorübergehend und durch einen momentanen Sauerstoffmangel im Gehirn oder eine Reizung des Gleichgewichtsorgans bedingt. Manchmal geht Schwindel einer Ohnmacht voraus. Ursachen können sein: emotionelle Belastungen; plötzliches Aufstehen nach langem Liegen; zu niedriger Blutzuckerspiegel durch spätes Essen, durch Naschen oder zu viel Zuckerguß; niedriger Blutdruck oder Reisekrankheit. Im Alter ist Vorsicht geboten.

Am besten legt man sich bei einem Anfall in frischer Luft

ausgestreckt hin, oder man setzt sich notfalls und legt den Kopf zwischen die Knie. Wenn die Schwindelanfälle nicht aufhören oder regelmäßig wiederkehren, einen (homöopathischen) Arzt oder einen Heilpraktiker aufsuchen.
siehe auch Ohnmacht und Kapitel 11 (Schwangerschaftserbrechen)

Zum Einnehmen

Aurum jodatum Pentarkan	T	Schwindel bei Arterienverkalkung (gleichzeitig Glonoinum Pentarkan einnehmen)
Cocculus Pentarkan ▲	D	Schwindel mit Übelkeit, Kopfbewegung und Fahren (im Auto) verschlechtern
Tebonin forte	D	Allgemeinmittel bei Durchblutungsstörungen im Gehirn und drohendem Sauerstoffmangel
Glonoinum Pentarkan	D	Allgemeinmittel bei Schwindel (bei Arterienverkalkung gleichzeitig Aurum jodatum Pentarkan einnehmen)
Barium carbonicum D6	T	bei älteren Menschen; Alterserscheinungen (die Wirkung dieses Mittels tritt erst nach einiger Zeit ein)
Bryonia D6	T	Schwindel bei der geringsten Bewegung, sogar bei Augenbewegungen
Cocculus D4	T	Schwindel mit Übelkeit bei reizbaren Menschen
Conium D6	T	vor allem, wenn man sich hinlegt; Besserung, wenn man die Augen schließt
Veratrum album D6	T	kalter Schweiß auf der Stirn

Sonnenstich

Hierbei handelt es sich um eine schwere Störung der Wärmeregulierung des Körpers, verursacht durch zu langen Aufenthalt in der Sonne. Die ersten Symptome sind Schwindel und Kopfschmerz; der Patient ist verwirrt, schlapp und fühlt sich übel. Anschließend setzt sehr hohes Fieber ein, das gefährliche Werte über 40 Grad erreichen kann. Die Haut ist gerötet und fühlt sich heiß und trocken an; es tritt kein Schwitzen auf. Bei schweren Symptomen dieser Art ist sofort ein Arzt zu rufen. Der Patient ist in den Schatten zu bringen und der Kopf hochzulagern. Wichtig ist eine Senkung der Temperatur, z. B. durch Besprengen mit kaltem Wasser. Salzwasser trinken lassen, sofern der Patient bei Bewußtsein ist.

Wenn die Temperatur auf einen Normalwert gesunken ist, sind noch mehrere Tage Ruhe erforderlich. Einen Sonnenstich kann man vermeiden, indem man es unterläßt, in der prallen Sonne und bei großer Hitze schwere körperliche Arbeit zu verrichten. Oder man sollte dabei wenigstens eine Kopfbedeckung tragen, reichlich Wasser trinken und (bei starker Transpiration) Salztabletten einnehmen.

Bei starken Fiebersymptomen sofort einen Arzt rufen!

Zum Einnehmen

Belladonna D12	K	leichtere Symptome oder nach der Behandlung durch den Arzt
Glonoinum D12	K	Allgemeinmittel bei Sonnenstich; roter, heißer Kopf mit Gefühl der Erweiterung; Bewegung des Kopfes, Druck und Sonne verschlechtern
Natrium carbonicum D12	K	Kopfschmerzen mit Hitzegefühl und Völle, rotes Gesicht

Soor

siehe Kapitel 1 (Pilzinfektion)

Speichelfluß

Speichelfluß ist eine abnorm gesteigerte Speichelabsonderung im Mund und tritt auf bei Entzündungen in der Mundhöhle, bei Erkrankungen wie Aphthen, in der Schwangerschaft und bei Kleinkindern. Speichelfluß kann auch ein Symptom für ernstere Erkrankungen wie z.B. Gehirnleiden sein; in diesem Fall ist selbstverständlich ein (homöopathischer) Arzt/Heilpraktiker aufzusuchen.

Zum Einnehmen

Barium carbonicum D6	T	geistig und körperlich zurückgebliebene Kinder
Kreosotum D6	T	in der Schwangerschaft
Mercurius solubilis D6	T	zappelige, unzufriedene Kinder, leicht frierend, unangenehmer Körpergeruch; bei Speichelfluß durch Geschwüre im Mund, mit Kopfschmerzen; Speichelfluß nachts (siehe Kopfkissen)
Pulsatilla D6	T	Speichelfluß schlechter schleimiger, aber süßlicher Geschmack im Mund, schlechter Mundgeruch morgens

Star, grauer

Star ist eine Trübung der Augenlinse, wodurch das Sehvermögen allmählich schwindet. Meist sind beide Augen betroffen. In schweren Fällen kann die Linse vor dem Hintergrund der Pupille weiß und trübe sichtbar werden. Die Ursache ist in aller Regel der Alterungsprozeß; gelegentlich kann auch eine Zuckerkrankheit zugrunde liegen. Wenn die Sehfähigkeit trotz einer Brille nicht besser wird, kann ein Star vorliegen. Die einzige wirksame Behandlung ist operative Entfernung der betroffenen Linse und das Tragen einer Spezialbrille oder Kontaktlinse.

Diese Erkrankung ist für die Selbstbehandlung ungeeignet; einen (homöopathischen) Arzt/Heilpraktiker aufsuchen! In Absprache mit diesem kann man es zunächst mit homöopathischer Behandlung mit folgendem versuchen:

Zum Einnehmen

Causticum D6	**T**	grauer Star, Altersstar

Äußere Anwendung

Euphrasia Pentarkan	**I**	verbessert die Durchblutung des Auges, bei grauem Star

Stirnhöhlenentzündung
siehe Kapitel 3 (Nebenhöhlenentzündung)

Trigeminusneuralgie
siehe Gesichtsschmerz

Übelkeit
siehe Kapitel 5

Zahnabszeß
siehe Kapitel 7 (Abszeß)

Zahnen
siehe Kapitel 9

Zahnfäule
siehe Karies

Zahnfleischbluten

Zahnfleischbluten kann beim Zähneputzen wegen einer zu harten Zahnbürste, einer Entzündung des Zahnfleisches oder durch Vitamin-C-Mangel entstehen (in diesem Fall bekommt man auch schnell blaue Flecken). Bei entzündetem Zahnfleisch ist unbedingt auf sorgfältige Mundhygiene zu achten; regelmäßig mit einer weichen Bürste und einer speziellen Zahnpasta nach Anweisung des Zahnarztes Zähne putzen.

Wenn wenig Obst, frisches Gemüse oder Milch verzehrt wird, kann Vitamin-C-Mangel auftreten. Dies ist vor allem bei starken Rauchern häufig; Rauchen verbraucht viel Vitamin C, etwa 2,5 mg je Zigarette. Mehr Obst essen, insbesondere Südfrüchte und frisches Gemüse, im Winter Kohlarten (diese sind reich an Vitamin C). Wer das Rauchen nicht lassen kann, sollte zusätzlich Vitamin C einnehmen, z. B. täglich eine Tablette zu 500 mg.

Wenn Zahnfleischblutungen regelmäßig auftreten, sollte man sich an einen Zahnarzt wenden.

siehe auch Zahnfleischentzündung

Zum Einnehmen

Carbo vegetabilis D6	T	Zahnfleischbluten mit lockeren Zähnen; kalte Hände und Füße; ausgeprägtes Frischluftverlangen
Hamamelis D6	T	Allgemeinmittel bei Zahnfleischbluten; venöse Stauungen

Zahnfleischentzündungen

Untersuchungen haben ergeben, daß vor allem nach dem fünfunddreißigsten Lebensjahr der Verlust von Zähnen hauptsächlich auf einen schlechten Zustand des Zahnfleisches zurückzuführen ist. Die wichtigsten Ursachen für

Zahnfleischentzündungen sind Zahnbelag und Zahnstein. Für die Erhaltung eines gesunden Gebisses sind die folgenden Maßnahmen wichtig:
- Mindestens 3mal täglich einige Minuten lang die Zähne putzen, möglichst mit einer speziellen Zahnpasta gegen Zahnfleischentzündung;
- viel Rohkost und Vollkornprodukte essen;
- Zurückhaltung mit Zucker und Süßigkeiten;
- halbjährlich zum Zahnarzt gehen.

Wenn das Zahnfleisch entzündet ist, ist eine Selbstbehandlung nicht mehr möglich; einen Termin beim Zahnarzt vereinbaren!

siehe auch Zahnfleischbluten

Zum Einnehmen

Borax Pentarkan ▲	**D**	allgemein bei Entzündungen der Mundschleimhaut und des Zahnfleisches
Mercurius solubilis D6	**T**	Vorbeugend gegen Entzündungen

Zahnschmerzen bei Babys
siehe Kapitel 9

Zahnschmerzen

Die häufigste Ursache für Zahnschmerzen ist Karies (Zahnfäule), die durch Zahnschmelz und Zahnbein gedrungen ist. Andere Möglichkeiten sind das Vorhandensein eines Abszesses, ein durchbrechender Weisheitszahn oder ein entzündeter Gesichtsnerv. Sehr viel hängt natürlich von einer guten Zahnpflege ab: dreimal täglich mehrere Minuten lang die Zähne sorgfältig putzen, Zahnseide und Munddusche benutzen und halbjährlich zum Zahnarzt gehen. Wer ohnehin ein schlechtes Gebiß hat, sollte möglichst den

Zuckerkonsum einschränken. Eine Kompresse (warm oder kalt), die man auf die Wange auflegt, kann vorübergehend Erleichterung schaffen. Bei Zahnschmerzen umgehend einen Termin beim Zahnarzt vereinbaren.
siehe auch Karies

Zum Einnehmen

Aconitum D6	T	beginnende Zahnschmerzen (in gesunden Zähnen)
Arsenicum album D6	T	Schmerzen wie von glühenden Kohlen; Verschlimmerung nach Mitternacht, Besserung durch das Trinken von warmem Wasser
Chamomilla D6	T	unerträgliche Schmerzen, Verschlimmerung durch warme Getränke (Kaffee) und nachts; Hauptmittel bei zahnenden Kindern mit ausgeprägter Reizbarkeit, eine Backe rot, die andere blaß
Coffea D3	T	heftig stechende Zahnschmerzen, die nachlassen, wenn man kaltes Wasser trinkt
Mercurius solubilis D6	T	Zahnschmerzen, am schlimmsten nachts, geschwollenes, schwammiges Zahnfleisch, schlechter Mundgeruch, Speichelfluß verstärkt, Drüsenschwellungen

Äußere Anwendung

Plantago major Ø	D	zur Zahnfleischmassage; eventuell auf einen Wattebausch träufeln und diesen auf den (hohlen) Zahn legen

Zähne ziehen

Um Infektionen zu vermeiden, kann man den Mund mit Kamillentee spülen.

Zum Einnehmen

Arnica D6	**T**	beschleunigt die Heilung
Hypericum D6	**T**	beugt Infektionen vor

Äußere Anwendung

Calendula extern DHU	**I**	das »homöopathische Jod«, blutstillend und desinfizierend; einige Tropfen in die Wunde oder als Mundspülung anwenden

Zunge, Geschwüre auf der

Erkrankungen der Zunge sind relativ selten. Durch scharfe oder beschädigte Zähne oder durch Magensäure können Pusteln auf der Zunge entstehen, die meist von selbst wieder verschwinden. Wenn auf der Zunge eine Pustel oder ein Pickel entsteht, der nicht innerhalb von 10 Tagen wieder verschwindet, sollte man zum Arzt gehen.

Zum Einnehmen

Borax Pentarkan ▲	**D**	Entzündungen der Mundschleimhaut oder der Zunge

3. Atmungsorgane

Das Atmungssystem umfaßt die Nasenhöhlen, den Rachen, die Luftröhre und die Lungen. Die eingeatmete Luft wird in der Nase vorgewärmt und befeuchtet, bevor sie in die Lungen gelangt. Die Nasenhärchen filtern kleine Staubteilchen aus der Luft. Bei Mundatmung fällt diese Aufbereitung der Luft weg. Die Nasenhöhlen enthalten auch das Riechzentrum. Ein Nasenkatarrh führt meist zu einer vorübergehenden Verminderung der Geschmacks- und Geruchswahrnehmung; bleibender Geschmacks- und Geruchsverlust kommt selten vor.
Über Rachen und Luftröhre gelangt die Luft in die Lungen. Dies wird durch Muskelkraft erreicht. Die wichtigsten Atemmuskeln sind das Zwerchfell und die Zwischenrippenmuskeln. Die Lungen haben kegelförmige Gestalt und liegen zu beiden Seiten des Herzens. Die linke Lunge ist aufgrund des Raumes, den das Herz einnimmt, etwas kleiner als die rechte. Die Luftröhre gabelt sich vor den Lungenflügeln in die beiden Stammbronchien; jeder Bronchus verzweigt sich in der Lunge wieder in immer feiner werdende Bronchioli. An den Enden dieser Bronchioli sitzen die Lungenbläschen (Alveoli), von denen jede Lunge etwa 300 Millionen besitzt. An ihren Wänden vollzieht sich der Austausch von Sauerstoff und Kohlendioxid.
Schwere Lungenerkrankungen wie Emphysem und Lungenkrebs werden in diesem Kapitel nicht behandelt (jedoch finden sich einige allgemeine Hinweise zu Krebs in Kapitel 7). Es werden insbesondere Beschwerden infolge von Erkältungen oder Allergien besprochen, wie z. B. Husten, Heiserkeit, Halsschmerzen, Bronchitis und Asthma.

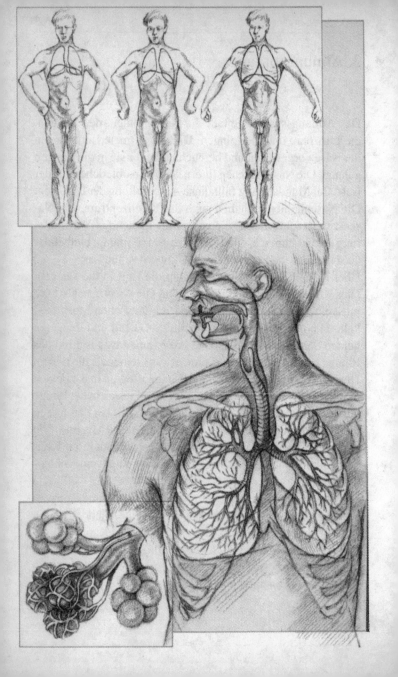

Allergie

Allergien gehören zu den häufigsten Leiden und können durch eine Vielzahl von Stoffen ausgelöst werden. Allergieerregende Stoffe (Allergene) können sein: die Haare oder Federn von Haustieren, Hausstaub oder Hausmilben, Pollen von Bäumen oder Gräsern, Pilze, Kosmetika, Farbstoffe in der Kleidung, chemische Nahrungsmittelzusätze usw.

Die Überempfindlichkeitsreaktion kann sich äußern als Schnupfen und Niesen, tränende Augen, Hautausschlag oder Atembeschwerden. Heuschnupfen ist eine der bekanntesten Allergien; diese Erkrankung beruht auf einer Überempfindlichkeit gegen Blütenpollen. Die Nasenschleimhaut schwillt an, der Patient muß niesen und bekommt einen Schnupfen. Daneben sind geschwollene, tränende Augen auffällig. Die Pollenflugzeit beginnt bereits im Januar/Februar mit der Blüte der Weiden und Erlen. Bei den meisten Heuschnupfenpatienten treten jedoch die Beschwerden erst während der Blütezeit der Gräser auf, überwiegend Ende Mai. Vor allem bei warmem und trockenem Wetter befinden sich unzählige Graspollen in der Luft, die an die Nasenschleimhaut und die Augenbindehaut gelangen, wodurch die allergische Reaktion ausgelöst wird.

Menschen, die gegen Hausstaub/Hausmilben oder die Haare/Hautabschilferungen von Tieren allergisch sind, haben dieselben Beschwerden wie die Heuschnupfenkranken. Die Hausmilbe tritt vor allem in älteren, feuchten Häusern im Herbst auf; in dieser Zeit ist eine Zunahme der Beschwerden zu beobachten. Bei Überempfindlichkeit gegen Tiere kann als zusätzliche Reaktion auch ein Ekzem auftreten. Allergien gegen Nahrungsmittel (die häufigsten Verursacher sind Milcheiweiß, Eier, Schokolade, Schalentiere, Erdbeeren und Schweinefleisch) können Übelkeit, Hautausschlag (Nesselsucht) und Erkältungserscheinun-

gen hervorrufen. Die meisten Allergiker sind nicht gegen einen einzelnen Stoff, sondern gegen verschiedene Stoffe allergisch. Die zunehmende Umweltverschmutzung und Verunreinigung unserer Nahrung lassen die Zahl der Allergiker stetig ansteigen.
Die Allergieneigung ist meist erblich bedingt, was jedoch nicht bedeutet, daß ein Kind genau dieselbe Allergie bekommt wie seine Eltern.

Was kann man selbst unternehmen?
Man kann z.B. einen Allergietest durchführen lassen. Dabei werden sehr kleine Mengen bekannter Allergene in die Haut eingerieben oder eingeritzt (bei Kleinkindern wird dieser Test mittels einer Blutuntersuchung durchgeführt). Bei Überempfindlichkeit für einen bestimmten Stoff tritt eine Rötung oder Schwellung auf, die wie ein Insektenstich aussieht. Bei einer Nahrungsmittelallergie wird ein Test mit verschiedenen Diäten durchgeführt. Aufgrund der Testergebnisse erfährt man, welche Stoffe man möglichst meiden sollte.
Bei Überempfindlichkeit gegen Haustiere oder Hausmilben muß der Wohnbereich saniert werden, damit die Gefahr eines Kontakts mit diesen Stoffen verringert wird. Einen glatten, leicht zu reinigenden Boden verlegen (Parkett, Linoleum, Fliesen) – möglichst im ganzen Haus, zumindest aber im Schlaf- und Wohnzimmer. Den Boden regelmäßig mit Staubsauger und Scheuertuch reinigen. Bei leichter Allergie keine Haustiere in das Schlafzimmer lassen; bei schwerer Allergie muß man die Tiere draußen oder im Schuppen unterbringen oder auch in Erwägung ziehen, für die Tiere ein anderes Plätzchen zu suchen. Keine Daunenbetten, keine mit Federn, Kapok oder Seegras gefüllten Matratzen und Kissen.
Homöopathische Heilmittel können helfen, die Wider-

standskraft gegen die Allergene zu kräftigen, und/oder bei akuten Anfällen Erleichterung bringen. Eine Heilung der allergischen Disposition ist nur möglich über die konstitutionelle Behandlung eines erfahrenen Homöopathen.

Zum Einnehmen

Heuschnupfenmittel DHU	D	Allgemeinmittel bei Heuschnupfen und Hausstauballergie
Arsenicum album D12	K	dünne, wäßrige, scharfe Absonderungen aus der Nase mit Durst, Ruhelosigkeit und Angst; die Beschwerden werden im Haus besser (zweimal wöchentlich einnehmen)

Daneben kann man eine homöopathische Verdünnung derjenigen Stoffe einnehmen, gegen die man überempfindlich ist. Die Anwendung der potenzierten Form (*siehe auch* das Kapitel *Was ist Homöopathie?*, S. 389) der die Allergie verursachenden Stoffe kann die Behandlung unterstützen. Die Anwendung solcher Mittel und in welchen Potenzen bespricht man am besten mit einem (homöopathischen) Arzt/Heilpraktiker.
siehe auch Asthma sowie Bronchitis

Äußere Anwendung

Calendula Salbe DHU	S	zum Einbringen in die Nase
Cardiospermum Salbe DHU	S	allergische Hauterkrankungen mit Entzündungsneigung, juckender Ausschlag, Ekzem
Hamamelis Salbe DHU	S	zum Auftragen auf die Nasenschleimhaut; schützt gegen Pollen
Luffa Nasentropfen DHU	D	Nasentropfen

Asthma

Asthma ist eine Erkrankung, die durch teilweise Verstopfung oder Verengung der Luftröhrenverzweigungen (Bronchien und Bronchioli) infolge krampfartiger Kontraktionen der Wandmuskulatur verursacht wird. Ein Anfall ist gekennzeichnet durch Atemnot, ein beengtes Gefühl in der Brust und pfeifenden Atem. In einem späteren Stadium wird Schleim ausgehustet. In schweren Fällen ist die Atmung mit so großer Anstrengung verbunden, daß sich der Puls beschleunigt und die verschiedensten Muskeln (selbst diejenigen der Nasenflügel) unterstützend eingreifen müssen, um Luft schöpfen zu können.

Asthma kann in zweierlei Weise beginnen. Erstens durch eine Entzündung der Nase, der Stirnhöhlen, der Bronchien oder der Lungen. Die zweite, häufigere Ursache ist eine allergische Reaktion, z. B. auf Tierhaare, Hausstaub, Pollen, Nahrungsmittel oder Arzneimittel. Seelische Spannungen können einen Anfall auslösen oder verschlimmern. Wenn Allergie die Ursache ist, wird der Patient einem umfassenden Allergietest unterzogen. Entsprechend der Hautreaktion können die gefährlichen Stoffe weitgehend vermieden werden, z. B. durch Sanierung des Wohnbereichs.

Diese Erkrankung ist für die Selbstmedikation ungeeignet; man wende sich an einen (homöopathischen) Arzt/Heilpraktiker.

siehe auch Allergie sowie Bronchitis

Bronchitis

Eine Entzündung der Luftwege, in jedem Fall der Luftröhrenäste (Bronchien), wobei auch Nase, Hals, Kehlkopf und Lungenbläschen befallen sein können. Der Grad der Schwere kann von einer starken Erkältung bis zur Lungenentzündung reichen.

3. Atmungsorgane

Akute Bronchitis wird meist durch eine Virusinfektion hervorgerufen wie z. B. Erkältung oder Grippe, kann aber auch durch eine Kinderkrankheit (Masern, Windpocken), eine Allergie oder das Einatmen chemischer Stoffe bedingt sein. Symptome sind: Fieber, heftige Hustenanfälle, grauer oder gelber Auswurf, Schmerzen im Brustraum.

Eine chronische Bronchitis kann sich nach wiederholten Infektionen der Luftwege entwickeln. Auch Rauchen und das Einatmen verschmutzter Luft (Industriegebiete) kommen als Ursache in Frage und wirken bronchitisfördernd. In leichten Fällen beschränkt sich die Bronchitis auf anhaltenden Husten; in schweren Fällen kommt es zu bleibenden Atembeschwerden. Bei einem gesunden Nichtraucher ist die Gefahr von Komplikationen gering, während bei Rauchern und Lungenpatienten bleibende Schäden der Lungen möglich sind. Raucher halten ihren morgendlichen Husten häufig für einen »normalen« Raucherhusten, während dies häufig bereits das erste Anzeichen einer chronischen Bronchitis ist.

Man vermeide möglichst eine Reizung der Luftwege durch Rauch oder Hausstaub. Der Erkältungsgefahr durch genügend warme Kleidung vorbeugen.

Die Verfassung kann insgesamt durch Vollwerternährung (Milch ist wegen der schleimbildenden Wirkung zu vermeiden – Buttermilch trinken) und durch regelmäßige Bewegung in frischer Luft verbessert werden.

Akute Bronchitis kann man selbst behandeln, sofern man nicht an einer chronischen Lungenkrankheit leidet. Chronische Bronchitis ist zur Selbstbehandlung nicht geeignet; einen (homöopathischen) Arzt/Heilpraktiker aufsuchen!
siehe auch Asthma, Allergie

Zum Einnehmen

Drosera Pentarkan	**D**	mit Reizhusten

Senega Pentarkan	**T**	Allgemeinmittel bei chronischer Bronchitis, vor allem bei Älteren
Sticta Pentarkan	**D**	akute Bronchitis
Tussistin	**T**	

Erkältung

Erkältung ist eine Infektionskrankheit der Atemwege, die vor allem Hals, Nase und Bronchien befällt und durch ein außerordentlich ansteckendes Virus hervorgerufen wird. Die Inkubationszeit (die Zeit zwischen der Ansteckung und den ersten Krankheitssymptomen) beträgt 18 bis 48 Stunden. Symptome: verstopfte oder laufende Nase, Husten, Halsschmerzen, Kopfschmerzen, Frösteln, Geruchs- und Geschmacksverlust, Lustlosigkeit. Besonders anfällig sind Menschen, die durch nicht vollwertige oder mangelnde Ernährung (z. B. bei einer Abmagerungskur) oder durch Übermüdung geschwächt sind, sowie Menschen, die längere Zeit der Kälte ausgesetzt waren. Erkältung ist für die meisten Menschen ungefährlich, mit Ausnahme zu früh geborener Babys. Asthmakranke und Menschen mit chronischer Bronchitis oder Herz- und Nierenkrankheiten müssen bei einer schweren Erkältung den Arzt aufsuchen.

Allgemeine Ratschläge: Luftfeuchtigkeit in den Wohnräumen erhöhen, reichlich trinken (am besten Fruchtsäfte), auf gesunde Ernährung achten und sich etwas mehr Ruhe gönnen (z. B. keinen anstrengenden Sport). Möglichst Papiertaschentücher benutzen; dies verhindert Hautreizungen und ist hygienischer. *Siehe auch* Katarrh, Nasenkatarrh

Zum Einnehmen

Echinacea Pentarkan	**D**	kräftigt die allgemeine Widerstandskraft

| Nisylen | **T** Allgemeinmittel bei Grippe und Erkältung für Erwachsene |

Äußere Anwendung

| Luffa Nasentropfen | **D** Nasentropfen |

Erkältungserscheinungen
siehe Allergie, Erkältung, Schnupfen

Zum Einnehmen

| Tussistin Tropfen | **T** oder: **D** Husten und Bronchitis |

Grippe
siehe Kapitel 7

Halsentzündung *(Angina)*
90% der Halsentzündungen werden durch ein Virus verursacht, gegen das es noch keine Standardbehandlung gibt. Antibiotika sind wirkungslos. Symptome: Halsschmerzen, Schluckbeschwerden, manchmal auch Fieber. Der Hals sieht rot aus und ist irritiert. Bei einer schweren Halsentzündung mit Eiterköpfchen auf den Mandeln und hohem Fieber sollte man zum Arzt gehen. Es könnte sich um Scharlach handeln, bei dem als Komplikation bleibende Herz- und Nierenschäden auftreten können. Dies kann durch Antibiotika verhindert werden. Bei einer normalen Halsentzündung kann Kamillentee Erleichterung bringen. Nicht rauchen und den Hals durch flüssige Ernährung schonen.

Zum Einnehmen

| Echinacea Pentarkan | **D** stärkt die allgemeine Widerstandskraft |

Tonsiotren Lutschtabletten	T	Allgemeinmittel bei Halsschmerzen
Apis mellifica D6	T	bei Bläschen im Mund oder feuerroten, eitrigen Mandeln, beengtes Gefühl im Hals, Atemnot
Barium carbonicum D6	T	Erkältung, eitrige Halsmandeln, rauchiges Gefühl im Hals
Belladonna D6	K	Hals hellrot, rechte Seite entzündet (im Wechsel mit Mercurius solubilis D6 einnehmen)
Kalium bichromicum D6	K	bei zähem, fädenziehendem Schleim, Verschlechterung durch Kälte
Lachesis D12	T	wenn nur die linke Halsmandel entzündet ist; Kleidung am Hals wird nicht ertragen
Lycopodium D6	T	wenn die rechte Halsmandel entzündet ist
Mercurius solubilis D6	T	weiße Pünktchen und Schluckbeschwerden, häufig chronisch; übler Mundgeruch
Phytolacca D6	T	Hals dunkelrot, Schmerz strahlt beim Schlucken zu den Ohren aus
Pulsatilla D6	T	bei grünlichem Schleim am Morgen; Frischluftverlangen, Durstlosigkeit

Halsschmerzen

Halsschmerzen werden meist durch eine Entzündung hervorgerufen.
siehe Halsentzündung

Heiserkeit

Der Klang der Stimme hängt ab von Form und Größe des Kehlkopfs und der Elastizität der Stimmbänder. Heiserkeit kann durch falschen Einsatz oder Überlastung von einem von beiden entstehen, z. B. durch Tabakmißbrauch, zuviel Reden, durch Schreien oder Singen oder durch Erkältung. Manchmal kommt es auch zu einem vorübergehenden Stimmverlust.

Chronische Heiserkeit (länger als 3 Wochen) kann auch ernste Ursachen haben. In diesem Fall sollte man sofort einen Arzt aufsuchen!

Akute Heiserkeit kann man dagegen ohne weiteres selbst behandeln. Beschleunigt wird die Heilung durch Schonung der Stimme und Vermeidung von Zigaretten und Alkohol.

Zum Einnehmen

Arum triphyllum Pentarkan ▲	**D**	Heiserkeit, Kehlkopfentzündung durch Überanstrengung der Stimme
Belladonna Pentarkan ▲	**D**	Allgemeinmittel bei Heiserkeit und Stimmverlust
Causticum D6	**T**	nach Erkältung durch kalten Wind; Stimmverlust; Heiserkeit, besser durch Trinken von kaltem Wasser; schlechter abends
Drosera D6	**K**	mit Reizhusten und Schmerzen unter dem Brustbein, Husten nach Mitternacht schlechter
Eupatorium perfoliatum D3	**T**	bei Halsschmerzen und sehr schmerzhaftem Husten
Phosphorus D6	**D**	bei einem kratzigen Gefühl in der Kehle, Verschlechterung am Abend; vor allem nach Grippe; nervöse Heiserkeit

Rhus toxicodendron D6	**T**	Heiserkeit geht vorbei, wenn man weiterredet, die geringste Kälte verschlimmert
Spongia D6	**T**	mit einem Gefühl der Beklemmung und Trockenheit, Empfindlichkeit des Halses gegen Berührung; trockener, bellender Husten

Heuschnupfen
siehe Allergie

Husten (allgemein)

Husten ist ein Schutzreflex der Luftröhre, durch den alles entfernt werden soll, was irritiert oder behindert. Dies kann eingeatmeter Staub sein oder ein Erdnußkern, aber auch Schleim aus den Lungen oder Atemwegen, der bei einer Erkältung die Luftröhre reizt. Ein kurzer, trockener Husten entsteht häufig dadurch, daß man bei kaltem Wetter ohne ausreichende Kleidung im Freien war. Husten tritt häufig symptomatisch auf bei Grippe, Lungenkrankheiten, bei Rauchern (vor allem morgens) oder bei Nervosität. Husten ist also keine Krankheit per se, sondern ein Symptom für eine andere Erkrankung; diese Grundkrankheit muß behandelt werden, um den Husten zu beseitigen.

Zum Einnehmen

Tussistin	**T**	oder:
Tussistin Tropfen	**D**	Allgemeinmittel bei Husten und festsitzendem Schleim

Husten, lockerer

Bei lockerem Husten wird ohne Anstrengung Schleim ausgehustet. Vollmilch meiden (schleimbildend), statt dessen Buttermilch trinken.

3. Atmungsorgane

Zum Einnehmen

Drosera D6	K	pausenlose Hustenanfälle mit rauher Stimme; trockener, bellender, sehr schmerzhafter Husten, besser durch Essen oder Trinken
Eupatorium perfoliatum D3	T	anhaltender Husten, der nachts im Bett schlimmer wird, mit Heiserkeit; muß die Brust halten beim Husten
Hepar sulfuris D3	T	wenn durch trockenen, kalten Wind verursacht, empfindlich gegen geringsten Luftzug
Ipecacuanha D6	T	heftiger Husten bis zum Erbrechen; erstickender Husten bei jedem Atemzug; Atemnot
Kalium bichromicum D6	K	mit zähem, fädenziehendem Schleim, Verschlechterung durch Kälte
Pulsatilla D6	T	(trockener) Husten abends und nachts, muß sich aufrichten beim Husten, am Morgen Aushusten von Schleim, besser im Freien, Harnabgang beim Husten (siehe Causticum)

Husten, trockener

Man spricht von einem trockenen Husten, wenn kein Schleim ausgehustet wird.

Zum Einnehmen

Drosera Pentarkan	D	Reizhusten, Keuchhusten; pausenlose Hustenanfälle
Bryonia D6	T	mit stechenden Schmerzen, Verschlimmerung durch Bewegung,

		Durstgefühl, muß die Brust festhalten
Causticum D6	**T**	nach kaltem Wind, Harnabgang beim Husten
Hyoscyamus D6	**T**	trockener Husten beim nächtlichen Liegen, Besserung durch Aufrichten, krampfhafter Reizhusten, sobald das Bett warm geworden ist
Phosphorus D6	**D**	Reizhusten, häufig auch rauher Hals oder Heiserkeit, Verschlechterung durch kalte Luft und beim Liegen auf der linken Seite, überempfindlich gegen Gerüche
Spongia D6	**T**	bei Halsschmerzen, Gefühl der Beklemmung und Trockenheit; Besserung durch Essen oder Trinken
Sticta D6	**K**	nach Schnupfen, Verschlechterung in der Nacht, benommenes Gefühl, Kopfschmerzen; Schnupfen, der jedesmal in Bronchitis übergeht

Husten und Beklemmung

Zum Einnehmen

Arsenicum album D6	**T**	Beklemmung bei Erwachsenen, Kurzatmigkeit, Verschlimmerung nach Mitternacht, man hält es im Bett nicht aus, häufig auch Heuschnupfen
Pulsatilla D6	**T**	Beklemmung bei Kindern, Verschlechterung durch Rückenlage, abends und vor Mitternacht

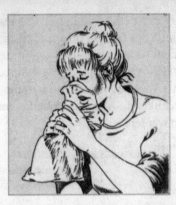

Bei einem Hyperventilationsanfall atmet man am besten ruhig in einen Plastikbeutel.

Hyperventilation

Bei Hyperventilation handelt es sich um ein zu tiefes und/oder zu hastiges Atmen, wodurch der Kohlensäurespiegel des Blutes absinkt. Dies führt zu einer Reihe unangenehmer Beschwerden, wie z. B. Leichtigkeitsgefühl im Kopf oder Schwindel, Sehstörungen oder Schleier vor den Augen, Unwirklichkeitsgefühl, Pfropfen im Hals, Beklemmungsgefühl, Kurzatmigkeit, Todesangst, trockener Mund oder gespanntes Gefühl um den Mund, Prickeln in Händen und Füßen, Krämpfe in den Händen, das Gefühl umzukippen usw. Alle diese Erscheinungen wirken bedrohlich, sind aber in Wirklichkeit völlig ungefährlich.

Hyperventilation kann behoben werden, indem man einen Plastikbeutel lose über Mund und Nase legt und bewußt und ruhig in diesen Beutel atmet. Dadurch wird das ausgeatmete Kohlendioxid wieder eingeatmet, wodurch sich der Kohlensäurespiegel im Blut innerhalb weniger Minuten wieder normalisiert und alle Symptome verschwinden. Die Ursache der Hyperventilation ist meist seelische Anspannung. Durch Entspannungsübungen kann Entspannung erlernt werden; es ist etwa an Physiotherapie oder Yoga zu denken. Beim Yoga beginnt man zunächst mit dem Erlernen einer guten Atmung.

Diese Krankheit eignet sich weniger für die Selbstmedikation; man wende sich an einen (homöopathischen) Arzt/Heilpraktiker. In Absprache mit diesem kann folgendes gegeben werden:

Zum Einnehmen

Passiflora Pentarkan	**D**	Beruhigungsmittel ohne Nebenwirkungen

Katarrh

siehe auch Erkältung, Schnupfen

Zum Einnehmen

Nisylen	**T**	Allgemeinmittel bei Erkältung und Grippe für Erwachsene
Aconitum D6	**T**	durch kalten Nordostwind, stark und heftig
Dulcamara D3	**T**	durch aufsteigende Kälte
Hepar sulfuris D12	**D**	durch Zug
Rhus toxicodendron D6	**T**	nach Kälte, nassem Wetter oder durch Überanstrengung

Äußere Anwendung

Luffa Nasentropfen	**D**	Nasentropfen

Keuchhusten

Inkubationszeit: 2 bis 3 Wochen. Während der ersten zwei Wochen der etwa sechswöchigen Erkrankung ist die Symptomatik meist unklar und kann oft nicht als Keuchhusten diagnostiziert werden.

Heiserer, bellender, ziehender Husten mit pfeifender Einatmung und rotem Kopf sind Symptome von Keuchhusten. Er beginnt mitten in der Nacht. Bei akutem Keuchhusten muß das Kind unter die Dusche und kräftig dämpfen; viertelstündlich eine Dosis des homöopathischen Mittels verabreichen.

Wir beschränken uns hier auf die homöopathische Behandlung des Anfangsstadiums. Für die weitere Behandlung einen homöopathischen Arzt/Heilpraktiker zu Rate ziehen, aber auch dann, wenn im Anfangsstadium Angstzustände auftreten.

Zum Einnehmen

Drosera Pentarkan	D	Allgemeinmittel bei Reizhusten und Keuchhusten
Drosera D6	K	trockener, reißender Husten, Hustenanfälle folgen rasch aufeinander
Ipecacuanha D6	T	Keuchhusten mit Röcheln, aber kein Schleim, jedoch Neigung zum Erbrechen
Spongia D6	T	Keuchhusten, heiser und bellend; Besserung durch Essen und Trinken
Corallium rubrum D6	T	jäh einsetzende Hustenanfälle, Hustenstöße folgen rasch aufeinander und scheinen ineinander überzugehen (»Schnellfeuerhusten«)

Kieferhöhlenentzündung
siehe Nebenhöhlenentzündung

Mandelentzündung
siehe Halsentzündung

Narkose, Nachwirkungen einer
siehe Kapitel 12

Nasenbluten
siehe Kapitel 12

Nasenkatarrh
siehe Katarrh, Erkältung

Nasennebenhöhlenentzündung
siehe Nebenhöhlenentzündung

Nasenpolypen
Nasenpolypen sind Wucherungen der geschwollenen und ausgestülpten Nasenschleimhaut in der Nasenhöhle. Sie können durch eine übermäßige Feuchtigkeitsproduktion in der Schleimhaut entstehen, z. B. durch eine allergische Reaktion wie Heuschnupfen. Nasenpolypen sind ungefährlich, jedoch können sie bei übermäßigem Wachstum die Nase verstopfen. Dies kann zu einer Behinderung der Atmung, einer Einschränkung des Riechvermögens und möglicherweise auch zu Kopfschmerzen führen.
Diese Krankheit eignet sich nicht zur Selbstbehandlung; einen homöopathischen Arzt/Heilpraktiker aufsuchen!

Nebenhöhlenentzündung
Tritt häufig im Gefolge eines Katarrhs auf, wenn die Entzündung auf die Nasenhöhlen und von dort aus auf die übrigen Nebenhöhlen übergreift (die sämtlich miteinander in Verbindung stehen). Eine Nebenhöhlenentzündung kann auch durch allergische Reaktionen verursacht werden, durch infizierte Zähne oder Mandeln sowie durch Irritation (z. B. Zigarettenrauch oder trockene, staubige Luft). Symptome: Kopfschmerzen (Stirn) oder Schmerzen

im Bereich der Jochbeine. Gelegentlich auch Fieber oder schleimige Absonderungen aus der Nase.

Allgemeine Ratschläge: Nase und Nasen-Rachen-Raum mit Salzwasser spülen (ein gestrichener Teelöffel auf ein Glas lauwarmes Wasser). Wichtig ist, im Falle einer Anfälligkeit für diese Erkrankung vorbeugende Maßnahmen zu ergreifen.

Wenn die Entzündung chronisch geworden ist, einen (homöopathischen) Arzt/Heilpraktiker aufsuchen!

Zum Einnehmen

Cinnabaris Pentarkan	T	Allgemeinmittel bei Nebenhöhlenentzündungen
Heuschnupfenmittel DHU	D	durch Allergie hervorgerufene Nebenhöhlenentzündung
Mercurius Pentarkan	D	chronische Nebenhöhlenentzündung, insbesondere bei Kindern
Cinnabaris D6	T	Stirnhöhlenentzündung, Druckgefühl an der Nasenwurzel
Hepar sulfuris D3	T	bei Menschen mit schlecht heilenden Wunden, grauem Gesicht, Verlangen nach Saurem; wenn der Schmerz sich bereits bei etwas Luft verschlimmert; übelriechender Schleim; Schmerzen in den Backenknochen
Hydrastis D4	D	dicke, gelbe und zähe Schleimpfropfen
Kalium bichromicum D6	K	Entzündungen des Nasen-Rachen-Raums und der Stirnhöhle mit zähem, fädenziehendem Schleim, Verschlechterung durch Kälte, Druck auf der Nasenwurzel
Mezereum D3	D	Entzündung der Kieferhöhlen

Sarsaparilla D6	K	chronische Nebenhöhlenentzündung
Silicea D6	T	chronische Nebenhöhlenentzündung, Kälte verschlechtert

Äußere Anwendung

Rhus Rheuma Gel	S	Stirn sorgfältig einreiben, vor dem Zubettgehen (gleichzeitig Cinnabaris Pentarkan einnehmen)

Polypen
siehe Nasenpolypen

Rauchen, Aufhören mit dem
siehe Kapitel 8

Schnupfen
Eine laufende Nase ist ein Symptom für eine Entzündung der Nasenschleimhaut, meist infolge einer Infektion der Atemwege (z. B. Erkältung, Grippe) oder aufgrund einer allergischen Reaktion (z. B. Heuschnupfen). Ein hartnäckiger Schnupfen (Katarrh) kann zum Teil auch verursacht oder verschlimmert werden durch emotionelle Probleme oder Rauchen.

Zum Einnehmen

Nisylen	T	Allgemeinmittel bei Grippe und Erkältung für Erwachsene
Allium cepa D6	K	viel Niesen, wäßrige Absonderungen aus der Nase, rot und beißend; schmerzhafter Kitzelhusten; milder Tränenfluß, besser im Freien
Arsenicum album D6	T	Schnupfen bei Älteren, mit

		wäßrigen Absonderungen; Verschlechterung nach Mitternacht
Kalium bichromicum D6	**K**	chronischer Schnupfen mit zähem, fädenziehendem Schleim, elastische Schleimklumpen in der Nase, Druckgefühl an der Nasenwurzel, Verschlechterung durch Kälte, Haargefühl im Kehlkopf
Luffa operculata D6	**T**	chronischer Schnupfen mit Nasennebenhöhlenbeteiligung und Stirnkopfschmerz, mit häufigem Niesen und tränenden Augen, vielfach allergischer Schnupfen
Mercurius solubilis D6	**T**	mit gelben Absonderungen, die die Nasenlöcher reizen
Natrium muriaticum D6	**T**	häufig wiederkehrender Schnupfen, wäßrige Absonderungen, Lippenherpes

Äußere Anwendung

Luffa Nasentropfen	**D**	Nasentropfen

Überempfindlichkeit
siehe Allergie

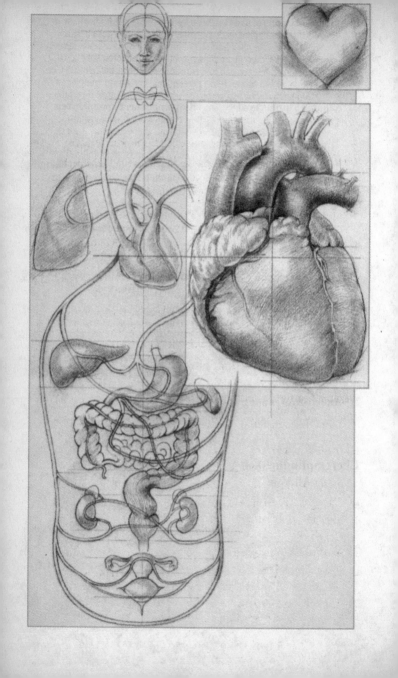

4. Kreislaufsystem (Blut, Herz und Gefäßsystem)

Das Blut bewirkt die Versorgung der Körpergewebe mit Sauerstoff und Nährstoffen und den Abtransport von Schlackstoffen. Außerdem spielt es eine Rolle für die Wärmeregulation des Körpers. Damit das Blut diese Funktionen erfüllen kann, muß es ständig im Körper verteilt werden. Die »Pumpe« für diesen Kreislauf ist das Herz, ein großer Muskel, der aus zwei Hälften besteht, die durch die Herzscheidewand voneinander getrennt sind. Das Blut strömt vom Herzen zu den Lungen und in die übrigen Körperbereiche durch das feinverzweigte Gefäßsystem der Arterien, Venen und Haargefäße.

Es gibt zahlreiche Erkrankungen des Kreislaufsystems; die meisten davon sind zur Selbstbehandlung ungeeignet. Allerdings kann man sehr viel vorbeugend tun: gesunde Ernährung, ausreichende Bewegung und Entspannung sind die wichtigsten Maßnahmen. Behandelt werden in diesem Kapitel unter anderem Hämorrhoiden, Blutarmut, Durchblutungsstörungen, Krampfadern, Erfrierungen usw.

Altersbeschwerden
   siehe Durchblutungsstörungen; Herzbeschwerden

Arterienverkalkung
   siehe Durchblutungsstörungen

Bindegewebsschwäche
   siehe Kapitel 5

Blaue Flecken
   siehe Kapitel 1, Kapitel 12

Blutarmut

Blutarmut beruht auf einem Mangel an Hämoglobin; dies ist der Blutfarbstoff (eisenhaltiger Farbstoff der roten Blutkörperchen), der in den Lungen Sauerstoff aufnimmt und diesen zum Gewebe transportiert. Bei Menschen mit Blutarmut ist die Hämoglobinmenge im Blut niedriger, als es für eine ausreichende Sauerstoffversorgung des Gewebes notwendig ist. Die Ursache kann im Aufbau des Hämoglobins liegen; Eisen ist ein wichtiger Bestandteil des Hämoglobins, weshalb Eisenmangel zur »Blutarmut« führen kann. Dasselbe gilt für Vitamin B_{12} und Folsäure (gehört zum Vitamin-B-Komplex). Zu prüfen ist auch, ob nicht ein Überschuß an Vitamin C vorhanden ist. Eine weitere mögliche Ursache liegt darin, daß die roten Blutkörperchen zu rasch abgebaut werden.

Symptome: Müdigkeit und Schwäche, Ohnmacht, Blässe, Herzklopfen, Kurzatmigkeit. Eisenmangel tritt am häufigsten auf bei Frauen – insbesondere während der Schwangerschaft –, bei Kindern im Wachstumsalter und bei Älteren, die Diät halten müssen. Eisenmangel ist nicht unmittelbar lebensbedrohend, führt aber zu einer verminderten Widerstandskraft des Körpers gegenüber Krankheiten und bei Verletzungen. Bei Frauen mit Eisenmangel können sehr starke Regelblutungen über längere Zeit allmählich die Reserven erschöpfen. Eisenhaltige Nahrungsmittel sind: Apfelsirup, Kürbisse, Petersilie, Sonnenblumenkerne, Kichererbsen, Hirse, Erbsen, Bohnen und Linsen, Mangold, Rindfleisch und Leber, Vollkornbrot, Trockenfrüchte. Menstruationsstörungen sind von einem (homöopathischen) Arzt/Heilpraktiker zu behandeln.

Zum Einnehmen

Damiana Pentarkan	**D**	kräftigendes Tonikum, bei Krankheit oder Rekonvaleszenz

Ferrum Pentarkan	**T**	nach längerer Krankheit, nach starkem Blutverlust
Ferrum phosphoricum D6	**T**	Antriebsschwäche durch Blutarmut bei jungen Menschen; Erkrankungen der Luftwege; Nasenbluten

Bluterguß
siehe Kapitel 1 oder Kapitel 12 (blaue Flecke)

Blutgefäßerkrankungen, Vorbeugung
Man kann die Blutgefäße entsprechend ihrer Größe und Funktion in 3 Gruppen gliedern: Arterien, Venen und Haargefäße. Ihre wichtigste Aufgabe ist die Sauerstoffversorgung der verschiedenen Organe und der Abtransport von Abbauprodukten wie z.B. Kohlendioxid. Erkrankungen wie Arterienverkalkung behindern diese Aufgabe. Arterienverkalkung ist eine Verhärtung der Arterienwände und entsteht durch Ansammlung von Fett und Bindegewebe an der inneren Auskleidung der Blutgefäße. Hierfür spielen sowohl Erbfaktoren als auch die Lebensweise eine Rolle. Gefäßkrankheiten kann man vorbeugen durch vollwertige Ernährung, ausreichend Bewegung und Abstinenz vom Rauchen.
siehe auch Durchblutungsstörungen, Krampfadern

Blutdruck, hoher
Ursachen für hohen Blutdruck sind Nierenerkrankungen (in 14% aller Fälle), Überfunktion der Hypophyse oder seltener Herz-Kreislauf-Erkrankungen. 80% der Bluthochdruckleiden werden als »essentiell« oder »genuin« eingestuft. D. h., man erkennt keine klare Ursache. Hypertoniebegünstigend wirken meist: Veranlagung, Streß, Übergewicht, zuviel Salz, Kaffee, Alkohol und Zigaretten. Auch

in der Schwangerschaft tritt häufig erhöhter Blutdruck auf (siehe Kapitel 11).

Nach dem Rauchen von zwei Zigaretten steigt der systolische Druck um 10, der diastolische Druck um 8 Einheiten; diese Werte bleiben rund eine Viertelstunde bestehen. Da falsche Lebensgewohnheiten die wichtigste Ursache für Bluthochdruck sind, sind vor allem diese zu ändern: wenig Kochsalz, nicht rauchen, kein Kaffee und Alkohol, bei Übergewicht gegebenenfalls etwas abnehmen und Streß vermeiden. Entspannungsübungen (z. B. Yoga) können helfen, ruhiger zu werden.

Die Ergebnisse einer homöopathischen Behandlung bei hohem Blutdruck sind vielfach enttäuschend; wirklich hoher Blutdruck läßt sich durch homöopathische Mittel meist nicht senken, und auch nur leicht erhöhter Blutdruck spricht nur in seltenen Fällen auf eine solche Behandlung an. Ohne eine Änderung der Lebens- und Ernährungsgewohnheiten läßt sich der Blutdruck in der Regel nicht ausreichend senken, auch nicht mit den blutdrucksenkenden Mitteln der Schulmedizin.

Diese Krankheit eignet sich nicht zur Selbstbehandlung; einen (homöopathischen) Arzt/Heilpraktiker aufsuchen!
siehe auch die Beschreibung dieser Erkrankung in Kapitel 11

Blutung im Mund
siehe Kapitel 2

Blutvergiftung *(Sepsis)*
Blutvergiftung wird hervorgerufen durch die Ausbreitung eines bakteriellen Infekts im Blut, wobei sowohl die infizierenden Bakterien als auch die von diesen gebildeten Giftstoffe krankheitserregend sein können. Blutvergiftung beginnt mit Schüttelfrost und schnellem Fieberanstieg auf

$39°–41°$. Der Kranke leidet unter Appetitlosigkeit, starken Kopfschmerzen und Übelkeit.

Bereits bei einer kleineren entzündeten Wunde gelangen Bakterien in die Blutbahn; gesunde Menschen bemerken hiervon nichts, weil die weißen Blutkörperchen diese Erreger sofort vernichten. Durch eine schwere Erkrankung kann jedoch die Widerstandskraft eines Menschen gegen Infektionen geschwächt sein, wodurch sich Bakterien ungehindert vermehren können. Große Mengen von Giftstoffen im Blut können einen Schock auslösen. Der Betreffende wird blaß, kalt und steif.

Diese Erkrankung ist für die Selbstmedikation ungeeignet – einen Arzt aufsuchen bzw. rufen!

Durchblutungsstörungen

Das Blut hat in unserem Körper eine wichtige Aufgabe: Es transportiert Nährstoffe und Sauerstoff zu allen lebenden Geweben, entfernt Schlackstoffe und reguliert die Körpertemperatur. Damit es dies alles leisten kann, muß es fortwährend zirkulieren. Das Herz wirkt als Pumpe, die das Blut durch den Körper treibt. Die Blutgefäße lassen sich nach ihrer Größe und Bedeutung in 3 Gruppen einteilen: Schlagadern (Arterien), Venen und Haargefäße (Kapillaren). Das Blut strömt nicht mit konstanter Geschwindigkeit; dies richtet sich nach der Blutmenge, die das betreffende Gewebe jeweils benötigt. Wenn man schnell läuft, strömt z.B. mehr Blut in die Beinmuskulatur, beim Essen dagegen sammelt sich viel Blut im Verdauungstrakt.

Es gibt eine Vielzahl von Gefäßerkrankungen. Thrombose ist die Bildung eines Blutpfropfs (Blutgerinnsels), der ein Blutgefäß verstopfen kann. Diese Erkrankung tritt meist in den Beinen auf. Der betroffene Bereich schwillt an und beginnt zu schmerzen, da der Blutstrom blockiert wird.

Auch eine Venenentzündung kann den Blutstrom hemmen.

Hauptsymptome sind Schmerz, Rötung, Juckreiz und eine ausgeprägte Schwellung der als Strang tastbaren Ader.

Krampfadern und Frostbeulen gehören ebenfalls zu den Gefäßerkrankungen (siehe dort). Arterienverkalkung ist eine Verhärtung der Arterienwände und entsteht durch die Ansammlung von Fett, Eiweißverbindungen und Bindegewebe an der Innenwand der Blutgefäße. Hierfür spielen sowohl Veranlagung als auch Lebensweise eine Rolle, z.B. Rauchen, Fettsucht, mangelnde Bewegung und ungesunde Ernährung.

Eine Verengung der Herzkranzgefäße kann zu einem Herzanfall führen; diese Erkrankung ist in der westlichen Welt für ein Drittel der Todesfälle verantwortlich.

Die sogenannte »Schaufensterkrankheit« (Claudicatio intermittens) ist die Folge von mangelhafter Blutversorgung respektive Glukosemangel der Beinmuskulatur aufgrund von Gefäßverengungen; der Kranke muß wegen auftretender Krämpfe immer wieder stehenbleiben. Trotzdem hat gerade Gehen eine günstige Wirkung.

Arterienverkalkung eignet sich nicht zur Selbstbehandlung; man wende sich an einen (homöopathischen) Arzt/Heilpraktiker. In Absprache mit diesem kann eines der nachfolgend genannten Mittel gegeben werden.

siehe auch Krampfadern; Blutgefäßerkrankungen, Vorbeugung; Frostbeulen

Zum Einnehmen

Anhalonium Pentarkan	D	Durchblutungsstörungen in den Armen; Schmerzen und Jucken in den Oberarmen, taube und prickelnde Finger
Aurum jodatum Pentarkan	T	vor allem im fortgeschrittenen Alter, gegen Arterienverkalkung
Tebonin forte	D	Allgemeinmittel bei Durchblu-

		tungsstörungen im Gehirn und der Haargefäße; bei drohendem Sauerstoffmangel
Secale Pentarkan	**D**	Allgemeinmittel bei Durchblutungsstörungen in Armen und Beinen (»Schaufensterkrankheit«) und Migräne; die Beschwerden und Schmerzen kalter Gliedmaßen verschlimmern sich durch Wärme, kühle Luft wird als angenehm empfunden
Hamamelis D6	**T**	regt die Durchblutung an; schmerzende Krampfadern, Venenentzündung

Äußere Anwendung

Abrotanum Salbe DHU	**S**	durchblutungsfördernd; bei Frostbeulen (fette Salbe)
Calendula extern DHU	**I**	Durchblutungsstörungen der Haut, Krampfadern
Hamamelis extern DHU	**I**	Allgemeinmittel bei Krampfadern

Erfrierungen

Die Haut und das darunterliegende Gewebe reagieren auf Kälte mit einer Zusammenziehung der kleineren Blutgefäße an der Oberfläche, wodurch der Wärmeverlust verringert wird. Verringerte Durchblutung über längere Zeit bringt jedoch die Gefahr einer Erfrierung mit sich. Ohren, Nase, Finger und Zehen sind am meisten gefährdet. Der erfrorene Körperteil wird gefühllos, hart und weiß. Eine Erfrierung kann eintreten, ohne daß dies der Betreffende bemerkt. Menschen mit Frostbeulen, Raucher oder Gefäßkranke sowie Patienten, die Betablocker einnehmen müssen, sind besonders gefährdet.

Erfrierungen vermeidet man am besten dadurch, daß man sich bei scharfer Kälte entsprechend anzieht. Mehrere Schichten dünner Kleider isolieren besser als ein einziger dicker Pullover. Dafür sorgen, daß auch Ohren, Nase, Hände und Füße geschützt sind.

Menschen mit Erfrierungen müssen umgehend ins Haus gebracht, auf alle Fälle aber vor scharfem, kaltem Wind geschützt werden. Der erfrorene Körperteil muß mit zusätzlichen Kleidern oder Decken abgedeckt werden; eventuell am eigenen Körper erwärmen und etwas Warmes zu trinken geben. Erfrorene Hände und Füße in lauwarmes, eher kühles (keinesfalls heißes!) Wasser eintauchen und bewegen. Erfrorene Nase und Ohren kann man mit warmen Händen erwärmen. Auf keinen Fall erfrorene Körperteile mit Schnee einreiben, mit den Händen reiben oder direkte Wärme (Ofen) anwenden. Wenn der Patient etwas wärmer geworden ist, kann man diesen auffordern, sich zu bewegen. Jedoch keinesfalls gehen, wenn die Zehen erfroren sind. Erfrierungen müssen sofort behandelt werden; jede Minute Verzögerung vermindert die Heilungsaussichten. Unverzüglich einen Arzt rufen! *Siehe auch* Frostbeulen

Zum Einnehmen

Abrotanum Pentarkan ▲	D	Allgemeinmittel bei Durchblutungsstörungen in Armen, Beinen und Haut; bei Rosazea; nach Erfrierungen
Carbo vegetabilis D12	K	heftige Schmerzen bei der Belebung des erfrorenen Körperteils

Äußere Anwendung

Abrotanum Salbe DHU	S	durchblutungssteigernd; nach Erfrierungen, auch vorbeugend bei Frostbeulen

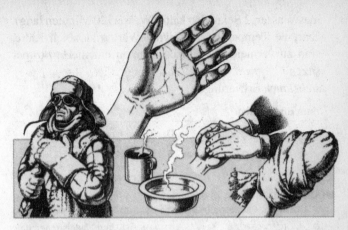

Einige dünne Schichten Kleidung isolieren besser als eine dicke. Erfrorene Hände und Füße kann man in <u>lauwarmes</u> Wasser eintauchen. Erfrorene Körperteile niemals direkter Wärme aussetzen oder warmreiben. Erlaubt ist dagegen Erwärmen mit Körperwärme (indem man z. B. die Hände auf den erfrorenen Körperteil legt).

Frostbeulen

Bei längerer Einwirkung tiefer Temperaturen ziehen sich die Blutgefäße unter der Haut zusammen, um die Temperatur im Körperinneren aufrechtzuerhalten (Blässe). Bei Frostbeulen tritt eine abweichende Reaktion auf, indem es zu einer Blutstauung in Händen und Füßen kommt. Symptome: Gefühllosigkeit, gerötete, juckende und häufig zerstörte Haut. Bei dieser Erkrankung besteht die Gefahr, daß die Hände oder Füße bei Kälte schnell erfrieren.

Wenn man zu dieser Erkrankung neigt, sollte man immer auf warme, trockene Kleidung achten. Durchnäßte Handschuhe, Strümpfe und Schuhe sind umgehend zu wechseln. Gegen den schlimmsten Juckreiz hilft gelegentlich Talgpuder; das Aufkratzen sollte man unbedingt vermeiden, da dies zu einer Verschlechterung führt. Die Durchblutung kann mit Wechselbädern angeregt werden (3 Minuten warmes Wasser, 3 Sekunden kaltes Wasser; 20 Minuten lang). Extreme Temperaturen, sowohl Wärme als auch Kälte, sind zu vermeiden. Niemals nahe an einem Heizkörper sitzen.

siehe auch Erfrierungen

Zum Einnehmen

Abrotanum Pentarkan ▲	D	Allgemeinmittel bei Durchblutungsstörungen in Armen, Beinen und Haut; bei Rosazea; nach Erfrierungen
Agaricus D6	K	die Haut ist gerötet, Verschlechterung durch Kälte, Empfindung von eiskalten Nadelstichen unter der Haut; Brennen, Jucken und Stechen
Arsenicum album D6	T	die Haut ist hellrot, Besserung durch Wärme (warm trinken), Verschlimmerung nach Mitternacht, inneres Kältegefühl
Graphites D6	T	wenn die Haut an Händen und/oder Füßen aufgesprungen ist
Pulsatilla D6	T	die Haut ist blaurot, Verschlechterung durch Wärme

Äußere Anwendung

Abrotanum Salbe DHU	S	regt die Durchblutung an; bei Frostbeulen (fette Salbe)

Hämorrhoiden

Hämorrhoiden sind eine spezielle Form von Krampfadern, die im Enddarm im Bereich des Afters auftreten. Gelegentlich treten sie auch durch den After nach außen; infolge von Analfissuren (Schrunden) können sie auch bluten. Die Ursache für Hämorrhoiden ist eine Schwäche der Gefäße

4. Kreislaufsystem (Blut, Herz und Gefäßsystem)

im Afterbereich, die durch wiederholten starken Druck anschwellen, meist infolge starken Pressens (häufig bei Verstopfung) bei der Stuhlentleerung. Die Verstopfung kann man meist durch Umstellung der Ernährungsweise beheben. After mit weichem Toilettenpapier und Wasser (oder speziellem feuchtem Papier) sorgfältig reinigen und gut abtrocknen.

Bei regelmäßigem Blutverlust, insbesondere im höheren Alter, zum Arzt gehen!

Zum Einnehmen

Aesculus Pentarkan	D	Hämorrhoiden, Krampfadern, leberbedingte venöse Stauungen
Ratanhia Pentarkan	D	Analfissuren, brennend

Äußere Anwendung

Calendula Salbe DHU	S	Analfissuren, bei Blutverlust und/oder Schmerzen beim Stuhlgang; blutstillend und entzündungshemmend
Hametum Hämorrhoidal Zäpfchen	Z	Allgemeinmittel bei Hämorrhoiden
Hamamelis Salbe DHU	S	um die Haut geschmeidig zu halten (auch mit einem Analrohr anzuwenden)

Herzbeschwerden

Das Herz ist ein kräftiger, etwa faustgroßer Hohlmuskel. Er liegt etwas links der Mitte im Brustraum zwischen den beiden Lungen. Eine kräftige Trennwand teilt das Herz in eine rechte und eine linke Hälfte. Jede Hälfte besteht wiederum aus zwei Höhlen: dem Vorhof (oben) und der Herzkammer (unten). Vorhof und Kammer sind durch

Klappen voneinander getrennt. Das Herz hat die Funktion einer Pumpe; es zieht sich etwa 70mal pro Minute zusammen. Die linke Kammer pumpt frisches, sauerstoffreiches Blut aus den Lungen durch die Herzschlagader in alle Bereiche des Körpers.

Es gibt eine Vielzahl von Erkrankungen des Herzens und der Blutgefäße. Die Verengung der Herzkranzgefäße (Koronarsklerose), die zu einem Herzanfall führt, verursacht in der westlichen Welt ein Drittel der Sterbefälle.

Beim gesunden Menschen schlagen die beiden Herzhälften regelmäßig. Bei manchen Erkrankungen wird der Rhythmus der Herzschläge unregelmäßig, zu schnell oder zu langsam. Auch eine Erkrankung des Herzmuskels kann den Herzschlag stören. Wenn eine Herzklappe nicht einwandfrei funktioniert, kann es zum Rückstau von Blut und somit zu Flüssigkeitsansammlungen im Körpergewebe kommen.

In den letzten Jahrzehnten hat man in der Behandlung von Herz- und Gefäßkrankheiten große Fortschritte gemacht, insbesondere in der Chirurgie. Da man vielen Gefäßkrankheiten durch eine gesunde Lebensweise vorbeugen kann, kann man selbst sehr viel zur Gesunderhaltung tun. Man achte auf vollwertige Ernährung, ausreichend Bewegung und vermeide zu reichliches Essen und Rauchen.

Herzkrankheiten sind für die Selbstmedikation ungeeignet; einen Arzt aufsuchen!
siehe auch Herzklopfen

Herzklopfen

Ein beschleunigter oder unregelmäßiger Puls tritt meist vorübergehend infolge von Gefühlsbewegungen, Streß, Anstrengungen, Zigarettenmißbrauch oder übermäßigem Genuß von Kaffee oder Schwarztee auf. Daneben findet man dieses Symptom auch bei Fieber oder einer überakti-

ven Schilddrüse (in Verbindung mit einem anderen Symptom: Gewichtsabnahme trotz reichlichem Essen) sowie in den Wechseljahren. Entspannung und Streßvermeidung, gesundes Essen und Nichtrauchen beseitigen die Beschwerden in den meisten Fällen.
Dieses Leiden ist für die Selbstbehandlung ungeeignet; Arzt/Heilpraktiker aufsuchen!
siehe auch Herzkrankheiten

Krampfadern
Krampfadern sind erweiterte, gewundene bzw. angeschwollene Adern. Sie können überall im Körper auftreten, sind jedoch am häufigsten an den Beinen (am After heißen sie Hämorrhoiden). Bei Menschen mit einer häufig erblich bedingten Gefäßwandschwäche bzw. Bindegewebsschwäche kann durch venöse Stauung eine Krampfader entstehen. Besonders gefährdet sind Menschen mit einem stehenden Beruf, Übergewichtige und Schwangere. Bei (beginnenden) Krampfadern sollte man längeres Stehen vermeiden. Wenn sich das Stehen nicht vermeiden läßt, sollten abwechselnd Zehen und Ferse belastet werden. Bei dieser Bewegung drückt die Beinmuskulatur das Blut zum Herzen zurück (»Muskelpumpe«). Bewegung, also Aktivierung der Beinmuskulatur (Radfahren, Wandern, Laufen, Schwimmen) ist gut gegen Krampfadern.
Der Kreislauf kann auch durch Wechselbäder der Füße angeregt werden: 3 Minuten in ein warmes Bad, anschließend 3 Sekunden in kaltes Wasser; dies 20 Minuten lang wiederholen. Die Temperatur durch Hinzufügen von warmem Wasser auf gleicher Höhe halten. Die Beine nachts durch Hochstellen des Lattenrosts oder durch ein Kissen, das man unter die Unterschenkel schiebt, hochlagern. Bei starken Krampfadern sollten gut angepaßte Stützstrümpfe getragen werden. Bei Übergewicht sollte man versuchen

abzunehmen. Eine ausreichende Zufuhr von Vitamin B und C ist wichtig, um die Gefäßwände zu kräftigen. Zusätzliche Einnahme von Kalk und Kieselsäure sind zu empfehlen.

Krampfadern kann man mit homöopathischen Mitteln nicht zum Verschwinden bringen, wohl aber die damit verbundenen Beschwerden.

Zum Einnehmen

Aesculus Pentarkan	D	Krampfadern, bei gleichzeitigen Hämorrhoiden
Bellis perennis D6	D	Krampfadern während der Schwangerschaft
Ferrum metallicum D6	T	blasse blonde Menschen mit durchscheinender Haut, Hitzewallungen über den ganzen Körper, besonders zum Kopf
Hamamelis D6	T	kreislaufanregend, allgemeines Zerschlagenheitsgefühl; passive Blutungen (Nasenbluten, verstärkte Menses u.a.)

Äußere Anwendung

Calendula extern DHU	I	Durchblutungsstörungen der Haut
Hamamelis extern DHU	I	Allgemeinmittel bei Krampfadern; unter einer Kompresse anwenden

Narkose, Nachwirkungen einer
siehe Kapitel 12

Nasenbluten
siehe Kapitel 12

Rauchen, Aufhören mit dem
siehe Kapitel 8

Stauungen
siehe Durchblutungsstörungen

Venenentzündung
Venenentzündungen können bei Krampfadern, bei Thrombosen oder Gefäßverletzungen auftreten, meist in den Beinen. Von einem bestehenden Krankheitsherd aus gelangen Erreger an das betreffende Gefäß. Venenentzündungen müssen vom Arzt untersucht werden. (Bett-)Ruhe.
Diese Erkrankung ist für die Selbstmedikation ungeeignet; einen homöopathischen Arzt/Heilpraktiker aufsuchen!

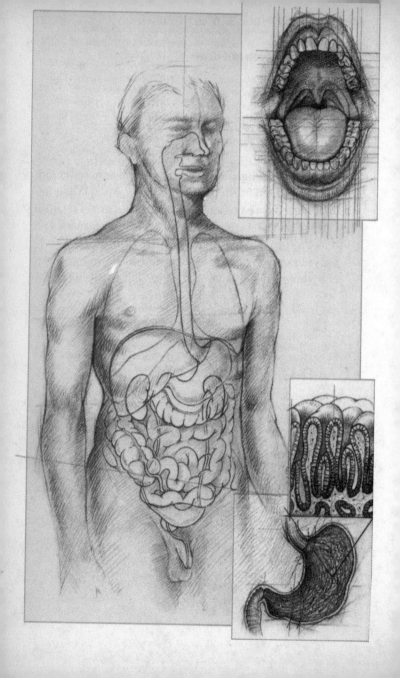

5. Verdauungstrakt und Harnwege

Aufgabe des Verdauungsapparats ist die Zerlegung der Nahrung, die die Energie für unseren Körper liefert. Auf dem Weg zwischen Mund und Anus werden der Nahrung verschiedene Nährstoffe entzogen. Die Speisen gelangen über die Speiseröhre in den Magen, wo starke Säfte und Säuren die Verdauung einleiten. Die vorverdauten Speisen kommen anschließend in den Zwölffingerdarm, wo sie mittels Verdauungssäften aus Leber, Gallenblase und Bauchspeicheldrüse vollständig zerlegt werden. Im Dünndarm wird der so gebildete Brei durch Muskelbewegungen weitergeschoben; dabei werden die Nährstoffe über die dünnen Wände an das Blut abgegeben. Der Dickdarm entzieht dem verbliebenen Rest Wasser, während die unverdaulichen Bestandteile in den Enddarm gelangen, wo sie schließlich als Stuhlgang unseren Körper verlassen.

Bei der Energiegewinnung aus Nahrungsmitteln entstehen giftige Schlackenprodukte, die aus dem Körper entfernt werden müssen. Diese Stoffe werden über die Blutbahn zu den Nieren transportiert, wo sie zusammen mit überschüssigem Wasser aus dem Blut herausgefiltert werden. Anschließend wird die Harnflüssigkeit tröpfchenweise über die Harnleiter an die Blase abgegeben, von wo aus sie über die Harnröhre aus unserem Körper ausgeschieden wird.

Da sich der westliche Mensch weitgehend ungesund ernährt, belastet er sein Verdauungssystem ganz erheblich. In diesem Kapitel werden eine Reihe der häufigsten Beschwerden behandelt, wie z. B. Bauchschmerzen, Magenschmerzen, Übelkeit, Durchfall, Verstopfung, Blähungen und Fettsucht.

Abmagern
siehe Fettsucht

Analfissuren
siehe Kapitel 4; Kapitel 11 (Hämorrhoiden)

Appetitlosigkeit
Der Appetit auf Speisen oder Getränke ist oft unabhängig von wirklichem körperlichem Hunger. Man kann durchaus gesättigt sein und doch noch »Lust auf etwas Leckeres« haben. Der Appetit kann durch Erkältungen beeinträchtigt werden, wenn diese zu einem Verlust des Geruchs und Geschmacks führen. Vor und nach einer Krankheit ist Appetitlosigkeit ebenfalls eine natürliche Reaktion, die keiner direkten Behandlung bedarf.

Wenn die Appetitlosigkeit längere Zeit bestehenbleibt oder häufig wiederkehrt, kann man versuchen, den Appetit mit bitteren Speisen anzuregen. Wenn der Verdacht auf Anorexia nervosa (vor allem bei Mädchen in der Pubertät) besteht, einen (homöopathischen) Arzt/Heilpraktiker aufsuchen.

Zum Einnehmen

Damiana Pentarkan	D	Tonikum bei Lustlosigkeit, Rekonvaleszenz
China Pentarkan	D	Allgemeinmittel bei Appetitlosigkeit; unverdaute Speisen im Stuhl, Gefühl der Schlappheit, Essensgeruch macht übel
Stramonium Pentarkan	D	Appetitlosigkeit und Kopfschmerzen bei überlasteten Kindern
Hydrastis D4	D	appetitanregend, Schwächegefühl im Magen; Gastritis

Aufstoßen

Aufstoßen ist nicht immer eine Folge von Luftschlucken. Meist ist die Ursache eine Störung des Gärungsprozesses bei der Verdauung.

Man esse in Ruhe und mit Bedacht; bei hastigem Essen wird viel Luft geschluckt. Möglicherweise blähende Nahrungsmittel wie Erbsen und Bohnen (oder Bohnenkraut mitkochen) meiden, ebenso gebackene Speisen, manche gekochte Kohlsorten, kohlensäurehaltige Getränke und zuviel Zucker.

Zum Einnehmen

Carbo vegetabilis Pentarkan	**T**	Gallen- und Magenbeschwerden mit Völlegefühl und Blähungen; bei Verdauungsstörungen
Antimonium crudum D6	**T**	fortwährendes Aufstoßen; Appetit auf Saures (jedoch dann Verschlechterung), aufgeblähter Magen nach dem Essen; Zunge dick weiß belegt; üble Laune
Argentum nitricum D6	**D**	bei sehr häufigem und sehr geräuschvollem Aufstoßen, Verlangen nach Zucker, der nicht bekommt; ängstlich-reizbare Menschen, die stark unter Erwartungsspannung leiden
Arnica D6	**T**	Aufstoßen mit dem Geschmack fauler Eier
Asa foetida D6	**D**	Allgemeinmittel gegen Aufstoßen bei nervösen Menschen, Auftreibung des Bauchs
Carbo vegetabilis D6	**T**	Aufstoßen nach dem Essen und Trinken, was kurzzeitig erleichtert; bei aufgeblähtem und empfindlichem Magen, großer Durst auf

		kaltes Wasser, starkes Frischluftverlangen
Nux vomica D6	T	saures oder bitteres Aufstoßen, bei hektischen und nervösen Menschen, nach Kaffee oder Alkohol

Bauchgrippe

Sammelbegriff für alle unbestimmten, »harmlosen« Formen von Magen- und Verdauungsstörungen (Nahrungsmittelvergiftung). Symptome: Durchfall mit oder ohne Erbrechen. Bei Kleinkindern und Säuglingen wegen der Austrocknungsgefahr (wenn das Erbrechen und/oder der Durchfall länger als einen halben Tag anhält) einen Arzt rufen. *Siehe auch* Bauchschmerzen; Verdauungsstörungen

Zum Einnehmen

Veratrum Pentarkan	D	akuter Durchfall
Arsenicum album D6	T	bei Durchfall kurz nach dem Essen oder Trinken, Unruhe, Angstzustände, Durstgefühl; Verschlimmerung nach Mitternacht; Kältegefühl

Bauchkrämpfe

Bauchkrämpfe sind eine unwillkürliche Zusammenziehung von Muskeln; eine häufige Ursache sind Spannungen. Die Erkrankung kann lokal beschränkt sein, sich aber auch auf den ganzen Körper ausdehnen. Ursachen können Spannungen, Entzündungen usw. sein. Wenn schmerzhafte Bauchkrämpfe länger als einige Stunden anhalten, sollte man sich an einen Arzt wenden. Manchmal bessert sich der Schmerz durch Wärme, z. B. durch Auflegen einer Wärmflasche oder eine warme Dusche/ein warmes Bad.

5. Verdauungstrakt und Harnwege

Zum Einnehmen

Chamomilla Pentarkan	D	Krämpfe im Magen-Darm-Bereich
Colocynthis Pentarkan	D	Bauchkrämpfe, Völlegefühl
Cuprum Pentarkan	T	Allgemeinmittel bei Krämpfen
Plumbum Pentarkan	D	Allgemeinmittel bei Verstopfung mit Darmkrämpfen
Belladonna D6	K	Bauchkrämpfe, Besserung durch halb sitzende Lage; die Schmerzen treten plötzlich auf, brechen plötzlich ab, um nach einer Pause wiederzukehren
Colocynthis D6	T	Bauchkrämpfe, Besserung durch Vornüberbeugen und Druck gegen den Leib; auch bei plötzlich auftretenden Eingeweideschmerzer vor allem bei Kindern. Bauchkrämpfe ausgelöst durch psychische Erregung wie Ärger, Zorn, Entrüstung

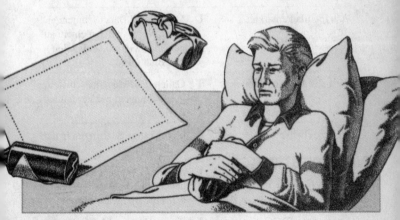

Eine Wärmflasche kann Bauchkrämpfe lindern.

Bauchschmerzen

Manche Kinder haben regelmäßig in Abständen von einigen Tagen, Wochen oder Monaten plötzlich auftretende Bauchschmerzen (meist um den Nabel). Manchmal sind diese Bauchschmerzen mit Durchfall, Übelkeit oder leichtem Fieber verbunden. Bei den meisten Kindern hören diese Beschwerden nach der Pubertät von selbst auf. Die häufigsten Ursachen für Bauchschmerzen sind: schwerverdauliche Speisen, Erkältung, Durchnässung und Genuß von kaltem Wasser bei erhitztem Körper. Bei Kindern haben Bauchschmerzen allerdings nicht immer körperliche Ursachen; emotionelle Spannungen zu Hause oder in der Schule können ebenfalls auslösend sein. Trotzdem empfiehlt es sich bei regelmäßig wiederkehrenden Bauchschmerzen (bei Kindern wie bei Erwachsenen), einen (homöopathischen) Arzt/Heilpraktiker aufzusuchen. Bei krampfartigen Bauchschmerzen ist häufig Wärme auf dem Bauch (Wärmflasche) hilfreich.

siehe auch Bauchgrippe; Verdauungsstörungen

Zum Einnehmen

Asa foetida Pentarkan	**D**	Magen- und Bauchschmerzen durch Nervosität, bei einem aufgeblähten Gefühl, Aufstoßen und Blähungen
Carbo vegetabilis Pentarkan	**T**	Gallen- und Magenbeschwerden mit Blähungen; bei Verdauungsstörungen
Colocynthis Pentarkan	**D**	krampfartige Schmerzen in den Gedärmen
Belladonna D6	**K**	plötzlich kommende und vergehende Anfälle, Besserung durch halb aufgerichtetes Sitzen
Chamomilla D6	**T**	Bauchschmerzen bei Kindern mit

		schleimig-grünem Durchfall; Verschlechterung durch warme Getränke (Kaffee) und nachts; gereizte Stimmung
Colocynthis D6	T	Bauchkrämpfe mit Besserung durch Vornüberneigen, Wärme und Druck auf den Leib

Bettnässen
siehe Kapitel 9

Bindegewebsschwäche

Das Bindegewebe ist ein faserartiges Stützgewebe, das die Gewebe, Organe und Systeme mit dem Körper verbindet. Es spielt eine wichtige Rolle bei Infekten; eine Kräftigung des Bindegewebes bedeutet eine Steigerung der Widerstandskraft. Eine ausreichende Versorgung mit Vitamin C im Rahmen der täglichen Ernährung ist wichtig für die Gesunderhaltung des Bindegewebes.

Zum Einnehmen

Silicea Pentarkan	T	Allgemeinmittel zur Kräftigung des Bindegewebes; zur Vermeidung chronischer Infekte

Blasenentzündung

Blasenentzündung entsteht durch eine verminderte Widerstandskraft gegen Bakterien, die Entzündungen der harnableitenden Wege hervorrufen. Das wichtigste Symptom ist ein ständiger Harndrang. Dabei werden immer nur sehr kleine Menge übelriechenden Urins ausgeschieden, teilweise mit Blut vermischt. Weitere Symptome sind: ein brennendes Gefühl im Unterleib, man kann den Harn nicht halten, erhöhte Temperatur oder ein Ziehen im Unterleib.

Blasenentzündungen treten vor allem bei Frauen auf, oft in den ersten Schwangerschaftsmonaten.

Allgemeine Ratschläge: Warme Kleidung tragen, Füße trocken halten, reichlich trinken und allen Harn entleeren. Diese Erkrankung eignet sich nicht so gut zur Selbstbehandlung; einen (homöopathischen) Arzt/Heilpraktiker aufsuchen! In Absprache mit diesem kann folgendes gegeben werden:

Zum Einnehmen

Cantharis Pentarkan	**D**	Allgemeinmittel bei einer gereizten Blase nach abgeklungener Blasenentzündung
Sabal Pentarkan	**D**	Allgemeinmittel bei chronischer Blasenentzündung
Cantharis D6	**K**	Blasenentzündung mit brennendem Gefühl, brennende, schneidende Schmerzen, besonders vor und nach dem Urinieren, häufige Entleerung kleiner Harnmengen; starke sexuelle Gefühle
Dulcamara D3	**T**	Blasenentzündung nach Unterkühlung aufgrund von Durchnässung durch Regen oder aufsteigende Kälte
Nux vomica D6	**T**	zur Unterstützung von Cantharis D6
Staphisagria D6	**K**	Druckgefühl auf der Blase, wodurch man häufig Wasser lassen muß; chronische Blasenentzündung
Sarsaparilla D30	**K**	heftige Schmerzen und Brennen beim Harnlassen und insbesondere danach

5. Verdauungstrakt und Harnwege

Blasenschwäche
siehe Inkontinenz; Kapitel 9 (Bettnässen)

Blähungen
Eine Ansammlung von Gasen im Magen-Darm-Kanal kann entstehen durch falsche Eßgewohnheiten (zuviel oder zu schnell, Luftschlucken) oder durch falsche Ernährung (verdorbene Speisen, zu wenig Ballaststoffe oder zuviel Zucker, der Gärungen verursacht). Obst und Gemüse nicht kurz nacheinander essen und Zurückhaltung mit Zucker! Blähungen nach dem Genuß von Erbsen oder Bohnen sind bekannt; dies kann man vermeiden durch Würzen mit Bohnenkraut oder Trinken von Fencheltee. Andere auslösende Faktoren können sein: konstitutionelle Verdauungsschwäche, Gallensteine oder emotionelle Spannungen. Vom Genuß von Colagetränken und essigsauren Speisen ist strengstens abzuraten. Auch durch sorgfältiges Kauen der Speisen kann man versuchen, die Gasbildung zu vermindern.

Zum Einnehmen

Asa foetida Pentarkan	D	Magen- und Leibschmerzen durch Nervosität, bei Völlegefühl, Aufstoßen und Blähungen
Carbo vegetabilis D6	T	Völlegefühl, Blähungen, Durst auf Kaltes, Frischluftverlangen
Okoubaka D2	T	beim Genuß ungewohnter Speisen

Darmbeschwerden
Bei ernsthaften oder langwierigen Darmbeschwerden homöopathischen Arzt oder Heilpraktiker aufsuchen!
siehe auch Durchfall; Dickdarmkrämpfe; Verstopfung

Zum Einnehmen

Asa foetida Pentarkan	D	Magen- und Bauchschmerzen durch Nervosität, mit Blähungen und Aufstoßen
Bryonia Pentarkan ▲	T	Gallenbeschwerden mit Verstopfung
Carduus marianus Pentarkan	D	Allgemeinmittel bei Verstopfung; zur Verbesserung der Leberfunktion
Chelidonium Pentarkan ▲	D	Gallenbeschwerden mit Durchfall; Verbesserung der Leberfunktion
Colocynthis Pentarkan	D	Darmkrämpfe
Plumbum Pentarkan	D	Verstopfung mit Darmkrämpfen
Veratrum Pentarkan ▲	D	akuter Durchfall mit kaltem Schweiß
Carbo vegetabilis D6	T	Völlegefühl, Darmblähungen, Durst auf Kaltes, Frischluftverlangen

Dickdarmkrämpfe

Der Grimmdarm (der Hauptteil des Dickdarms, Colon) bildet zusammen mit dem Enddarm den letzten Eingeweideabschnitt. Der Dickdarm ist etwa 1,5 Meter lang und hat einen Durchmesser von 5 cm. Hier werden den unverdaulichen Nahrungsresten Wasser und Mineralsalze entzogen, die in die Blutbahn aufgenommen werden. Der Rest wird zusammengepreßt und als Kot über den Enddarm zum Anus transportiert.

Dieser Eingeweideabschnitt ist sehr anfällig für Entzündungen, Tumore und Polypen. Die »Wohlstandsnahrung« der westlichen Welt scheint die Funktion des Dickdarms zu beeinträchtigen. Eine häufige Erkrankung ist der sogenannte »empfindlich-reizbare Darm« (spastisches Colon).

5. Verdauungstrakt und Harnwege

Dabei ist die Darmperistaltik (die regelmäßigen wellenförmigen Muskelkontraktionen, durch die der Darminhalt weitergeschoben wird) unregelmäßig geworden. Dadurch kann es zu Durchfall oder Verstopfung kommen, wobei diese beiden Extreme gelegentlich auch im Wechsel auftreten. Der Stuhlgang ist meist schmerzhaft. Daneben kommen krampfartige Schmerzen, Blähungen, Völlegefühl und Übelkeit vor. Man versuche herauszufinden, welche Nahrungsmittel den Darm reizen, damit diese in Zukunft vermieden werden können. Häufig erzielt man durch einen Übergang auf ballaststoffreiche Kost gute Ergebnisse. Bei hartnäckigen Symptomen empfiehlt sich ein Besuch beim Arzt!

Der erste Teil des Grimmdarms, der Blinddarm, weist einen länglichen Anhang auf, den Wurmfortsatz (Appendix); wenn dieser infiziert wird, liegt eine »Blinddarmentzündung« (Appendizitis) vor. Wichtigstes Symptom sind heftige Leibschmerzen, die unbestimmt am Nabel beginnen, sich dann aber rasch steigern und auf eine Stelle konzentrieren (meist rechts unten im Bauch, zwischen Nabel und rechtem Beckenkamm). Druck auf diese Stelle verschlimmert den Schmerz. Gelegentlich kommt Fieber, Durchfall und Übelkeit dazu. Bei Verdacht auf Blinddarmentzündung sofort einen Arzt rufen!

Zum Einnehmen

Asa foetida Pentarkan	**D**	Magen- und Leibschmerzen durch Nervosität, bei Völlegefühl, Aufstoßen und Blähungen
Colocynthis Pentarkan	**D**	Darmkrämpfe

Durchfall

Eine Erkrankung wie Durchfall (Diarrhöe) kann verschiedene Ursachen haben, unter anderem ungewohnte Speisen, übermäßiger Genuß von Eis, Verzehr fetter oder verdorbener Speisen oder eine Infektion (meist ein Virus). Bei Durchfall zunächst diätetische Maßnahmen ergreifen. Bei starkem Durchfall keine feste Nahrung zu sich nehmen. Reichlich trinken, z.B. Fleischbrühe, dünnen Tee, Apfelsaft. Anschließend mit stopfender Nahrung beginnen, z.B. Heidelbeersaft, geriebene Äpfel, Reis, reife Bananen mit Zimt, Quark usw.

Wenn der Durchfall länger als einige Tage (bei Säuglingen: einen halben Tag!) bleibt und mit hohem Fieber verbunden ist, muß ein Arzt hinzugezogen werden!

Zum Einnehmen

Veratrum Pentarkan ▲	T	Allgemeinmittel bei akuten Magen-Darm-Störungen
Aconitum D6	T	Durchfall durch Erkältung; Sommerdurchfälle; grün-schleimiger, wäßriger Durchfall
Antimonium crudum D6	T	mit Leibschmerzen, Aufstoßen, Blähungen, Übelkeit und/oder weiß belegter Zunge, Beschwerden nach sauren Speisen (auch Wein) oder Überessen
Arsenicum album D6	T	durch Infekt, wäßrig dünner Durchfall, dabei Angst und Durst; Verschlechterung nach Mitternacht; wundmachende Stühle, die am After brennen
Dulcamara D3	T	gelb-wäßrige Durchfälle durch Wetterumschwünge; durch Erkältung; Sommer- und Herbstdurchfälle
Ipecacuanha D6	T	gelblicher Durchfall mit Übelkeit und Erbrechen; Sommerdiarrhöe

Mercurius solubilis D6	T	bei schleimigem Stuhl mit ständigem Drang, starker Speichelfluß, übler Mundgeruch
Okoubaka D2	T	nach dem Genuß ungewohnter Speisen
Pulsatilla D6	T	durch zuviel Essen (insbesondere Fettes, Süßigkeiten, Eis)
Veratrum album D6	T	kalter Schweiß auf der Stirn

Entgiftung

Um die Leber- und Blasenfunktion z.B. bei Gallenleiden, Leberbeschwerden und Akne zu verbessern, kann man den Körper entgiften. Zur Entgiftung benutzt man harntreibende Mittel, die Arzneimittelrückstände oder andere körperfremde Stoffe aus dem Körper entfernen.

Zum Einnehmen

Chelidonium Pentarkan ▲	D	Entgiftung von Galle und Leber
Curcuma Pentarkan	D	vierwöchige Entgiftungskur für die Leber, auch bei Akne
Solidago Pentarkan	D	allgemein harntreibendes Mittel; beschleunigt die Genesung nach Operationen und verbessert die Nierenfunktion
Berberis D3	T	entwässert Leber und Nieren
Solidago virga aurea D1	D	harntreibendes Mittel bei Ödem und Fettsucht; verbessert die Nierenfunktion

Entwässerung

Die Ansammlung von Flüssigkeit in Füßen und Unterschenkeln (Wassersucht oder Ödem) kann die Folge schlechter Funktion von Herz oder Nieren oder eines un-

zureichenden Rückstroms des Blutes aus den Beinen zum Herzen bei warmem Wetter sein. Dieses Problem tritt vor allem bei Frauen mit Krampfadern auf. Bei dicken Füßen und Unterschenkeln ist eine ärztliche Klärung notwendig. Wenn dieser keine ernsthafte Erkrankung feststellt, kann man selbst die folgenden Maßnahmen ergreifen: Salzgenuß einschränken (Salz hält Flüssigkeit fest), Sellerie essen und Gemüsesäfte trinken (diese haben entwässernde Wirkung). Beim Sitzen oder Liegen die Beine hochlagern.
Diese Erkrankung eignet sich weniger zur Selbstmedikation; einen (homöopathischen) Arzt/Heilpraktiker aufsuchen! In Absprache mit diesem kann folgendes eingenommen werden.

Zum Einnehmen

Solidago Pentarkan	**D**	allgemein entwässerndes Mittel; beschleunigt die Genesung nach Operationen und verbessert die Nierenfunktion
Solidago virga aurea D1	**D**	entwässerndes Mittel bei Ödem und Fettsucht; verbessert die Nierenfunktion

Erbrechen

Erbrechen folgt fast immer auf ein Gefühl der Übelkeit, z.B. während der Schwangerschaft, bei Reisekrankheit, Grippe, Migräne oder nach dem Genuß verdorbener Speisen. In den folgenden Fällen einen Arzt aufsuchen:
– wenn sich im Erbrochenen Blut findet – zu erkennen an einer roten, schwarzen oder kaffeebraunen Farbe (innere Blutung);
– wenn Erbrechen innerhalb von 24 Stunden mehrmals auftritt, kommt vor allem bei kleineren Kindern vor (gefährlicher Flüssigkeitsverlust);

– wenn man sich immer wieder übergeben muß, z.B. mehrmals pro Woche, ohne daß eine Schwangerschaft vorliegt.

Zum Einnehmen

Cocculus Pentarkan ▲	D	Schwindel mit Übelkeit
Lobelia Pentarkan	D	fortwährendes Erbrechen oder Erbrechen während der Schwangerschaft
Nux vomica Pentarkan	D	Magenschleimhautentzündung oder nach Alkoholmißbrauch
Arsenicum album D6	T	Bauchgrippe; Erbrechen nach dem Trinken von Wasser, Durstgefühl, Unruhe; Verschlimmerung nach Mitternacht; Erbrechen im Zusammenhang mit Husten
Ipecacuanha D6	T	Galleerbrechen; Erbrechen bringt keine Erleichterung; Husten in Verbindung mit Erbrechen; Erbrechen nach üppigen Mahlzeiten (mit viel Fett, Obst, Süßem; die Zunge ist nicht belegt).

Fettsucht

Der Körper braucht Nahrung für die Wärmeerzeugung, den Gewebeaufbau und die Geweberegenerierung, als Energielieferant und für die Aufrechterhaltung lebenswichtiger chemischer Prozesse und Körperfunktionen. Der Energiebedarf ist auch bei Menschen gleicher Körpergröße, desselben Körperbaus, desselben Alters und Geschlechts unterschiedlich. Der durchschnittliche Grundbedarf liegt bei Frauen bei 8400 kJ (2000 kcal), bei Männern bei 10 500 kJ (2500 kcal). Die Schwere der körperlichen Arbeit hat erheblichen Einfluß auf den Energiebedarf: Schwerarbeiter und Spitzensportler können bis zu 16 800 kJ (4000 kcal) und mehr benötigen. Wenn man mehr ißt, als der Körper für seinen Energiebedarf und die Körperfunktionen braucht, speichert der Körper den Überschuß in Form von Fett. Fettgewebe bildet sich bei Männern an Bauch und Taille, bei Frauen an Gesäß, Hüften, Oberschenkeln und Bauch. Übergewicht ist schwer wieder abzubauen; um die 200 kcal eines Marmeladebrotes zu verbrauchen, ist ein Spaziergang von 5 Kilometern notwendig. Die Energie eines Schokoladenriegels ist sogar erst nach einer Stunde Tennisspielen wieder verbraucht. Je länger das Fettgewebe vorhanden ist, desto schwieriger ist es wieder abzubauen.

Ernährung
In der westlichen Welt ist im Grunde jeder fettsuchtgefährdet, da unsere Nahrung durchwegs zu reich an Zucker und Fetten ist. Erfrischungsgetränke, Kuchen, Chips und »Energiespender« sind für die meisten von uns feste Ernährungsbestandteile; für viele sind sie so selbstverständlich, daß man sich gar nicht mehr bewußt ist, wie ungesund sie sind. Besonders gefährdet sind diejenigen, die mehrmals am Tag Mahlzeiten zubereiten und davon probieren, wie z.B. Köche und Hausfrauen (oder Hausmänner), deren Familienmitglieder zu unterschiedlichen Zeiten nach Hause kommen. Auch Kinder sind ohne entsprechende Anleitung häufig nicht in der Lage, ihre körperlichen Bedürfnisse von Naschgier zu unterscheiden, ebenso manche Erwachsene, die alles lecker finden und der Versuchung einfach nicht widerstehen können. Wenn man im Essen Ausgleich und Trost sucht, dann besteht die Gefahr der Freßsucht. Übermäßiger Genuß von alkoholhaltigen Getränken (Bier!) ist ebenfalls eine der Ursachen für Übergewicht: 100 ml Bier enthalten 175 kJ.

5. Verdauungstrakt und Harnwege

Risiken

Es ist statistisch gesichert, daß Übergewicht eine Reihe gefährlicher Erkrankungen begünstigt. Es besteht eine größere Neigung zu Bluthochdruck; die Gefährdung durch Zuckerkrankheit, Schlaganfall, Erkrankungen der Herzkranzgefäße, Nieren- und Gallenbeschwerden und manche Form von Krebs nimmt zu. Bei starkem Übergewicht kann es zu einer Überlastung der Gelenke und Bänder kommen, was zu Verschleißerscheinungen in Verbindung mit Rückenschmerzen und Plattfüßen führen kann. Weitere Risiken sind Krampfadern, Atembeschwerden, Wundsein, Speiseröhrenbruch, frühzeitige Menopause (Wechseljahre), Komplikationen bei operativen Eingriffen und bei der Niederkunft.

Diät

Untersuchungen haben gezeigt, daß 97% aller Menschen, die sich einer Abmagerungskur unterzogen haben, innerhalb eines Jahres mindestens wieder ihr ursprüngliches Gewicht hatten. Eine Diät mißlingt häufig, weil sie nicht richtig aufgebaut ist. Für eine gelungene Abmagerungskur gelten folgende Forderungen:

– Sie muß alle notwendigen Nährstoffe enthalten (die Gefahr des »Kalorienzählens« ist, daß man die höchstzulässige Zahl aus den falschen Nahrungsmitteln bezieht, z.B. 1 Stück Torte statt 2 Scheiben Brot);
– es muß schmecken (also keine Brotdiät, wenn man eigentlich kein Brot mag);
– sie muß bezahlbar sein (Filet ist mager, aber für viele zu teuer);
– sie muß dem alltäglichen Leben angemessen sein (nicht extra kochen für Diätesser; keinen so niedrigen Energiewert ansetzen, daß einem die tägliche Arbeit schwerfällt);

– sie muß vor allem im Sinne einer bleibenden Verbesserung der Ernährungsgewohnheiten wirken.

Wenn eine Diät ohne Anleitung durchgeführt wird, sind 4200 kJ (1000 kcal) die absolute Mindestgrenze. Damit kann man pro Woche etwa 1 kg Fett verlieren. Eine Diät von 1000 kcal oder weniger kann man auf die Dauer kaum durchhalten; besser ist es, etwas mehr Kalorien anzusetzen und sich dafür mehr körperliche Bewegung zu verschaffen.

Homöopathie

Zur Unterstützung der Gewichtsabnahme kann man neben Diät und körperlicher Bewegung homöopathische Mittel einnehmen.

siehe auch Kapitel 9 (Wachstumsstörungen)

Zum Einnehmen

Solidago Pentarkan	**D**	allgemein entwässerndes Mittel; beschleunigt die Genesung nach Operationen und verbessert die Nierenfunktion
Fucus vesiculosus D1 = Ø	**D**	stimuliert die Schilddrüse (verstärkt die Verbrennung), bei Fettsucht und Abmagerungsdiät
Solidago virga aurea D1	**D**	entwässerndes Mittel bei Ödem und Fettsucht; verbessert die Nierenfunktion

Gallenkolik

Symptome sind Schmerzen im Bauchraum, rechts oben (manchmal auch zwischen den Schulterblättern), häufig auch Übelkeit und Erbrechen. Der Schmerz wird verursacht durch eine Zusammenziehung der Muskulatur der Gallenblase oder des Ausführgangs, wenn ein Gallenstein in Bewegung kommt. Gallensteine sind häufiger bei Menschen mit hohem Cholesterinspiegel, häufiger bei Frauen als bei Männern und häufiger im Alter. Wenn ein Gallenstein durch Aufnahmen festgestellt ist, man sich aber nicht operieren lassen will oder kann, sollte man sorgfältig auf die Ernährung achten. Man sollte vernünftig und insbesondere nicht zu reichlich essen. Alle Speisen vermeiden, die Schmerzen hervorrufen können (Spinat, Fett und Eier können einen Anfall auslösen). Nicht mehr essen, wenn man einen Anfall nahen fühlt. Höchstens in kleinen Schlucken Wasser trinken.

Diese Erkrankung ist für die Selbstbehandlung ungeeignet; einen (homöopathischen) Arzt/Heilpraktiker aufsuchen!

Grippe
siehe Kapitel 7

Harnverhaltung
Tritt vor allem bei Männern in fortgeschrittenem Lebensalter auf. Als mögliche Ursache kommt eine Prostatavergrößerung in Frage. Zu denken ist auch an einen Nierenstein im Harnleiter (der bei Männern länger und enger ist als bei Frauen) oder eine Verengung des Harnleiters. Wenn bei älteren Männern das Wasserlassen allmählich schwieriger wird, sollte man einen Arzt aufsuchen. Wenn dieser eine eingehendere Untersuchung (noch) nicht für erforderlich hält, kann man in Absprache mit diesem mit dem sog. »homöopathischen Katheter« beginnen.

siehe auch Prostatavergrößerung

Zum Einnehmen

Sabal Pentarkan ▲	D	Allgemeinmittel bei chronischer Prostataentzündung
Sabal serrulatum D3	T	Probleme beim Wasserlassen; das »homöopathische Katheter«

Hämorrhoiden
siehe Kapitel 4; Kapitel 11

Inkontinenz
Die Unfähigkeit, die Ausscheidung von Harn oder Stuhl bewußt zu steuern, wird als Inkontinenz bezeichnet. Wenn bei Menschen unter 65 Inkontinenz auftritt, ist die Ursache in der Regel nicht in Alterserscheinungen zu suchen, sondern vielmehr in einer Erkrankung der Harnwege oder des Magen-Darm-Kanals. Bei Älteren liegt jedoch in der Regel ein Verschleiß wichtiger Teile des Ausscheidungssystems vor, was zu einem Funktionsverlust führt. Weitaus am häufigsten ist Inkontinenz der Harnwege. Wenn man im übrigen gesund ist, braucht man meist nichts weiter zu tun, als regelmäßig auf die Toilette zu gehen. Ballaststoffreiche Ernährung ist zu empfehlen; vor allem vor dem Zubettgehen sollte man nicht zuviel trinken. Es gibt auch spezielle Unterwäsche, die den Harn aufsaugt und den Geruch neutralisiert.

Diese Erkrankung eignet sich weniger für die Selbstbehandlung; einen (homöopathischen) Arzt/Heilpraktiker aufsuchen! In Absprache mit diesem kann eines der nachfolgenden Mittel gegeben werden.

siehe auch Kapitel 9 (Bettnässen)

Zum Einnehmen

Causticum Pentarkan	D	Inkontinenz durch Streß, Bettnässen
Causticum D6	T	Inkontinenz unter anderem durch Lachen, Husten und Niesen; häufiger Harndrang mit Harnträufeln

Kater
siehe Kapitel 2

5. Verdauungstrakt und Harnwege

Lebensmittelvergiftung

Der weitaus größte Teil der Fälle von Lebensmittelvergiftung wird bei uns durch Bakterien verursacht (Staphylokokken oder Salmonellen). Beide Arten gedeihen besonders gut in nicht völlig gegarten oder zu lange warm gehaltenen Speisen. Bei ihrer Vermehrung entstehen Giftstoffe. Symptome einer Lebensmittelvergiftung sind Übelkeit und Erbrechen, Bauchschmerzen und Durchfall.

Allgemeine Ratschläge: Reichlich Wasser trinken; eine Genesung innerhalb von 4 Tagen ist normal. Bei schweren Symptomen einen Arzt rufen.

Vorbeugung gegen Lebensmittelvergiftung: Keine Reste aufbewahren; Speisen nicht stundenlang warm halten oder wieder aufwärmen; Fleisch nicht zu kurz braten, sondern bis zum Kern erhitzen; das Fleischbrett sorgfältig reinigen, und Speisen bis zum Gebrauch kühl aufbewahren. In südlichen Ländern nur Kaffee, Tee oder Mineralwasser trinken. In diesen Ländern Vorsicht mit Salaten und aufgewärmten Speisen.

Bei schweren Symptomen einen Arzt rufen!

Zum Einnehmen

Veratrum Pentarkan ▲	T	Allgemeinmittel bei akuten Magen- und Darmstörungen
Okoubaka D2	T	Allgemeinmittel bei akuten Magen- und Darmbeschwerden
Ipecacuanha D6	T	verdorbener Magen mit Erbrechen; saubere Zunge; Erbrechen bringt keine Erleichterung
Arsenicum album D30	K	Lebensmittelvergiftung; trockener Mund mit Durst auf kaltes Wasser; heftiges Erbrechen, solange noch etwas im Magen ist; selbst Wasser wird erbrochen

Magengeschwür

Ein Magengeschwür muß von einem Arzt oder Spezialisten festgestellt werden. Dieser wird zunächst eine Diätumstellung empfehlen, das heißt keine scharfen Gewürze, keinen Alkohol oder Kaffee, keine getrockneten Erbsen oder Bohnen. Außerdem ist es zu empfehlen, das Rauchen einzustellen oder zumindestens drastisch einzuschränken. Wenn man eine homöopathische Behandlung vorzieht, dies mit dem Arzt besprechen und eventuell folgendes vorschlagen:

Zum Einnehmen

Argentum Pentarkan ▲	**T**	Magengeschwür oder Entzündung des Zwölffingerdarms

Magenkrämpfe
siehe Bauchkrämpfe; Magenschmerzen

Magenschleimhautentzündung

Wenn man an einer ärztlich festgestellten Magenschleimhautentzündung leidet, muß man unbedingt vorübergehend das Rauchen und den Genuß von Kaffee, Alkohol und starken Gewürzen einstellen. Dieses Leiden ist für die Selbstmedikation weniger geeignet; einen (homöopathischen) Arzt/Heilpraktiker aufsuchen! In Absprache mit diesem kann folgendes eingenommen werden:

Zum Einnehmen

Nux vomica Pentarkan	**D**	Entzündung der Magenschleimhaut

Magenschmerzen
Da der Körper für die Zerlegung der Nahrung hochwirksame chemische Stoffe wie z. B. Salzsäure einsetzt, kann

eine Überproduktion leicht zu einer Reizung und Schädigung der Magenschleimhaut führen. Nervosität kann eine wichtige Ursache für Magenschmerzen und einen Überschuß an Magensäure sein. Auch Alkohol, manche allopathischen Heilmittel, zu reichliches Essen und bestimmte Nahrungsmittel (Kaffee, stark gewürzte Speisen) können den Magen reizen.

Bei anhaltenden oder außergewöhnlich heftigen Magenschmerzen einen (homöopathischen) Arzt/Heilpraktiker aufsuchen!

siehe auch Verdauungsschwäche; Bauchkrämpfe

Zum Einnehmen

Asa foetida Pentarkan	D	Magen- und Bauchschmerzen durch Nervosität, bei Völlegefühl, Aufstoßen und Blähungen
Bismutum Pentarkan	T	Magenschmerzen und Magenübersäuerung
Arsenicum album D6	T	brennende Schmerzen, häufig Bedürfnis nach kleinen Schlückchen kalten Wassers, Verschlechterung nach Mitternacht
Cantharis D6	K	heftige, brennende Schmerzen; Durstgefühl, jedoch verschlimmert Trinken die Schmerzen
Carbo vegetabilis D6	T	aufgeblähtes, brennendes Gefühl, Blähungen und Aufstoßen (was die Krämpfe lindert)
Nux vomica D6	T	nach zu reichlichem Essen, zuviel Rauchen, Kaffee oder Alkohol; bei hektischen und nervösen Menschen
Okoubaka D2	T	nach dem Genuß ungewohnter Speisen, manchmal Durchfall

Phosphorus D6	**D**	Magenschmerzen, der Betreffende möchte ein großes Glas kaltes Wasser

Nierensteine

Nierensteine beginnen als kleine Materialteilchen im Nierenbecken, die langsam wachsen können, wobei sie auch härter werden. Manchmal liegt die Ursache in einem Kalküberschuß im Harn. Sie sind ein erbliches Leiden, das in warmen, tropischen Gebieten häufiger ist, weil man dort mehr transpiriert, was zu einer geringeren Harnproduktion und einer entsprechend höheren Konzentration von Salzen führt, wodurch der Harngries schlechter ausgeschieden wird. Männer sind häufiger betroffen als Frauen; die meisten Patienten sind älter als 30 Jahre.

Allgemeine Ratschläge: Nierensteine werden vom Arzt festgestellt. Reichlich trinken und viel Bewegung wirken vorbeugend.

Diese Erkrankung ist für die Selbstbehandlung ungeeignet; einen Arzt aufsuchen!

Prostatavergrößerung

Die Prostata ist ein Anhangorgan der männlichen Geschlechtsorgane. Sie umschließt die Harnröhre an ihrer Austrittsstelle aus der Blase. Bei vielen Männern vergrößert sich diese Drüse mit zunehmendem Alter; die Ursache ist nicht geklärt. Wenn die Prostata wächst, entsteht Druck auf den Blasenhals, wodurch das Wasserlassen erschwert wird. Allmählich wird Urin in der Blase gestaut, was dazu führen kann, daß diese aussackt und erschlafft. Dies bringt die Gefahr mit sich, daß Urin zu den Nieren zurückgestaut wird. Die Folge können Blasen-, Nieren- und Prostataentzündung sein.

Mögliche Symptome sind: zunehmender, häufiger Harndrang, auch nachts, mit auffällig langsamem Harnfluß. Wenn Verdacht auf eine Prostatavergrößerung besteht, sollte man zum Arzt gehen. Läßt man die Beschwerden unbeachtet, kann dies dazu führen, daß man überhaupt kein Wasser mehr lassen kann. Wenn der Arzt oder Spezialist eine gutartige Vergrößerung der Prostata diagnostiziert, bei der kein chirurgischer Eingriff notwendig ist, kann man in Absprache mit ihm zu einer homöopathischen Behandlung übergehen. Diese kann die mit der Prostatavergrößerung verbundenen Beschwerden lindern.

Dieses Leiden ist für die Selbstbehandlung weniger geeignet; man gehe zu einem (homöopathischen) Arzt/Heilpraktiker! In Absprache mit diesem kann man eines der nachfolgenden Mittel einnehmen.

siehe auch Harnverhaltung

Zum Einnehmen

Sabal Pentarkan ▲	D	Allgemeinmittel bei chronischer Prostatavergrößerung
Sabal serrulatum D3	T	Prostatavergrößerung; das »homöopathische Katheter«; Entleerung der Blase schmerzhaft, als ob sich der Strahl durch einen zu engen Ausgang zwängen müßte

Reisekrankheit

Übelkeit, Erbrechen, Schwindel und/oder Kopfschmerzen durch Bewegung: All dies sind Unpäßlichkeiten, die den Menschen im Flugzeug, Schiff (Seekrankheit), Auto oder Bus, aber auch im Aufzug oder durch Schaukeln befallen können. Die Ursache liegt im Gleichgewichtsorgan des Ohrs. Im Ohrlabyrinth befinden sich drei halbkreisförmige Kanäle. Durch eine abnormale Bewegung der Flüssigkeit in diesen Kanälen entsteht die Reisekrankheit.

Abhilfe schafft meist frische Luft. Vor und während der Reise nur kleine Mengen leichtverdaulicher Speisen zu sich nehmen. Wenn man im eigenen Auto reist, in regelmäßigen Abständen Pausen einlegen und frische Luft schnappen. Einen Tag vor sowie während der Reise die Arznei einnehmen.

Zum Einnehmen

Cocculus Pentarkan ▲	D	Reisekrankheit mit Schwindel und Übelkeit

Sodbrennen

Nervosität und Streß können wichtige Ursachen für eine Überproduktion von Magensäure sein. Den Genuß scharfer Gewürze und von Kochsalz meiden; keinen Alkohol und keinen starken Kaffee.

siehe auch Magenschmerzen

Zum Einnehmen

Bismutum Pentarkan	T	zuviel Magensäure, Magenschmerzen
Iris D6	T	gelegentlich auftretendes brennendes Gefühl im Magen und Mund; Aufstoßen sauer und bitter; Erbrechen von saurem Schleim und Speisen

Übelkeit

Übelkeit kann viele Ursachen haben und tritt als Begleiterscheinung bei den verschiedensten Beschwerden auf. Allgemein bekannte Ursachen sind: Exzesse beim Essen, Trinken, Alkoholgenuß, Rauchen, Verdauungsschwäche usw. Als Begleiterscheinung tritt Übelkeit unter anderem auf bei: Sturz auf den Kopf, Gehirnerschütterung, Reisekrankheit, Schwindel, Nieren- und Gallensteinkoliken,

5. Verdauungstrakt und Harnwege

Kopfschmerzen und Migräne, nach Behandlung mit Zytostatika bei Krebs.

In den ersten drei Schwangerschaftsmonaten leiden viele Frauen morgens unter Übelkeit. In diesem Fall sollte man bereits vor dem Aufstehen etwas zu sich nehmen.

siehe auch Erbrechen sowie Kapitel 11 (Schwangerschaftserbrechen)

Zum Einnehmen

Apomorphinum Pentarkan	D	Allgemeinmittel bei Übelkeit und Erbrechen
Cocculus Pentarkan ▲	D	Übelkeit mit Schwindel
Lobelia Pentarkan	D	anhaltendes Erbrechen und Schwangerschaftserbrechen, nach dem Aufstehen
Cocculus D4	T	Übelkeit und Schwindel bei reizbaren Menschen
Ipecacuanha D6	T	bei häufigem Husten und Speichelfluß; nach Überlastung des Magens
Nux vomica D6	T	nach Ärger und Aufregungen

Verdauung kräftigen

Beschwerden, die auf eine schlechte Verdauung hinweisen können, sind: belegte Zunge, Übelkeit, Völlegefühl, Aufstoßen, Blähungen, dünner, stinkender Stuhl usw. Schlechte Verdauung kann höchst unterschiedliche Ursachen haben: zu reichliches Essen (Fleisch!), übermäßiger Genuß von Kaffee, starkem Tee, Milch oder Alkohol, Rauchen. Das Leiden kann aber auch auf eine Unterfunktion der Leber und der Bauchspeicheldrüse oder eine Schädigung der Darmflora durch längere Einnahme von Antibiotika zurückzuführen sein.

Die Verdauung kann man verbessern, indem man Leber und Bauchspeicheldrüse weniger mit Kaffee, Nikotin, Fett, Zucker, Fleisch, Medikamenten und zu reichlichem Essen belastet. Bei geringem Appetit, z.B. nach einer Behandlung mit Zytostatika, empfiehlt sich eine Fastenkur zur Entlastung der Leber. Während dieser Zeit nur Obst- und Gemüsesäfte und Quellwasser zu sich nehmen. Zwischen dem Genuß von Obst- und Gemüsesäften mindestens eine Stunde verstreichen lassen, da es sonst zu Gärprozessen kommen kann. Wenn der Appetit wiederkommt, kann man mit einem Teller Haferbrei oder Buttermilch beginnen; danach allmählich wieder auf normale Ernährung übergehen. An einem solchen »Entschlackungstag« auch äußerlich für Ruhe sorgen; am besten eignet sich hierfür das Wochenende.

Zum Einnehmen

Carduus marianus Pentarkan	D	Allgemeinmittel bei Verstopfung; zur Verbesserung der Leberfunktion
Curcuma Pentarkan	D	Gallen- und Leberbeschwerden; vierwöchige Entgiftungskur
Gentiana Pentarkan	D	Allgemeinmittel, regt die Magensäureproduktion und die Eingeweidetätigkeit an
Antimonium crudum D6	T	bei dick belegter Zunge, Leerheitsempfindung und Hungergefühl; Verlangen nach Saurem
Carbo vegetabilis D6	T	Blähungen und Aufstoßen; Völlegefühl; viel Durst auf kaltes Wasser
Berberis D3	T	stimuliert die Funktion von Leber und Nieren

5. Verdauungstrakt und Harnwege

Verdauungsschwäche

Verdauungsschwäche ist ein allgemeiner Ausdruck für nicht ernsthafte Magen-Bauch- und/oder Darmbeschwerden. Symptome: Bauchschmerzen, Übelkeit und Erbrechen, Aufstoßen, Völlegefühl, Krämpfe, Verstopfung oder Durchfall, Magensäure. Mögliche Ursachen: Alkohol, Zigarettenmißbrauch, übermäßiger Genuß von Kaffee oder starkem Tee, zu schnell oder zu reichlich essen, Überempfindlichkeit auf bestimmte Nahrungsmittel (z. B. Kohl, Bohnen, Zwiebeln, Wein oder kohlensäurehaltige Erfrischungsgetränke), psychische Spannungen. Die Nahrungsmittel meiden, die die Beschwerden hervorrufen. Verdauungsschwäche tritt insbesondere auf bei Schwangeren, starken Rauchern, Älteren und Fettleibigen.
siehe auch Bauchgrippe; Bauchschmerzen

Zum Einnehmen

Chamomilla Pentarkan	**D**	Krämpfe im Magen- und Darmbereich

Vergiftung

siehe Kapitel 12

Verstopfung

Verstopfung (Obstipation) muß man in erster Linie über die Ernährung angehen. Laxierende Wirkung haben: ein Glas lauwarmes Wasser auf nüchternen Magen, Vollkornprodukte, Olivenöl (dreimal täglich einen Kaffeelöffel), Leinsamen (z. B. einen Löffel in das Müsli), Orangen, Buttermilch, Nüsse, weiße und braune Bohnen, Erbsen und Kleie. Stopfende Nahrungsmittel wie z. B. geschälten Reis und Biskuits vermeiden. Reichlich trinken, etwa 2 Liter Flüssigkeit am Tag!
Außerdem ist es wichtig, bei Stuhldrang sofort auf die

Toilette zu gehen; wenn man länger wartet, wird dem Stuhl immer mehr Flüssigkeit entzogen, so daß dieser zu hart wird. Körperliche Bewegung »massiert« die Bauchwand und regt die Darmtätigkeit an.

Zum Einnehmen

Carduus marianus Pentarkan	D	Allgemeinmittel bei Verstopfung; zur Kräftigung der Leberfunktion
Plumbum Pentarkan	D	Allgemeinmittel bei Verstopfung mit Darmkrämpfen
Antimonium crudum D6	T	vergeblicher Stuhlgang im Wechsel mit Durchfall; Aufstoßen
Hydrastis D4	D	Stuhl hart, knollig, mit Schleim überzogen, Verstopfung während der Schwangerschaft und nach der Geburt
Nux vomica D6	T	vergeblicher Stuhldrang bei nervösen, hektischen Menschen; harter »Ziegenkotstuhl«

Völlegefühl
siehe Blähungen

Wurmkrankheiten

Würmer sind wirbellose Tiere, die sich als Parasiten im Körper von Mensch und Tier einnisten können. Die meisten Würmer werden durch den Genuß von Speisen übertragen, in denen sich ihre Eier befinden; teilweise auch durch den Stich blutsaugender Insekten (z. B. die Drahtwürmer, die in Gewebe und Lymphgefäßen auftreten). Bandwürmer und die meisten Arten von Rundwürmern (Vorkommen insbesondere in tropischen Gebieten) leben in den Eingeweiden; Plattwürmer dringen in Hohlorgane wie Gedärme, Lunge und Gallenwege ein. Bandwürmer können über verunreinigtes Rind- und Schweinefleisch in den menschlichen Verdauungstrakt gelangen. Der Wurm nistet sich in die Darmwand ein und kann durch seine eigene Haut Nährstoffe aufnehmen. Er kann bis zu 10 m lang werden; von Zeit zu Zeit lösen sich Endglieder seines Leibes ab, die im Stuhl als kleine weiße Bändchen sichtbar sind. Meist wird die Gesundheit durch das Vorhandensein eines Bandwurms nicht allzusehr beeinträchtigt. Möglich sind ein gewisser Gewichtsverlust und Leibschmerzen, außerdem Appetitlosigkeit und Reizungen im Bereich des Afters. Eventuell vorhandene Bandwürmer werden durch gründliches Erhitzen und Durchgaren von Fleisch abgetötet; der Genuß (halb-)rohen Fleisches beinhaltet immer ein gewisses Risiko. Wenn Verdacht auf einen Bandwurmbefall besteht, gehe man zu einem (homöopathischen) Arzt/Heilpraktiker. Mit allopathischen Mitteln ist es möglich, den Wurm abzutöten. In manchen Fällen ist auch eine homöopathische Behandlung erfolgreich.

Zum Einnehmen

Cuprum oxydatum nigrum D3	**T**	Würmer, insbesondere bei Kindern; 5 bis 6 Wochen lang einnehmen
Spigelia D3	**T**	Würmer, bei Leibschmerzen

Würmer (bei Kindern)

Madenwürmer (Oxyuren) treten vor allem bei Kindern im Vorschulalter auf. Ursprünglich gelangen sie über verunreinigte Nahrungsmittel als Eier in den Körper. Die Weibchen legen nachts im Bereich des Anus neue Eier ab, was zu Juckreiz führt. Das Kind kratzt, so daß die Eier unter die Nägel gelangen. Durch Daumenlutschen oder Anfassen von Speisen kommen die Eier wieder in den Körper, wo eine neue Wurmgeneration heranwächst. Teilweise sind die etwa 1 cm langen Würmer an der Stuhloberfläche sichtbar. Diese Erkrankung kann auf die anderen Familienmitglieder übertragen werden.

Allgemeine Ratschläge: Größtmögliche Hygiene bei Nahrungsmitteln, Handtüchern, Bettüchern usw. beachten; die Nägel kurz schneiden; nach jedem Besuch der Toilette, vor dem Essen und nach dem Streicheln von Haustieren sorgfältig die Hände waschen. Das Kind einen Schlafanzug tragen lassen, damit direkter Fingerkontakt mit dem Anus vermieden wird. Nachtwäsche, Unterwäsche und Bettwäsche oft wechseln – heiß waschen und bügeln.

Wenn die Selbstmedikation dieses Leidens nicht innerhalb kurzer Zeit zu einer Besserung führt, sollte man einen (homöopathischen) Arzt/Heilpraktiker aufsuchen.

Zum Einnehmen

Cina D3	**T**	bei Kindern mit Neigung zu Bauchkrämpfen; Jucken an After und Nase, das zum Kratzen nötigt
Cuprum oxydatum nigrum D3	**T**	Allgemeinmittel bei Eingeweidewürmern, 5 bis 6 Wochen lang einnehmen
Spigelia D3	**T**	bei Anfällen von Bauchkrämpfen

Zuckerkrankheit

Bei Zuckerkrankheit (Diabetes mellitus) ist der Körper nicht in der Lage, den Kohlenhydratstoffwechsel zur Energieversorgung selbst zu regulieren. Beim Diabetiker wird zuwenig Insulin (ein Hormon der Bauchspeicheldrüse) erzeugt, wodurch zuviel Glukose im Blut bleibt und nicht in die Zellen eingebaut wird. Der Glukoseüberschuß wird mit dem Urin ausgeschieden. Dies zwingt den Kranken zu

5. Verdauungstrakt und Harnwege

einer Steigerung der Harnproduktion, was zu Durst, Gewichtsverlust und allgemeiner Schwäche führen kann. Bei Frauen ist die Vagina verstärkt anfällig für Infekte. Bei Zuckerkranken besteht insgesamt eine Tendenz zu Juckreiz, Haut- und Schleimhauterkrankungen sowie Pilzbefall. Mit der Zeit können sich schwere Komplikationen einstellen, wie z. B. eine Verminderung der Sehkraft. Mit Insulinspritzen, die die Patienten sich selbst verabreichen, kann eine Verschlechterung verhindert werden.

Bei Altersdiabetes nimmt man mehr Zucker zu sich, als die Bauchspeicheldrüse verarbeiten kann; Zuckerkonsum drastisch einschränken!

Diese Erkrankung ist für die Selbstbehandlung nicht geeignet; einen Arzt aufsuchen!

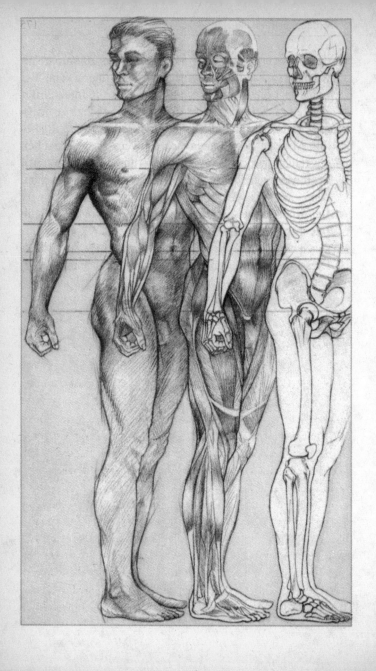

6. Bewegungsapparat (Muskeln, Knochen und Gelenke)

Muskeln, Knochen und Gelenke ermöglichen uns die Bewegung des Körpers. An allen Körperbewegungen – innerlich wie äußerlich – sind Muskeln beteiligt. Manche Muskeln wie diejenigen des Herzens und des Verdauungssystems bewegen sich autonom und sind der bewußten Kontrolle entzogen. Andere wie die Arm- und Beinmuskeln können mit Hilfe von Gehirnsignalen bewußt bewegt werden.

Muskeln sind aus mikroskopisch kleinen Fasern aufgebaut, die sich zusammenziehen. Wenn ein Muskel zu stark gedehnt wird, kann er einreißen oder ganz abreißen. Muskelbeschwerden, die in diesem Kapitel behandelt werden, sind unter anderem Krämpfe, Hexenschuß, Muskelschmerzen, Muskelsteifigkeit und Achillessehnenriß.

Die Knochen sind die Stützen des weichen Körpergewebes. Einige von ihnen (z.B. Schädel und Rippen) schützen auch empfindliche Organe. Lebende Zellen, die von steifem, mineralisiertem Gewebe umgeben sind, bilden die Bauelemente unserer Knochen. Wenn Knochen stark belastet werden, können sie brechen oder splittern. Die hier behandelten Knochenerkrankungen sind: Knochenbruch, Entkalkung und Rippenprellung. In vielen Fällen ist bei Erkrankungen der Knochen ärztliche Behandlung unumgänglich.

Gelenke sind Strukturen zwischen zwei Knochen, welche die Bewegung der Knochen relativ zueinander ermöglichen. Die Knochenenden sind von der Gelenkkapsel umgeben; der Zusammenhalt wird durch Sehnen und Gelenkbänder gewährleistet. Gelenkerkrankungen können Bänder, Kapseln, Knorpel wie auch die Knochen betreffen. Hier besprochene Beschwerden sind Gelenkschmerzen, Gicht, Prellung, Verstauchung und Verrenkung, Rheuma und Schulterluxation.

Achillessehnenriß

Zu einem Riß der Achillessehne, der am Fersenbein ansetzenden Sehne des Wadenmuskels, kommt es durch eine ruckartige Körperbewegung oder durch Überdehnung. Ein Achillessehnenriß tritt auf bei schnellen Sportarten wie Fußball, Rugby, Baseball, Basketball, Hockey, Tennis oder Bodenturnen. Bei diesen Sportarten muß man immer wieder schnell antreten oder kräftig springen. Durch anhaltende Überlastung oder mangelndes Training steigt die Verletzungsgefahr. Der Betroffene spürt zunächst wenig Schmerz, da die Wade noch betäubt ist. Innerhalb von wenigen Stunden entwickeln sich jedoch starke Symptome: Schwellung, Schmerzen und Muskelkrampf. Der Schmerz ist scharf und heftig, Aufstützen oder Gehen mit dem verletzten Bein ist praktisch unmöglich. Es muß in jedem Fall – nach Erster Hilfe durch Anwendung von kaltem Wasser oder Eis an der Schwellung und Anlegen eines Druckverbandes – ein Arzt aufgesucht werden. Die Heilung wird beschleunigt durch Schonung und ständige Hochlagerung des Beins. Da sich in diesem Bereich sehr viel Muskelgewebe befindet, kann die Verletzung relativ schnell heilen. Insgesamt dauert es normalerweise 4 bis 6 Wochen, bis die Verletzung ausgeheilt ist.

Dieses Leiden ist für die Selbstbehandlung nicht geeignet; einen (homöopathischen) Arzt/Heilpraktiker aufsuchen! Zur Beschleunigung der Heilung können die folgenden homöopathischen Mittel angewandt werden:

Zum Einnehmen

Arnica D6	T	Allgemeinmittel bei Verletzungen, Muskelfaserrissen; begrenzt die Schwellung und den Umfang der blauen Flecken
Rhus toxicondendron D6	T	Muskel- und Sehnenverletzungen

6. Bewegungsapparat (Muskeln, Knochen und Gelenke)

Äußere Anwendung

Arnica comp. Gel	S	Muskelverletzungen; wenn die Haut unverletzt ist
Rhus Rheuma Gel	S	wenn die Haut verletzt ist und zur Nachbehandlung von Verletzungen

Bein, offenes
siehe Kapitel 7 (Offenes Bein)

Bindegewebsschwäche
siehe Kapitel 5

Gelenkrheuma
siehe Rheuma

Gelenkschmerzen
Bei jeder Bewegung brauchen wir unsere Gelenke. Schmerzen bemerken wir also sehr bald. Mögliche Ursachen können sein: Überanstrengung (Sport, schwere oder ungewohnte Arbeit), Verschleiß oder Gelenkrheumatismus. Verschleiß (Arthrose) tritt vor allem in den »großen« Gelenken auf, die unser Gewicht tragen müssen, wie z.B. Hüften, Knie und Wirbelsäule. Einer Erschlaffung der Gelenkmuskulatur ist durch entsprechende Übungen vorzubeugen. Schwimmen im geheizten Bad kräftigt die Muskeln und lindert gleichzeitig den Schmerz. Ausreichend Vitamin A ist für eine gute Schmierung der Gelenke notwendig. Vorsicht: Auch zuviel Vitamin A (über 50 mg täglich über mehrere Monate) kann zu Erkrankungen führen!
Bei Gelenkverschleiß rechtzeitig einen (homöopathischen) Arzt/Heilpraktiker aufsuchen!

Zum Einnehmen

Rhus toxicodendron Pentarkan	**D**	Allgemeinmittel bei Muskel- und Gelenkrheuma, Schmerzen im Arm und hartnäckiger Ischias
Berberis D3	**T**	Schmerzen, die in die Nieren- und Lebergegend ausstrahlen
Cimicifuga Pentarkan	**D**	Schmerzen durch Verschleiß im Knie (bei Frauen)
Rhus toxicodendron D6	**T**	der Schmerz wird am Anfang der Bewegung weniger; Steifigkeit nach dem Sitzen oder Liegen; Verschlechterung durch Kälte und Feuchtigkeit, Besserung durch Wärmeanwendung
Ruta D6	**T**	beschädigte Bänder

Äußere Anwendung

Arnica Salbe DHU	**S**	wenn die Haut unverletzt ist, im Anfangsstadium einer Verletzung
Rhus Rheuma Gel	**S**	bei rheumatischen Schmerzen und zur Nachbehandlung bei einer Verletzung

Gelenkverschleiß

siehe Gelenkschmerzen

Gicht

Gicht ist eine Erkrankung der Gelenke, die durch Ablagerung von Harnsäurekristallen in den Gelenken entsteht, wenn der Überschuß nicht über die Nieren ausgeschieden wird. Harnsäure ist ein Abbauprodukt von Eiweißen (Milch, Fleisch, Käse, Nüsse) und Kaffee; bei Gicht den

6. Bewegungsapparat (Muskeln, Knochen und Gelenke)

Genuß dieser Nahrungsmittel einschränken und mehr Wasser oder (nicht zu starken) Tee trinken. Der Schmerz kann durch Kompressen (warm oder kalt) auf dem schmerzenden Gelenk gelindert werden. Eventuell kann man durch einen Deckenbogen den Druck der Bettdecke wegnehmen. Gicht tritt am häufigsten bei Männern über 30 und bei Frauen nach den Wechseljahren auf. Vielfach ist die Erkrankung auch erblich bedingt. Einen (homöopathischen) Arzt/Heilpraktiker aufsuchen! In Absprache mit diesem kann folgendes eingenommen werden:

Zum Einnehmen

Bryorheum	D	Allgemeinmittel bei Muskel- und Gelenkrheuma, Schmerzen im Arm und hartnäckiger Ischias
Ledum D6	T	Gicht in den kleinen Gelenken (z.B. große Zehe), Verschlimmerung nachts

Äußere Anwendung

Rhus Rheuma Gel	S	Allgemeinmittel bei Muskel- und Gelenkerkrankungen

Gürtelrose
siehe Kapitel 1

Hexenschuß *(Lumbago)*
Unter Hexenschuß versteht man einen plötzlich auftretenden Schmerz im Kreuz, der meist durch eine bestimmte Bewegung ausgelöst wurde. Ursache des Schmerzes ist die Verkrampfung der Rückenmuskeln im Lendenbereich. Man kann den Schmerz lindern, indem man den Rücken gut durchwärmt (heiße Dusche, Rotlicht) und durch entsprechende Kleidung warm hält.

Zum Einnehmen

Bryorheum	**D**	Allgemeinmittel bei Muskel- und Gelenkrheuma, Schmerzen im Arm und hartnäckiger Ischias; Kälte, Feuchtigkeit oder Überanstrengung wirken oft als Auslöser
Arnica D6	**T**	zur Verbesserung der Durchblutung
Rhus toxicodendron D6	**T**	wenn nach den ersten Bewegungen sowie durch Wärmeanwendung Besserung eintritt

Äußere Anwendung

Arnica comp. Gel	**S**	durch Überbelastung, Sport; sorgfältig einmassieren
Rhus Rheuma Gel	**S**	durch Überbelastung, Rheuma oder Kälte

Ischias

Unter Ischias versteht man starke Schmerzen im Gebiet des großen Hüftnerven (Ischiasnerv), die häufig mit einer Einklemmung dieses Nerven einhergehen. Der periodisch sich verschlimmernde Schmerz zieht von Hüfte und Gesäß hinten am Oberschenkel in die Kniehöhle und von dort meist noch bis zum Knöchel oder sogar bis zu den Zehen. Husten, Niesen und Bücken verschlimmern den Schmerz. Dieser Schmerz kann verschiedene Ursachen haben: Bandscheibenvorfall, ein verschobener Rückenwirbel, eine Verrenkung oder Verletzung im Kreuzbereich. Gelegentlich bleibt die Ursache auch ungeklärt. Bettruhe und Physiotherapie können den Schmerz lindern. Durch manuelle Therapie kann der verschobene Wirbel wieder reponiert werden. Beim Heben Kniebeugen und Rücken gerade lassen!

Diese Erkrankung eignet sich nicht für die Selbstbehandlung; einen (homöopathischen) Arzt/Heilpraktiker aufsuchen. In Absprache mit diesem kann eines der nachfolgenden Mittel gegeben werden.
siehe auch Rückenschmerzen

Zum Einnehmen

Bryorheum	**D**	Allgemeinmittel bei Muskel- und Gelenkrheuma, Schmerzen im Arm und hartnäckiger Ischias
Gnaphalium Pentarkan	**D**	Allgemeinmittel bei Ischias
Colocynthis D6	**T**	schießende Schmerzen in Hüftgelenk und längs des großen Hüftnerven; Schmerzen anfallsweise; Anziehen des Beins bessert

Knie, schmerzende
siehe Gelenkschmerzen

Knochenbruch
Ein Knochenbruch muß – gegebenenfalls operativ – behandelt werden; in aller Regel kommt der betreffende Körperteil in den Gips. Während des Heilungsprozesses muß der erkrankte Knochen möglichst geschont werden, auch nach der Entfernung des Gipses oder der Schiene. Den betreffenden Körperteil nicht stark belasten, sondern erst allmählich wieder an zunehmende Belastung gewöhnen und mit Bewegungsübungen beginnen, um eine Versteifung zu vermeiden. Die umliegenden Gelenke regelmäßig betätigen, um Schwellungen zu vermeiden, die Durchblutung zu sichern und dadurch die Heilung zu beschleunigen. Bei älteren Menschen heilt ein Knochenbruch erheblich langsamer als bei jüngeren.

Diese Erkrankung eignet sich weniger für die Selbstmedikation; einen Arzt aufsuchen! In Absprache mit diesem können homöopathische Mittel gegeben werden, um die Heilung zu beschleunigen.

Zum Einnehmen

Calcium phosphoricum D6	T	regt die Knochenbildung an (parallel zu Symphytum D6 einnehmen)
Symphytum Pentarkan ▲	D	Allgemeinmittel bei Brüchen
Symphytum D6 ▲	T	beschleunigt die Heilung

Äußere Anwendung

Rhus Rheuma Salbe	S	um nach der Heilung die Verdickung an der Stelle des Bruchs schneller zurückgehen zu lassen

Knochenentkalkung

Knochenentkalkung kann durch einen gestörten Kalkstoffwechsel während Schwangerschaft, Krankheit, längerer Unbeweglichkeit und im Alter entstehen. Für den Knochenaufbau beim Kind wird viel Kalk benötigt. Für Schwangere empfiehlt es sich daher (sofern keine Milcheiweißallergie vorliegt), täglich Milch oder Buttermilch zu trinken und Käse oder Joghurt zu essen, da Milchprodukte reichlich Kalk enthalten. Damit der Körper den Kalk auch verwerten kann, muß genügend Vitamin D vorhanden sein. Dieses wird in der Haut unter der Einwirkung des Sonnenlichts gebildet. Bei Durchfall kann die Kalkaufnahme in den Eingeweiden gestört sein; in diesem Fall und wenn ein Arzt/Heilpraktiker einen (drohenden) Kalkmangel festgestellt hat, kann ein homöopathisches Mittel gegeben werden.

Bei Menschen über 65 ist die Gefahr eines Knochenbruchs

und von Komplikationen durch einen Sturz größer als bei Jüngeren. Im Alter werden die Muskeln schwächer und die Knochen brüchiger. Ältere Männer sind relativ wenig gefährdet, vermutlich deshalb, weil die Knochen von Frauen brüchiger werden als diejenigen von Männern. Vor allem die Hüftfraktur (Schenkelhalsbruch) ist bei Älteren häufig. Bewegung wirkt einer Entkalkung entgegen; daher für ausreichende körperliche Bewegung sorgen, vorzugsweise in der Sonne.

Zum Einnehmen

Calcivitan Similiaplex	T	Kalkmangel, z.B. während Schwangerschaft oder Krankheit; vorbeugend gegen Rachitis
Calcium carbonicum D6	T	dicke Kinder mit blondem Haar und blauen Augen, leicht erkältet, leicht schwitzend (vor allem am Kopf, besonders nachts), schnell ermüdet; essen sehr gerne Eier; häufige Erkältungen mit Drüsenschwellungen

Knochenhautverletzungen

Die Knochenhaut (Periost) umkleidet den gesamten Knochen mit Ausnahme der Gelenkflächen, die mit Knorpel umgeben sind, und derjenigen Stellen, an denen eine Sehne am Knochen befestigt ist. Die Funktion der Knochenhaut ist die Ernährung des Knochens. Bei einer tiefen Wunde oder einem Knochenbruch kann das Periost beschädigt werden. Eine Entzündung der Knochenhaut nennt man Periostitis.

Diese Erkrankung eignet sich weniger zur Selbstbehandlung; einen (homöopathischen) Arzt/Heilpraktiker aufsuchen! In Absprache mit diesem kann folgendes gegeben werden:

Zum Einnehmen

Ruta D6	**T**	Knochenhautquetschungen
Symphytum Pentarkan ▲	**D**	Knochenbrüche und Periostschäden

Äußere Anwendung

Ruta extern DHU	**I**	Sehnen- und Knochenhautverletzungen; mit Wasser verdünnt anwenden
Rhus Rheuma Gel	**S**	Allgemeinmittel bei Muskel- und Gelenkerkrankungen
Symphytum extern DHU	**I**	Spezifikum für Knochen- und Periostverletzungen; mit Wasser verdünnt anwenden (gleichzeitig Symphytum Pentarkan ▲ einnehmen)

Meniskusriß

Die Menisken sind zwei faserknorpelige Scheiben im Kniegelenk mit glatter Oberfläche, die die Beweglichkeit der Knochen im Knie erleichtern. Durch eine ruckartige Drehbewegung, wie sie besonders beim Fußballspielen auftreten kann, kann der Meniskus reißen. Meist ist ein chirurgischer Eingriff unvermeidlich.

Diese Krankheit ist für die Selbstbehandlung ungeeignet; einen Arzt aufsuchen!

Muskelerkältung

Äußere Anwendung

Rhus Rheuma Gel	**S**	Muskelsteifigkeit, steifer Hals, schmerzhafte Bewegungseinschränkung

Muskelkater
siehe Muskelschmerzen

Muskelkrämpfe
Ein Krampf ist eine starke, schmerzhafte Zusammenziehung eines Muskels, die durch langes Sitzen, Stehen oder Liegen in einer unbequemen Haltung, durch eine ungewöhnliche Bewegung oder durch Anspannung entsteht. Versucht man den Muskel zu bewegen, zieht er sich ruckartig zusammen, was äußerst schmerzhaft ist. Solange der Krampf anhält, ist eine Betätigung des Muskels nicht möglich; in vielen Fällen kann man jedoch durch Dehnung des Muskels den Krampf beseitigen. Meist klingt der Krampf nach einigen Minuten von selbst ab; durch Massage kann die Lockerung beschleunigt werden. Häufig ist an der Stelle des Krampfs eine Verformung sichtbar oder tastbar. Bei nächtlichem Krampf in den Beinen sollte man zunächst einmal das Fußende des Bettgestells höher stellen. Regelmäßig wiederkehrende Krämpfe können ein Symptom für eine Kreislaufschwäche, eine Gefäßerkrankung oder Magnesiummangel sein. Bei häufigen oder ungewöhnlich lange anhaltenden Krämpfen (länger als 1 Stunde) sollte man einen homöopathischen Arzt/Heilpraktiker aufsuchen!

Zum Einnehmen

Cuprum Pentarkan	T	Allgemeinmittel gegen Krämpfe
Cuprum aceticum D4	T	Wadenkrämpfe
Zincum valerianicum D3	T	Krampf in den Gliedmaßen, insbesondere nachts
Calcium carbonicum D6	T	Wadenkrämpfe nachts, Hand- und Fußschweiß, Nachtschweiß; häufiges Einschlafen der Glieder

Muskelrheumatismus
siehe Rheuma

Muskelschmerzen
Unser Körper hat etwa 650 Muskeln, weshalb Muskelschmerzen keine Seltenheit sind. Wenn Muskeln längere Zeit nicht oder zu wenig betätigt oder plötzlich stark belastet werden (z. B. Sport, Gartenarbeit, weite Wanderungen) werden sie heftig reagieren. Muskelschmerzen verschwinden nach einigen Tagen. Die ersten 2 Tage die schmerzenden Muskeln schonen, danach wieder betätigen, um sie geschmeidig zu erhalten.

Zum Einnehmen

Bryorheum	**D**	Allgemeinmittel bei Muskel- und Gelenkrheuma, Schmerzen im Arm und hartnäckiger Ischias
Arnica D6	**T**	Allgemeinmittel bei Verletzungen; begrenzt die Schwellung und den Umfang der blauen Flecken, bei Muskelprellungen oder -rissen
Rhus toxicodendron D6	**T**	Muskelkater nach dem Sport, Besserung nach den ersten Bewegungen

Äußere Anwendung

Arnica comp. Gel	**S**	Muskelprellung oder Muskelfaserriß (wenn die Haut unverletzt ist); im ersten Stadium
Rhus Rheuma Gel	**S**	Muskelrheumatismus; nach Muskelprellung oder Muskelfaserriß (im zweiten Stadium – nach 3 bis 4 Tagen)

Muskelsteifigkeit

Beim Sport: vorher Aufwärm- und Lockerungsgymnastik, nachher ausschütteln, dabei jeweils Muskeln kräftig dehnen (ohne Durchfedern). Anschließend warm duschen.

Zum Einnehmen

Rhus toxicodendron D6	**T**	vor und/oder direkt nach dem Sport, ungewohnten Tätigkeiten (z.B. Frühjahrsputz) und bei Massage/Physiotherapie einnehmen; Besserung durch fortgesetzte Bewegung

Nervenschmerzen

Nervenschmerzen sind stechende, manchmal fast unerträgliche Schmerzen, die man durch einen Nerv schießen fühlt. Die Schmerzanfälle dauern meist nur wenige Sekunden, folgen jedoch sehr schnell aufeinander. Beispiele für Nervenschmerzen sind Gesichtsschmerz (Trigeminusneuralgie) und Ischias, der aus dem Lendenwirbelbereich in die Beine schießt. Auch Gürtelrose (insbesondere als Spätfolge) kann Nervenschmerzen hervorrufen.
Bei hartnäckigen Beschwerden einen (homöopathischen) Arzt/Heilpraktiker aufsuchen.

Zum Einnehmen

Cedron Pentarkan	**D**	Allgemeinmittel bei periodisch, also immer exakt um die gleiche Zeit auftretenden Nervenschmerzen
Gnaphalium Pentarkan	**D**	Allgemeinmittel bei Ischias
Ranunculus Pentarkan	**D**	Allgemeinmittel bei Gürtelrose und bei Nervenschmerzen zwischen den Rippen (Intercostalneuralgie)

Ignatia D6	**T**	nervöse Menschen mit starken Stimmungsschwankungen
Spigelia D3	**T**	halbseitiger Gesichtsschmerz, besonders in Auge und Schläfe bis in die Zähne, stärker tagsüber; periodisch auftretende Nervenschmerzen

Offenes Bein
siehe Kapitel 7

Prellung
Eine Prellung ist in der Regel die Folge eines Sturzes (häufig beim Sport) oder eines Schlags. Das oberflächliche Gewebe reißt nicht, wohl aber das Unterhautgewebe oder die darunterliegenden Muskeln. Bei jeder Prellung platzen auch Blutgefäße, und es tritt ein Bluterguß auf. Das Blut sickert in das Gewebe ein und kommt früher oder später an die Oberfläche, wo es als Verfärbung unter der Haut sichtbar wird (»blauer Fleck«); dieser kann durch Zerlegung des Blutfarbstoffs nach einigen Tagen eine grünliche oder gelbliche Farbe annehmen. Allgemeinsymptome einer Prellung: scharfer Schmerz, Schwellung und Verfärbung (Bluterguß).
Bei einer Knöchelprellung sofort Schuh und Strumpf ausziehen, da sonst übermäßiger Druck entsteht, wenn der Knöchel stark anschwillt. Bei jeder Prellung betroffenes Glied sofort mindestens 15 Minuten unter kaltes Wasser halten oder Eisbeutel auflegen, um die Schwellung zu beschränken. Das betroffene Glied anschließend mit einem leichten Streckverband stützen und mindestens einen Tag Ruhe einhalten. Danach mit Bewegungsübungen beginnen, damit keine Versteifung eintreten kann.
siehe auch Verstauchung

6. Bewegungsapparat (Muskeln, Knochen und Gelenke)

Zum Einnehmen

Arnica D6	T	Allgemeinmittel bei Verletzungen; begrenzt die Schwellung und den Umfang der blauen Flecken
Hypericum D6	T	bei Prellung von nervenreichem Gewebe (Sturz auf das Steißbein)
Ledum D6	T	bei einer Prellung von Finger- und Zehenspitzen
Ruta D6	T	bei Schienbeinprellung

Äußere Anwendung

Arnica Salbe DHU	S	bei unverletzter Haut; im Anfangsstadium anwenden (3 bis 4 Tage)
Rotöl*	S	Prellung und Schmerzen nach einem Sturz auf das Steißbein. Nervenschmerzen, die über den Bereich der Verletzung hinausgehen, die sich den Nerv entlang erstrecken
Rhus Rheuma Gel	S	im zweiten Stadium (nach 3 bis 4 Tagen) anwenden, als Nachbehandlung zur Heilung des Bindegewebes
Ruta extern DHU	I	Schienbeinprellung (gleichzeitig Ruta D6 einnehmen)

---

* »Rotöl« (= Johanniskrautöl) ist ein altbewährtes Hausmittel mit einem breiten Wirkungsspektrum. Es wirkt u.a. schmerzlindernd bei Verletzungen von nervenreichem Gewebe. Es sollte auch in einer kleinen Hausapotheke nicht fehlen!

Rheuma

Unter dem Begriff Rheuma (vom griechischen ρεῖν = fließen) werden eine Reihe von Erkrankungen der Gelenke, Muskeln und Sehnen zusammengefaßt: Arthritis (Gelenkentzündung), Arthrose (Gelenkverschleiß), Hexenschuß (Muskelkrampf im Kreuzbereich), Gicht (Gelenkentzündung durch Ansammlung von Harnsäure) und Weichteilrheumatismus (schmerzende Muskeln und Gliedmaßen). Rheumatische Beschwerden sind häufig wetterabhängig; meist werden sie bei kaltem und feuchtem Wetter schlimmer, gelegentlich auch durch warme und trockene Witterung.

Eine entsprechende Diät ist sehr wichtig. Wenig tierisches Eiweiß (Fleisch, Fisch und Käse), Kaffee, Zucker und Salz. Regelmäßig Rohkost (sorgfältig kauen!) und Obst essen. Viel Bewegung (Wandern, Radfahren, Schwimmen).

Leichtere rheumatische Beschwerden kann man selbst behandeln. Bei stärkeren Beschwerden einen (homöopathischen) Arzt/Heilpraktiker aufsuchen!

Zum Einnehmen

Rhus toxicodendron Pentarkan	**D**	Allgemeinmittel bei Muskel- und Gelenkrheuma, Schmerzen im Arm und hartnäckiger Ischias
Bryonia D6	**T**	Schmerzen, die durch jede Bewegung schlimmer werden, Besserung durch Ruhe und Wärme; will allein gelassen werden
Dulcamara D3	**T**	Schmerzen nach Erkältungen, durch Nässe oder aufsteigende Kälte
Ledum D6	**T**	Schmerz wird durch Kälte weniger

| Rhus toxicodendron D6 | T | nach (ungewohnter) körperlicher Anstrengung, Verschlimmerung durch kalte, nasse Witterung und nachts, Steifigkeit nach dem Sitzen oder Liegen. Besserung nach den ersten Bewegungen |

Äußere Anwendung

| Rhus Rheuma Gel | S | Muskelsteifigkeit und Rheuma |

Rippenprellung

Diese Indikation muß vom Arzt festgestellt werden! Regelmäßig warm duschen lindert den Schmerz. Homöopathische Heilmittel können die Genesung beschleunigen.

Zum Einnehmen

Arnica D6	T	Allgemeinmittel bei Quetschungen; begrenzt die Schwellung und den Umfang der blauen Flecken
Bryonia D6	T	wenn jede Bewegung den Schmerz verschlimmert
Ledum D	T	wenn Kälte Besserung bringt, z.B: ein kühles Bad; Rheuma im Nacken und Schmerzen in den Fingergelenken

Äußere Anwendung

| Arnica Salbe DHU | S | bei unverletzter Haut, im ersten Stadium (3 bis 4 Tage) |
| Rhus Rheuma Gel | S | im zweiten Stadium zur Nachbehandlung |

Rückenschmerzen

Rückenschmerzen können ein Symptom für unterschiedliche Erkrankungen sein. Meist ist der Rücken selbst betroffen, z. B. in Form von Zerrung, Haltungsfehlern oder Bandscheibenvorfall. Häufig liegt die Erkrankung auch woanders, z. B. im Bauchraum oder in der Gallenblase. Auch Menstruationsschmerzen, Schwangerschaft oder nervliche Anspannungen können sich auf den Rücken auswirken. Vorbeugung: Auf richtige Haltung beim Gehen, Sitzen (körpergerechte Sitzmöbel) und Liegen (geeignete Matratzen) und bei Bewegungen wie Bücken und Heben achten (Knie abwinkeln und den Rücken nur ganz leicht beugen). Bei empfindlichem Rücken nicht auf hochhackigen Schuhen gehen. Eventuell vorhandenes Übergewicht reduzieren. *Siehe auch* Ischias

Zum Einnehmen

Gnaphalium Pentarkan	**D**	tiefer Rückenschmerz (Ischias), der ins Gesäß und in die Beine ausstrahlt
Berberis D3	**T**	wenn der Schmerz in die Nieren- und Lebergegend ausstrahlt
Nux vomica D6	**T**	tiefer Rückenschmerz, Brennen, vor allem nachts zwischen 3 und 4 Uhr, man muß sich erst aufsetzen, bevor man sich im Bett umdrehen kann
Rhus toxicodendron D6	**T**	durch Überanstrengung, durch Unterkühlung nach ungewohnter Arbeit oder Sport

Äußere Anwendung

Rhus Rheuma Gel	**S**	Muskelschmerzen oder Zerrungen

Schienbeinprellung
siehe Prellung

Schmerzen in Armen oder Beinen

Zum Einnehmen

Rhus toxicodendron Pentarkan	D	Allgemeinmittel bei Muskel- und Gelenkrheuma, Schmerzen im Arm und hartnäckiger Ischias
Anhalonium Pentarkan	D	Schmerzen und Jucken in den Oberarmen, eingeschlafene und prickelnde Finger
Berberis D3	T	wenn der Schmerz in die Nieren- und Lebergegend ausstrahlt; Schmerzen wechseln nach Art und Charakter
Eupatorium perfoliatum D3	T	Grippe mit starken Schmerzen in Armen und Beinen; Frostgefühl mit Durst auf Kaltes, das aber unter Umständen erbrochen wird
Rhus toxicodendron D6	T	Schmerzen nach Überanstrengung
Secale Pentarkan	D	Allgemeinmittel bei Durchblutungsstörungen in Armen und Beinen (»Schaufensterkrankheit«)

Äußere Anwendung

Rhus Rheuma Gel	S	Schmerzen durch Kälte und Nässe

Schulterluxation (Schulterverrenkung, -ausrenkung)
Die Schulter ist das beweglichste unserer Gelenke; wir können unsere Arme in fast alle Richtungen drehen. Das

Schultergelenk besteht aus dem kugelförmigen Ende des Oberarmknochens und der Gelenkpfanne des Schulterblatts. Das Schulterblatt wird durch Muskeln, Sehnen und Bänder an seinem Platz gehalten. Das Schultergelenk renkt sich bei manchen Menschen verhältnismäßig leicht aus; ein Arzt kann es jedoch wieder einrenken. Bei einer Luxation sind meist die Bänder und die Gelenkkapsel gerissen. Der Schmerz, der dadurch entsteht, kann gelindert werden, indem man den Arm mit einem Tragetuch stützt; dabei sollte man den Arm gelegentlich drehen, um eine Versteifung zu vermeiden. Wenn eine Schulterluxation zu häufig auftritt, kann das Gelenk chirurgisch korrigiert werden.

Diese Erkrankung eignet sich weniger zur Selbstmedikation; einen (homöopathischen) Arzt/Heilpraktiker aufsuchen! In Absprache mit diesem kann eines der nachfolgend genannten Mittel gegeben werden.

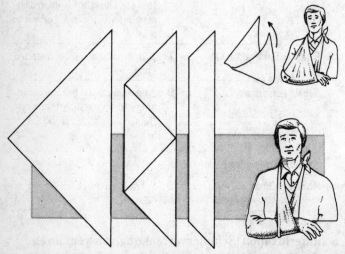

Bei einer Schulterluxation kann man den Arm mit Hilfe eines Tragetuchs unterstützen. Dabei muß auch das Handgelenk unterstützt werden.

Zum Einnehmen

Symphytum Pentarkan ▲	**D**	Bänder- oder Sehnenverletzungen
Arnica D6	**T**	nach einem Sturz; Allgemeinmittel bei Verletzungen
Ruta D6	**T**	Schulterluxation, Arm oder Handgelenk ausgerenkt

Äußere Anwendung

Rhus Rheuma Gel	**S**	nach einem Sturz
Ruta extern DHU	**I**	Bänder, Sehnen- oder Knochenhautverletzungen

Schüttelfrost
siehe Zittern

Sehnenerkrankungen

Sehnen sind lange, zähe Bindegewebsstränge, die die Muskeln mit den Knochen verbinden; sie sind von einer bindegewebigen Umhüllung umgeben, der sogenannten Sehnenscheide. Vor allem an Händen und Füßen finden sich viele Sehnen. Bei Sehnenerkrankungen sollte man einen Stützverband tragen, einige Tage Ruhe einhalten und anschließend Bewegungsübungen machen, um eine Versteifung zu vermeiden.

Diese Erkrankung eignet sich weniger für die Selbstmedikation; deshalb einen (homöopathischen) Arzt/Heilpraktiker aufsuchen! In Absprache mit diesem kann folgendes eingenommen werden:

Zum Einnehmen

Anacardium D6	**I**	Sehnenverletzungen am Knie, Knie kann nicht durchgestreckt werden

Ledum D6	**T**	wenn der Schmerz durch Kälte besser wird, z.B. ein kaltes Bad
Rhus toxicodendron D6	**T**	bei Überdehnung, Sehnenscheidenentzündung, wenn der Schmerz nach der ersten Bewegung weniger wird, auch nachts Schmerzen
Ruta D6	**T**	verletzte Sehne

Äußere Anwendung

Rhus Rheuma Gel	**S**	bei Verletzungen, Zerrungen, Sehnenscheidenentzündung

Tennisellbogen

Ein Tennisellbogen oder -arm ist eine Reizung der Knochenhaut an der Außenseite des Ellbogens an der Stelle, wo die Sehnen der Unterarmmuskeln an der Knochenhaut befestigt sind. Durch ständig wiederholte drehende Bewegungen im Handgelenk, z. B. beim Auswringen eines Scheuertuchs, Drehen eines Schraubenziehers oder auch beim Tennisspielen entsteht eine chronische Reizung, die den Schmerz am Ellbogen auslöst. Ein Sturz oder heftiger Schlag gegen den Ellbogen kann dieselben Beschwerden auslösen. Die Behandlung besteht in einer Schonung des Ellbogens, möglichst auch Ruhe.

Diese Erkrankung ist für die Selbstbehandlung weniger geeignet; einen (homöopathischen) Arzt/Heilpraktiker aufsuchen! In Absprache mit diesem kann folgendes gegeben werden:

Zum Einnehmen

Agaricus D6	**K**	wenn die Kombination Ruta und Rhus toxicodendron nicht hilft; ein Gefühl wie von eiskal-

6. Bewegungsapparat (Muskeln, Knochen und Gelenke)

		ten Nadelstichen, zittrige Hand; Muskelzuckungen insbesondere nachts im Bett
Arnica D6	T	nach einem Fall oder Stoß; Allgemeinmittel bei Verletzungen
Ruta D6	T	nach übermäßigem Drehen/Verwinden; gleichzeitig einnehmen:
Rhus toxicodendron D6	T	nach Überlastung
Äußere Anwendung		
Arnica comp. Gel	S	nach einem Fall oder Sturz, bei blauen Flecken; wenn die Haut unverletzt ist
Rhus Rheuma Gel	S	nach Überdrehung/Torsion

Verdrehung

Wenn eine Selbstbehandlung nicht innerhalb weniger Tage Besserung bringt, sollte man einen (homöopathischen) Arzt/Heilpraktiker aufsuchen!
siehe auch Verrenkung; Verstauchung

Zum Einnehmen		
Rhus toxicodendron D6	T	nach Überbelastung

Verrenkung

Verletzungen der Gelenkbänder entstehen durch eine Überdehnung der Bänder; alle Verrenkungen sind Bänderverletzungen. Bei einem schweren Bänderriß wird das Gelenk sehr instabil. Bei Verrenkungen eiskaltes Wasser oder Eis anwenden, um die Schwellung zu begrenzen; Druckverband anlegen, Ruhe, das Gelenk hochlagern.
siehe auch Verdrehung; Verstauchung; Schulterluxation

Zum Einnehmen

Silicea Pentarkan	T	wenn regelmäßig Verrenkungen auftreten (1 bis 2 Monate lang einnehmen)
Ruta D6	T	beschädigte Gelenkbänder

Äußere Anwendung

Arnica Salbe DHU	S	bei unverletzter Haut, im ersten Stadium (3 bis 4 Tage)
Rhus Rheuma Gel	S	beschädigte Haut und im zweiten Stadium (nach 3 bis 4 Tagen)

Verstauchung

Eine Verstauchung ist eine Überdehnung der Gelenkbänder und der Gelenkkapsel, meist am Fuß-, Knie- oder Handgelenk. Es kann zu einer Zerreißung von Gewebe und Blutgefäßen kommen. Weiterhin treten meist Schmerzen, Schwellung und eine Bewegungseinschränkung des Gelenkes auf. Das betroffene Gelenk sofort unter kaltes Wasser halten oder Eisbeutel auflegen (Eisstückchen in Waschlappen oder Plastikbeutel geben). 15 Minuten liegen lassen, um die Schwellung auf ein Mindestmaß zu begrenzen. Bei einem verstauchten Knöchel, der anschwillt, sofort Strümpfe und Schuhe ausziehen. Anschließend Druckverband anlegen. Das verstauchte Glied in den nächsten Tagen soviel wie möglich schonen, anschließend wieder vorsichtig belasten, um eine Versteifung zu verhindern.
siehe Prellung; Verdrehung; Verrenkung

Zum Einnehmen

Arnica D6	T	Allgemeinmittel bei Verletzungen; begrenzt die Schwellung und den Umfang blauer Flecken

Hypericum D6	T	Verstauchung oder Quetschung von nervenreichem Gewebe, z. B. der Finger
Rhus toxicodendron D6	T	Verletzung von Gelenkbändern und Sehnen

Äußere Anwendung

Arnica Salbe DHU	S	bei unverletzter Haut im ersten Stadium (3 bis 4 Tagen)
Rhus Rheuma Gel	S	zur Nachbehandlung im zweiten Stadium (nach 3 bis 4 Tagen)

Wadenkrämpfe
siehe Muskelkrämpfe

Zittern

Durch unwillkürliches Zittern, meist durch Kälte oder Erkältung ausgelöst, wird in den Muskeln Wärme erzeugt. Es ist daher die ganz normale Reaktion eines frierenden Menschen. Auch bei starkem Schreck, Ermüdung oder Nervosität kann Zittern auftreten. Daneben kann es auch ein Krankheitssymptom sein. Frösteln tritt auf bei Erkrankungen mit Fieber, wie z. B. Grippe, Lungenentzündung, Pfeiffersches Drüsenfieber und Malaria. Auch schwerere Erkrankungen können die Ursache sein; meist liegt dann eine Nervenkrankheit vor.

Leichte Formen von Epilepsie (Petit mal) treten häufiger bei Kindern auf. Das Kind ist etwas abwesend und leidet an kleineren Muskelzuckungen, häufig nicht länger als einige Sekunden.

Die Parkinson-Krankheit ist eine chronische Erkrankung, die denjenigen Gehirnbereich beeinträchtigt, der die willkürlichen Muskelbewegungen steuert. Diese Krankheit tritt ausschließlich bei Menschen über 50 auf; sie beginnt meist mit Händezittern, wenn diese in Ruhe sind, und willkürlichem Kopfnicken. In einem späteren Stadium kann sich das Muskelzittern über den ganzen Körper ausbreiten.

Parkinson- und Petit-mal-Krankheit eignen sich nicht zur Selbstbehandlung; wenn das Zittern nicht auf Kälte oder Nervosität zurückzuführen ist, sollte man immer einen (homöopathischen) Arzt/Heilpraktiker konsultieren.

Zum Einnehmen

Passiflora Pentarkan	D	Zittern durch Nervosität oder Schreck; allgemeines Beruhigungsmittel (ohne Nebenwirkungen)
Mercurius solubilis D6	T	allgemeine Schwäche mit Zittern, Zuckungen und Gliederkrämpfen, starke Unruhe – muß dauernd die Lage verändern
Zincum valerianicum D3	T	allgemein bei Zittern

7. Entzündungen und Infektionen

Entzündungen werden verursacht durch Mikroorganismen, die nur im Mikroskop sichtbar sind. Es sind 3 Gruppen von Mikroorganismen zu unterscheiden: Viren, Bakterien und Pilze.
Viren und Bakterien sind für die meisten Entzündungen verantwortlich. Viele dieser Organismen sind auch ansteckend; sie verbreiten sich schnell und leicht. Viren sind erheblich kleiner als Bakterien und verursachen Entzündungen mit einer hellen, wäßrigen Absonderung. Treten gelbe oder gelblichgrüne Absonderungen auf, handelt es sich in den meisten Fällen um einen bakteriellen Infekt.
Soweit Entzündungen eindeutig einem der übrigen Kapitel von Teil 1 des *Homöopathieführers* zugeordnet werden konnten, sind sie dort aufgenommen (z. B. Bronchitis, Nebenhöhlenentzündung).
In diesem Kapitel finden sich Erkrankungen, die weniger deutlich an ein bestimmtes Organsystem gebunden sind, sowie einige Allgemeinerkrankungen wie Grippe, Fisteln und das Pfeiffersche Drüsenfieber.

Abszeß

Ein Abszeß ist eine meist deutlich umschrieben abgekapselte Eiteransammlung, die unter Druck größer wird und schließlich nach innen oder außen aufbrechen kann. Die Verursacher sind Bakterien, die über eine Hautwunde in den Körper eingedrungen sind.
Diese Erkrankung eignet sich weniger zur Selbstbehandlung; einen (homöopathischen) Arzt/Heilpraktiker aufsuchen! In Absprache mit diesem kann folgendes gegeben werden:

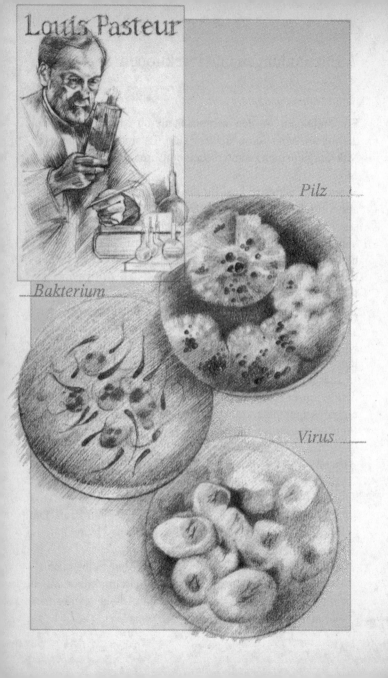

Zum Einnehmen

Hepar sulfuris D3	**T**	damit der Abszeß reift
Myristica sebifera D2	**D**	damit der Körper die Abszeßflüssigkeit aufnimmt
Silicea D6	**T**	nach dem Aufbrechen, zur Nachbehandlung oder für hartnäckige Abszesse, die nicht reifen wollen

Atemwege, Infektion der
siehe Kapitel 3 (Bronchitis)

Bein, offenes
siehe offenes Bein

Beingeschwür
siehe offenes Bein

Bindehautentzündung
siehe Kapitel 2

Blasenentzündung
siehe Kapitel 5

Bronchitis
siehe Kapitel 3

Brustdrüsenentzündung

Eine Brustdrüsenentzündung entsteht, wenn Bakterien über die Brustwarze in das Brustgewebe eindringen und die Milchdrüsen infizieren. Meist stammen die Bakterien von der Haut rings um die Brustwarze. Sie vermehren sich rasch, und es kommt zu einer roten, schmerzhaften Schwellung. Auch die Lymphknoten unter der Achsel neben der befallenen Brust können schmerzen, und manchmal tritt Fieber auf.

Brustdrüsenentzündungen sind besonders häufig bei Frauen nach der Geburt. Vielfach entstehen Schrunden in den Brustwarzen, auch wenn nicht gestillt wird, durch die die Erreger eindringen können. Eine sorgfältige Hygiene und Pflege der Brüste kann solchen Entzündungen vorbeugen. Sofern keine gegenteilige ärztliche Anweisung erfolgt, kann weiter gestillt werden.

Diese Erkrankung eignet sich weniger für die Selbstbehandlung; einen (homöopathischen) Arzt/Heilpraktiker aufsuchen! In Absprache mit diesem kann eines der nachfolgend genannten Mittel gegeben werden.

siehe auch Kapitel 11

Zum Einnehmen

Hepar sulfuris D3	T	in der ersten Phase der Entzündung
Phytolacca D6	T	Schrunden der Brustwarzen; beim Stillen Schmerzen im ganzen Körper; Brüste geschwollen, hart und schmerzhaft
Silicea D6	T	zur Nachbehandlung

Äußere Anwendung

Calendula extern DHU	S	zur Vermeidung einer Brustdrüsenentzündung; Brustwarzen nach jedem Stillen einreiben
Graphites Salbe DHU	S	Schrunden der Brustwarzen; trockene, schrundige Haut, Allgemeinmittel bei Hauterkrankungen

7. Entzündungen und Infektionen

Desinfektion
siehe Kapitel 12

Eiterbeule
siehe Abszeß

Entzündungen vorbeugen
siehe Infektionen vorbeugen

Erkältung
siehe Kapitel 3

Fieber

Fieber ist eine natürliche Reaktion des Körpers auf eingedrungene Viren oder Bakterien. Vom Gebrauch fiebersenkender Mittel ist daher abzuraten. Wenn das Fieber unter 40 Grad bleibt und nicht länger als einige Tage anhält, braucht kein Arzt gerufen zu werden, sofern es sich nicht um ein Kind unter 4 Jahren handelt, bei dem einmal ein Fieberkrampf aufgetreten ist. Bei einem schnellen Temperaturanstieg besteht die Gefahr, daß ein erneuter Fieberkrampf auftritt. In diesem Fall ist es ratsam, den Temperaturanstieg mit Aconitum Pentarkan zu bremsen. (Dieses Mittel nicht länger als 12 Stunden geben – wenn bis dahin keine Besserung eintritt, absetzen.) Bei homöopathischen Mitteln wird das Fieber niemals unterdrückt, sondern die Krankheit durchläuft das Fieberstadium rascher. Besprengen mit lauwarmem Wasser kann Erleichterung verschaffen. Leichte Kost geben (Fruchtsäfte).

Zum Einnehmen

Aconitum Pentarkan	**D**	Entzündungen mit Fieber; akutes hohes Fieber
Aconitum D6	**T**	verhindert Krankheiten, die mit trockenem, heißem Fieber beginnen; sich sehr schnell entwickeln-

		des Fieber, ausgelöst durch kalten Wind; Angst, Durst
Belladonna D6	K	großer Durst, aber Angst, zu trinken; sehr ängstlich und schreckhaft mit angstvollen Fieberphantasien; große Pupillen, roter, vor Hitze glühender Kopf, dabei oft kalte Füße
Eupatorium perfoliatum D3	T	Fieber mit starken Schmerzen in Muskeln und Knochen; großer Durst auf Kaltes, das jedoch erbrochen wird
Ferrum phosphoricum D6	T	beständiges Fieber
Gelsemium D6	K	das Fieber ist morgens höher als abends; dunkelrotes Gesicht; dumpfe Kopfschmerzen oft vom Nacken ausgehend; Urinabgang bessert den Kopfschmerz deutlich

Fieberbläschen
siehe Kapitel 1

Fistel

Hierbei handelt es sich um eine vom Arzt festgestellte, nicht natürlicherweise vorhandene Öffnung der Haut, durch die Eiter oder Flüssigkeit abfließt. Eine Fistel ist empfindlich bis äußerst schmerzhaft und befindet sich oft im Bereich des Afters. Die Öffnung kann schon bei der Geburt vorhanden sein oder sich später aus einem Abszeß, einer Narbe oder bei Darmentzündungen wie der Crohn-Krankheit entwickeln. Die Infektion kann auch auf andere Körperteile übergreifen; deshalb peinliche Sauberkeit beachten. Teils heilt der Defekt von selbst, teils ist ein chirurgischer Eingriff notwendig. Ausreichende Vitamin-C-Versorgung sicherstellen, um das Bindegewebe zu kräftigen (mit der Nahrung aufnehmen oder höchstens eine Tablette zu 500 mg pro Tag!). Es empfiehlt sich, einen Arzt aufzusuchen, wenn Verdacht auf eine Fistel besteht.

Zum Einnehmen

Silicea Pentarkan	**T**	bei chronischem Leiden
Hepar sulfuris D3	**T**	bei Eiterbildung
Silicea D6	**T**	allgemein bei Entzündungen (gleichzeitig äußerlich Calendula Salbe anwenden)

Äußere Anwendung

Calendula Salbe DHU	**S**	entzündungshemmend und geweberegenerierend

Gerstenkorn
siehe Kapitel 2

Geschwüre
siehe Kapitel 1

Geschwüre im Mund
siehe Kapitel 2

Grippe
(Echte) Grippe[*] ist eine akute Infektionskrankheit, die durch Viren hervorgerufen wird; es gibt eine große Vielzahl unterschiedlicher Grippeviren. Grippe tritt meist epidemisch auf; eine solche Epidemie wird in der Regel nach dem Ort benannt, an dem die Grippe erstmals beobachtet wurde, z. B. Hongkong-Grippe.

---

[*]Grippe (Influenza) wird durch Influenza-Viren der Gruppen A, B oder C verursacht. Sie verläuft in der Regel ähnlich, aber schwerer als grippale Infekte, die durch andere Virusarten hervorgerufen werden.

Die Krankheit ist äußerst ansteckend! Die Inkubationszeit (der Zeitraum zwischen der Ansteckung und dem Auftreten der ersten Krankheitserscheinungen) liegt zwischen 1 und 4 Tagen. Symptome: Schüttelfrost und Fieber, Kopfschmerzen, Appetitlosigkeit, Muskelschmerzen, Ermüdung, Entzündungen der Nase und/oder Halsschleimhaut. Das Grippevirus schwächt die Abwehrmechanismen des Körpers gegen Bakterien (Gefahr der Sekundärinfektion!). Für Menschen mit Herzleiden, Lungenkrankheiten und Ältere kann das Grippevirus deshalb bedrohlich sein.

Bei akuten Symptomen muß der Patient im Bett bleiben; bei einsetzender Genesung kann man allmählich wieder seine normalen Verrichtungen aufnehmen. Normalerweise dauert ein Grippeinfekt einige Tage bis zwei Wochen. Allgemeine Ratschläge: Reichlich trinken, Ansteckung anderer vermeiden (durch Tröpfeninfektion), indem man nicht in der Nähe anderer hustet, niest usw. Wenn man noch nicht angesteckt ist, sollte man in Epidemiezeiten Menschenansammlungen meiden und die eigene Widerstandskraft stärken.

Zum Einnehmen

Eupatorium Pentarkan	**D**	kann, wenn im Anfangsstadium gegeben, den Ausbruch der Grippe verhindern
Nisylen	**T**	Allgemeinmittel bei Grippe und Erkältung für Erwachsene
Aconitum D6	**T**	beginnende Grippe (oft als Folge von kaltem Wind)
Bryonia D6	**T**	Grippe mit Schmerzen, die durch Bewegen stärker werden; will allein sein, am besten in verdunkeltem Zimmer; Durst auf Kaltes; ärgerlich und reizbar

| Eupatorium perfoliatum D3 | **T** | Grippe mit Schmerzen in Muskeln und Knochen; Drang mit Durst auf Kaltes, das unmittelbar nach dem Trinken erbrochen wird |

Halsentzündung
siehe Kapitel 3

Hautentzündung
siehe Kapitel 1

Karbunkel
siehe Kapitel 1 (Furunkel)

Kiefernhöhlenentzündung
siehe Kapitel 3 (Nebenhöhlenentzündung)

Krebs
Krebs ist ein Sammelbegriff für Krankheiten, bei denen sich Körperzellen vermehren und unkontrolliert weiterwachsen. Krebszellen entdifferenzieren, d. h., sie übernehmen keine der ihnen von der Mutterzelle her zugedachten Aufgaben mehr. Die Krebszelle verweigert ihre Mitarbeit im Gesamtorganismus, sie agiert rein »egoistisch«. Außer bei den Blutkrebskrankheiten (wie z. B. Leukämie) entwickelt sich bei Krebs eine bösartige Geschwulst, die fortwuchert und sich über das angrenzende Gewebe weiter verbreitet. Bei Frauen tritt Krebs am häufigsten in Brüsten, Dickdarm und Gebärmutter auf. Bei Männern sind besonders gefährdet: Lunge, Prostata und Dickdarm.

Über die Entstehung von Krebs gibt es viele Theorien. Es ist anzunehmen, daß Krebs auf eine anhaltende Irritation bzw. Vergiftung oder auf psychische Faktoren zurückzuführen ist. Mögliche Auslöser sind Tabakrauch, Industriestoffe (z. B. Asbest, Chrom, Teer), radioaktive Strahlung, denaturierte Nahrung und psychische Krisensituationen, die der Betreffende als ausweglos empfindet.* Eine gesunde Lebensweise (nicht rauchen, kein Alkohol, vollwertige unbehandelte Lebensmittel, ausreichend Bewegung und Vermeidung von Streß) hat vorbeugende Wirkung. Auch Vererbung spielt eine Rolle, z. B. bei Brustkrebs.

Viele Krebsformen (z. B. der Haut oder des Gebärmutterhalses) können im Frühstadium erkannt und sofort behandelt werden, bevor sich die Krebszellen ausgebreitet haben. In diesem Stadium ist vielfach noch eine vollständige Heilung möglich. Wenn sich die Zellen einmal ausgebreitet und Tochtergeschwülste gebildet haben, sind die Aussichten auf eine vollständige Heilung geringer.

Lungenkrebs entsteht wahrscheinlich durch eine Kombination der folgenden Faktoren:

- Rauchen (je mehr man raucht, desto größer ist die Möglichkeit einer Krebsentstehung in Lunge und Harnwegen). *Siehe* Kapitel 8: Rauchen, Aufhören mit dem
- Umgang mit Asbest;
- denaturierte Ernährung, wodurch Vitaminmangel entsteht (Untersuchungen haben gezeigt, daß bei Lungenkrebspatienten der Vitamin-A-Spiegel zu niedrig ist und daß der Körper beim Rauchen mehr Vitamin C verbraucht);
- Veranlagung/Vererbung: Wenn Krebs bereits in der Familie aufgetreten ist, ist die Entstehung von Krebs wahrscheinlicher;
- seelische Faktoren wie z. B. nicht verarbeiteter Kummer, Haß- oder Rachegefühle und insgesamt unbewältigte Konfliktsituationen; diese können die Widerstandskraft des Körpers gegen Krebs durch eine Schwächung der weißen Blutkörperchen herabsetzen.

---

* Zur psychischen Seite des Krebses siehe: Matthew Manning, »Handbuch zur Selbstheilung«, Knaur TB 4232

7. Entzündungen und Infektionen

In den letzten Jahren sind die Heilungsaussichten für bestimmte Krebsformen (Jugendkrebs, Hodgkin-Krankheit) gestiegen. Selbst bei akuter lymphoblastischer Leukämie, einer Kinderkrankheit, die als unheilbar galt, liegt die Heilungschance dank moderner Behandlungsverfahren bei fast 50 %. Zwei Aspekte sind von besonderer Bedeutung:
– Vorbeugung durch eine gesunde Lebensweise;
– Früherkennung.
Die Mißachtung von Warnsignalen ist lebensgefährlich! In Erwägung zu ziehen ist die Murman-Therapie. Mit Homöopathie allein kann Krebs nicht geheilt werden, jedoch ist gelegentlich eine unterstützende Behandlung möglich. Diese Erkrankung ist für die Selbstmedikation ungeeignet; bei Krebsverdacht in jedem Fall zum Arzt gehen!

Magenschleimhautentzündung
siehe Kapitel 5

Mattigkeit
siehe Rekonvaleszenz

Mittelohrentzündung
siehe Kapitel 2

Mundhöhlenentzündung
siehe Kapitel 2

Nasenkatarrh
siehe Kapitel 3

Nasennebenhöhlenentzündung
siehe Kapitel 3 (Nebenhöhlenentzündung)

Nebenhöhlenentzündung
siehe Kapitel 3

Offenes Bein

Ein offenes Bein (Beingeschwür, Unterschenkelgeschwür) entsteht meist durch schlechte Durchblutung der Haut. Meist bestehen Krampfadern und/oder eine Venenentzündung.

Gesunde Ernährung ist außerordentlich wichtig; insbesondere Vitamin A, B, C und E begünstigen die Heilung des Unterschenkelgeschwürs. Weitere wichtige Faktoren: Verbesserung der Allgemeinverfassung und der Widerstandskraft, Entschlackung der Verdauung und Verbesserung der Durchblutung.

Diese Krankheit eignet sich weniger für die Selbstbehandlung; einen (homöopathischen) Arzt/Heilpraktiker aufsuchen! In Absprache mit diesem kann eine homöopathische Behandlung durchgeführt werden.

siehe auch Kapitel 1 (Wundliegen)

Zum Einnehmen

Tebonin forte	D	Allgemeinmittel bei Durchblutungsstörungen, insbesondere in den Haargefäßen und bei drohendem Sauerstoffmangel

Äußere Anwendung

Arnica extern DHU	I	bei übelriechenden Geschwüren (dreimal täglich 10 Tropfen auf eine Kompresse – Achtung: nur verdünnt anwenden)
Calendula Salbe	S	Hautgeschwüre, offenes Bein; blutstillend und entzündungshemmend

Ohrenentzündung

siehe Kapitel 2 (Mittelohrentzündung)

Pfeiffersches Drüsenfieber

Hierbei handelt es sich um eine Viruserkrankung (Epstein-Barr-Virus), die vor allem bei Heranwachsenden auftritt (»Studentenkrankheit«). Die Erkrankung, die auch durch Mund-zu-Mund-Kontakt übertragen werden kann, tritt selten epidemisch auf. Das Virus breitet sich meist in praktisch alle Körperorgane aus, was zu einer Vielzahl von Symptomen führt: Der Hals ist gerötet, und häufig zeigt sich eine Mandelentzündung mit weißen Pünktchen oder weißem Belag. Hohes Fieber, Lymphdrüsenschwellungen in Hals und Nacken (teilweise auch Milz oder Leber) und Müdigkeit sind die Regel. Es können alle Grippesymptome auftreten. Der Verlauf ist meist gutartig, kann aber sehr langwierig sein. Wenn auch die Leber befallen ist, kann sich der Patient monatelang zerschlagen fühlen. Die Diagnose kann durch eine Blutuntersuchung gesichert werden, da beim Erkrankten die Zahl der weißen Blutkörperchen stark zunimmt. Wenn die Diagnose gestellt ist, kann der Heilungsprozeß durch Homöopathie erheblich beschleunigt werden. Reichlich Wasser und Fruchtsaft trinken, vor allem Bettruhe halten (mindestens einen Monat).

Wenn homöopathische Behandlung gewünscht wird, dies mit einem Arzt besprechen und die Behandlung gegebenenfalls mit folgendem beginnen:

Zum Einnehmen

Ailanthus glandulosa D6	K	Pfeiffersches Drüsenfieber, in den ersten 6 Wochen (gleichzeitig Berberis D3 einnehmen, wenn auch die Leber befallen ist)
Ailanthus glandulosa D30	K	Pfeiffersches Drüsenfieber, nach den ersten 6 Wochen (gleichzeitig Berberis D3 einnehmen, wenn auch die Leber befallen ist)

I. Verzeichnis der Gesundheitsstörungen und Krankheiten

Berberis D3	**T**	wenn auch die Leber befallen ist (gleichzeitig Ailanthus glandulosa D6 oder D30 einnehmen)

In Absprache mit einem homöopathischen Arzt/Heilpraktiker kann man auch folgende Verschreibung anwenden:

morgens	10 Tropfen Arsenicum jodatum D6
	1 Tablette Ferrum phosphoricum D6
mittags	2 Tabletten Silicea D12
abends	10 Tropfen Arsenicum jodatum D6
	1 Tablette Ferrum phosphoricum D6

Rekonvaleszenz

Nach einer überstandenen Infektionskrankheit fühlt man sich vielfach noch einige Tage schwach. Mit homöopathischen Heilmitteln kann man die völlige Wiederherstellung beschleunigen.

Zum Einnehmen

Damiana Pentarkan	**D**	bei geistiger und körperlicher Erschöpfung
Ferrum Pentarkan	**T**	Allgemeinmittel zur Kräftigung
Solidago Pentarkan	**D**	allgemein entwässerndes Mittel; beschleunigt die Genesung nach Operationen und verbessert die Nierenfunktion
Chininum arsenicosum D4	**T**	Mattigkeit und Erschöpfung nach einer Krankheit
Ferrum phosphoricum D6	**T**	Antriebsschwäche durch Blutarmut bei jungen Menschen
Phosphorus D6	**D**	Schwächezustände nach erschöpfenden Krankheiten, nach Verlust von Körpersäften wie

7. Entzündungen und Infektionen

> Blutungen, Stillen, Geburt oder bei schnellem Wachstum; überempfindlich gegenüber äußeren Eindrücken; zittrige Schwäche bei leerem Magen

Soor
siehe Kapitel 2 (Mundhöhlenentzündung)

Stirnhöhlenentzündung
siehe Kapitel 3 (Nebenhöhlenentzündung)

Venenentzündung
siehe Kapitel 4

Widerstandskraft, Erhöhung der
Wir können unseren Körper in verschiedener Weise dabei unterstützen, den Widerstand gegen Infektionen aufrechtzuerhalten. Folgende Faktoren sind wesentlich:
– gutes Gleichgewicht zwischen körperlicher und seelischer Anstrengung und Entspannung;
– ausreichend Schlaf und Bewegung in frischer Luft;
– vollwertige natürliche Ernährung;
– positive Lebenseinstellung.

Bei reduzierter Widerstandskraft können die folgenden homöopathischen Heilmittel helfen.

Zum Einnehmen

Echinacea Pentarkan	**T**	stärkt den Widerstand bei (anfälligen) Kindern
Eupatorium Pentarkan	**D**	allgemein widerstandssteigernd bei Erwachsenen

Zahnfleischentzündungen
siehe Kapitel 2

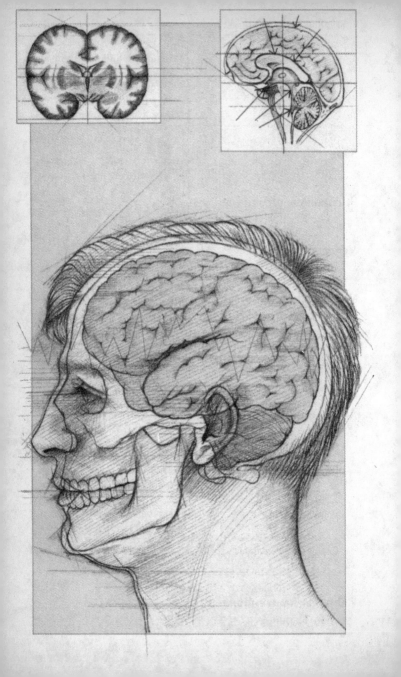

8. Seelische Störungen

In diesem Kapitel werden keine *schweren* seelischen Erkrankungen oder geistige Störungen besprochen; in diesen Fällen muß unbedingt professionelle Hilfe in Anspruch genommen werden. Behandelt werden hier ausschließlich Krankheiten, die auf einem *vorübergehenden* Verlust des seelischen Gleichgewichts durch äußere Einflüsse beruhen.
Seelische Probleme können durch Streß, Kummer oder emotionelle Belastungen entstehen. Manche Menschen sind hierfür anfälliger als andere. In sehr vielen Fällen können menschliche Zuwendung und ein offenes Ohr ebenso wichtig oder sogar noch wichtiger sein als ein Arzneimittel. Wenn man solche Hilfe nicht innerhalb der Familie oder dem Freundeskreis bekommen kann, kann man sich an den Hausarzt, einen Psychologen oder bestimmte öffentliche Einrichtungen wie z. B. die Telefonseelsorge wenden.

Altersbeschwerden
siehe Gedächtnisschwäche

Angst
Bei den meisten Menschen ist Angst eine vorübergehende Reaktion auf Streß. Wenn die Angstzustände längere Zeit anhalten, handelt es sich um eine Phobie, d. h. um eine psychische Erkrankung. Angst tritt etwas häufiger auf bei Heranwachsenden und Älteren. Streßverminderung und Entspannung anstreben, versuchen, darüber zu sprechen und Hilfe in Anspruch nehmen, wenn die Angst sich auf das tägliche Leben auswirkt. Angst erzeugende Situationen meiden. Noch besser ist es, unter fachlicher Anleitung zu

versuchen, über langsame Gewöhnung die Angst zu überwinden. Die Homöopathie kann hierbei helfen.

Mit den unten genannten Ausnahmen ist dieses Leiden für die Selbstbehandlung geeignet; einen (homöopathischen) Arzt/Heilpraktiker zu Rate ziehen!

Zum Einnehmen

Stramonium Pentarkan	**D**	Allgemeinmittel bei Angst, vor allem bei Kindern
Argentum nitricum D6	**D**	Höhenangst, Platzangst, Erwartungsangst; Schwindelgefühle; Blähsucht mit lautem Aufstoßen
Arsenicum album D6	**T**	pedantisch genaue Menschen mit vielen Ängsten, wie Angst um die Gesundheit, um finanzielle Dinge oder vor Einbrechern nachts
Belladonna D6	**K**	Angst vor Hunden

Angstträume
siehe Kapitel 9

Bettnässen
siehe Kapitel 9

Depression
Die Schwere dieser Erkrankung kann von Verstimmung bis zu einem Gefühl der Nutzlosigkeit, zu Verzweiflung und schließlich zu der Vorstellung reichen, dem Leben überhaupt nicht mehr gewachsen zu sein. Eine Phase der Depression ist normal nach einem traurigen oder erschütternden Erlebnis. Auch während oder nach manchen Infektionskrankheiten wie z. B. dem Pfeifferschen Drüsenfieber fühlt sich der Patient müde und niedergeschlagen.

Auch der Hormonhaushalt kann eine Rolle spielen (während der Regelblutung, nach der Niederkunft, in den Wechseljahren). Es ist ein Schritt in die richtige Richtung, wenn man mit Freunden über seine Gefühle spricht.

Zwischen Deprimiertheit und einer echten Depressionserkrankung besteht ein Unterschied; seelisch kranke Menschen sehen keine Möglichkeit, sich selbst aufzurichten; zu den Symptomen einer Depressionskrankheit gehört nicht nur ein Gefühl der Niedergeschlagenheit, sondern es treten auch Appetitlosigkeit, Übermüdung, Schlaflosigkeit und eine allgemeine Interessenlosigkeit auf.

Diese Krankheit ist für die Selbstbehandlung ungeeignet; einen (homöopathischen) Arzt/Heilpraktiker aufsuchen!
siehe auch Prämenstruelles Syndrom; Kapitel 11 (Postnatale Depression)

Erschöpfung

Zum Einnehmen

Damiana Pentarkan	D	körperliche wie geistige Erschöpfung
Avena sativa Ø	D	kräftigt und beruhigt
Chininum arsenicosum D4	T	Erschöpfung und Mattigkeit nach einer Krankheit
Sulfur D6	T	zur Entgiftung nach einer Behandlung mit Antibiotika

Examensangst

Zum Einnehmen

Passiflora Pentarkan	D	beruhigendes Mittel ohne Nebenwirkungen
Plantival Tropfen	D	allgemein beruhigendes Mittel,

		bewirkt keine Abhängigkeit oder Betäubung
Argentum nitricum D6	**D**	bei starker Unruhe aufgrund von Erwartungsspannung, hektische Bewegungen; fühlt sich gehetzt, Gedächtnisschwäche; starkes Verlangen nach Süßem, das aber Blähungen und Aufstoßen verursacht
Gelsemium D6	**K**	»krank« vor Anspannung vor einer Prüfung; unter anderem stechende Kopfschmerzen oder dumpfe Migräne im Hinterkopf, schwere Augenlider, Zittern, Schwäche und lahmes Gefühl in den Muskeln

Frühjahrsmüdigkeit

Mehr Obst essen, z. B. Zitrusfrüchte und Kiwi sowie Kohl (insbesondere Grünkohl), da diese Produkte reich sind an Vitamin A und C. Auf ausreichende Entspannung achten und die Sonne genießen.

Zum Einnehmen

Damiana Pentarkan	**D**	kräftigendes Tonikum

Gedächtnisschwäche

Gedächtnisschwäche ist nicht dasselbe wie Gedächtnisverlust. Ein Gedächtnisverlust (Amnesie) liegt vor, wenn man keine Erinnerung mehr an einen bestimmten Zeitraum hat, z. B. nach einem Unfall, einer Krankheit mit hohem Fieber oder nach einem Alkoholexzeß. Von Gedächtnisschwäche spricht man, wenn jemand ständig vergeßlich ist oder Schwierigkeiten hat, sich an jüngste Ereignisse zu erinnern (Absentia). Bestimmte Arzneimittel wie z. B. Schlafmittel

8. Seelische Störungen

sowie übermäßiger Alkoholgenuß können das Gedächtnis beeinträchtigen. Wenn die Gedächtnisleistung langsam abnimmt, ist dies meist noch kein Grund zur Besorgnis. Vergeßlichkeit ist nicht unnormal, wenn man älter wird, und im allgemeinen kein Vorbote eines geistigen Verfalls. In unserer vergreisenden Gesellschaft wird Demenz unter älteren Menschen in zunehmendem Maße auftreten. Diese Erkrankung ist bei Menschen unter 65 selten. Demenz ist der Rückgang der geistigen Leistungskraft. Man wird vergeßlich und verliert (oder meidet) den Kontakt mit der (harten) Wirklichkeit. Vermutlich ist dieser Prozeß zurückzuführen auf nicht vollwertige Ernährung (Zink- und Vitamin-B_{12}-Mangel), zuviel Fett (Cholesterin) und übermäßigen Zuckergenuß, wodurch es zu einer Verkalkung der Arterien kommt, die das Gehirn mit Blut versorgen. Das erste Symptom für Demenz ist eine allmählich zunehmende Gedächtnisschwäche, vor allem was jüngste Ereignisse betrifft. Der Patient weiß häufig noch ganz genau, was vor Jahren geschehen ist, erinnert sich aber nicht mehr an dasjenige, was vor einer Stunde war. Im Laufe der Zeit nimmt das Begriffs- und Denkvermögen immer weiter ab, und häufig schwindet das Interesse an den einfachsten alltäglichen Aktivitäten. Die eigenen Kinder werden nicht mehr erkannt. Schließlich kann sich die gesamte Persönlichkeit des Patienten ändern; Apathie und Aggression können im Wechsel auftreten.

Wenn man bei einem Familienangehörigen oder Bekannten die ersten Anzeichen einer Demenz feststellt, versuche man den Betreffenden zu einer homöopathischen Behandlung zu bewegen. Der Patient muß gründlich untersucht werden, um die Ursache festzustellen.

Zum Einnehmen

Aurum jodatum Pentarkan **T** bei Arterienverkalkung, Waden-

		schmerz beim Gehen, Brustschmerzen bei Anstrengungen
Tebonin forte	**D**	Allgemeinmittel bei Durchblutungsstörungen in Gehirn und Kapillaren; drohender Sauerstoffmangel, Gedächtnisschwäche und Vergeßlichkeit bei Älteren
Barium carbonicum D6	**T**	Vergeßlichkeit bei beleibten Menschen, geistige Trägheit, mangelnde Konzentration, empfindlich gegen Nässe und Kälte; infantiles Verhalten alter Menschen; Rückzug von der Gesellschaft

Herzklopfen
siehe Kapitel 4

Hitzewallungen
siehe Kapitel 10 (Wechseljahre)

Hyperventilation
siehe Kapitel 3

Konkurrenzangst
siehe auch Versagensangst

Zum Einnehmen

Plantival Dragees	**T**	oder:
Plantival Tropfen	**D**	allgemein beruhigendes Mittel, bewirkt keine Abhängigkeit oder Betäubung
Argentum nitricum D6	**D**	bei Fiebergefühl und hektischen Bewegungen, innerlichem Zittern; starkes Verlangen nach Süßem

Cocculus D4	T	bei Brechneigung oder Schwindel mit Übelkeit, bei reizbaren Menschen
Gelsemium D6	K	bei einem schweren und matten Gefühl, langsame Bewegungen; stechender Kopfschmerz im Hinterkopf, schwere Augenlider

Konzentrationsschwäche

Zum Einnehmen

Damiana Pentarkan	D	durch geistige wie körperliche Erschöpfung
Barium carbonicum D6	T	Konzentrationsschwäche bei älteren, beleibten Menschen; Gefühl wie »blöd« im Kopf

Kummer

Unterdrückter Kummer führt zu einer zunehmenden körperlichen Anspannung, was zu einer Verspannung der Hals-, Schulter- und Rückenmuskeln führen kann, wodurch wiederum Kopfschmerzen, Halsschmerzen und Rückenschmerzen entstehen. Einmal die Tränen ungehemmt fließen lassen, entlädt die Spannung und ist daher heilsam.

Zum Einnehmen

Ignatia D6	T	bei akutem Kummer oder Enttäuschung; hysterische Reaktionen, Weinkrämpfe; stiller Kummer mit wortlosem Seufzen; widersprüchliche Symptomatik
Natrium muriaticum D12	T	bei Menschen, die sich nicht trö-

	sten lassen; die ihren Kummer/Trauer mit sich selbst ausmachen wollen; kann nicht weinen; schwermütiges Brüten – kommt über lange zurückliegende traurige Ereignisse nicht hinweg.
Acidum phosphoricum D12 **D**	stiller Kummer als Folge von Trauer oder Schock; Gefühl emotionaler Grabesstille – keinerlei Interesse mehr an der Umwelt; Umwelt wird wie durch Watte wahrgenommen

Lampenfieber
siehe Versagensangst

Nervosität

Bei Anspannung und Nervosität sollte man zunächst einmal den eigenen Kaffeekonsum kritisch prüfen. Koffein macht häufig nervös, führt zu Herzklopfen, Blutdruckerhöhung und Schlaflosigkeit. Man gehe über auf koffeinfreien Kaffee und trinke auch diesen nur mit Maßen. Auch eine Reihe von Schmerzmitteln enthalten Koffein – man bevorzuge homöopathische Mittel. Viele Menschen greifen bei Streß sofort zur Zigarette. Es empfiehlt sich aber vielmehr, bei Nervosität gerade nicht zu rauchen, weil auch Nikotin nervöses Herzklopfen, Schwindel und Übelkeit hervorruft. Entspannungsübungen (z. B. Yoga) können hier helfen.

Zum Einnehmen

Lycopus Pentarkan	**D**	Nervosität mit Herzklopfen
Passiflora Pentarkan	**D**	Beruhigungsmittel ohne Nebenwirkungen

8. Seelische Störungen

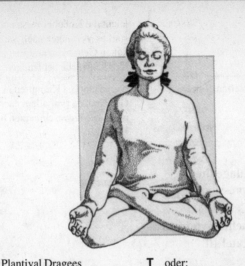

Plantival Dragees Plantival Tropfen	**T** **D**	oder: allgemein beruhigendes Mittel, bewirkt keine Sucht oder Betäubung
Klimaktoplant	**T**	Nervosität mit Hitzewallungen, in den Wechseljahren
Stramonium Pentarkan	**D**	Nervosität mit Angst, vor allem bei Kindern; Kopfschmerzen und Appetitlosigkeit bei überlasteten Kindern
Argentum nitricum D6	**D**	man fühlt sich gehetzt, Übererregtheit, Angst, Schwindel; Blähungen mit Aufstoßen; Verlangen nach Süßem
Avena sativa Ø	**D**	bei Abgespanntheit, Appetitlosigkeit, Reizbarkeit, geschäftlichen Sorgen
Phosphorus D6	**D**	bei sensiblen, ängstlichen und schreckhaften Menschen (Furcht vor Gewitter), die schnell blaue Flecken bekommen und sich

		leicht die Knöchel verstauchen; starkes Verlangen nach Salzigem, kalten Getränken und Eis; zittrige Schwäche bei Hunger
Zincum valerianicum D3	**T**	Nervosität bei Krämpfen in den Gliedmaßen (vor allem nachts), nervöse Magenschmerzen und Unruhe

Niedergeschlagenheit
siehe Depression

Prämenstruelles Syndrom
siehe Kapitel 10

Rauchen, Aufhören mit dem
Rauchen verkürzt das Leben und erhöht die Gefahr von Krebs, Herzleiden und Lungenkrankheiten. Die drei Stoffe, die für den frühzeitigen Tod von Rauchern verantwortlich sein dürften, sind Teer, Nikotin und Kohlenmonoxid. Statistisch werden etwa 25% aller Tumore bei Männern und mindestens 10% bei Frauen (mit) durch das Rauchen verursacht. Lungenkrebs ist bei Männern mit etwa 27% die häufigste Krebsart, und starkes Rauchen vervielfacht die Wahrscheinlichkeit von Lungenkrebs.

Vorbeugen ist besser als heilen! Wenn es schwerfällt, mit dem Rauchen aufzuhören, können homöopathische Mittel unterstützend wirken. Auch (Ohr-)Akupunktur, Hypnose oder eine Gruppenbehandlung können hier sinnvoll sein. Es gibt Gruppentherapien und Selbsthilfegruppen für diejenigen, die mit dem Rauchen aufhören wollen. Wenn die Entwöhnung nicht gelingt, empfiehlt es sich, zumindest für eine ausreichende Versorgung mit Vitamin A und C zu sorgen. Da Vitamin A im Körper gespeichert wird (es ist fettlöslich und kann daher nicht mit dem Harn ausgeschieden werden), muß man mit der Einnahme großer Mengen vorsichtig sein, wie sie z. B. in Vitamintropfen oder -dragees vorhanden sind. Die Einnahme von mehr als 50 mg Vitamin A täglich über mehrere Monate kann zu verschiedenen Beschwerden führen, unter anderem Hauterkrankungen, Haarausfall, Kopfschmerzen, Knochen- und Gelenkschmerzen. Sicherer ist es, genügend Vitamin A über die Nahrung aufzunehmen. Größere Mengen Vitamin A enthalten u. a. Lebertran, Butter, Karotten, Grünkohl und alle grünen Gemüse. Raucher sollten außerdem daran denken, daß sie nicht nur ihre eigene Gesundheit gefährden, sondern auch die ihrer Familienangehörigen und Mitmenschen, die zwangsläufig zu »Mitrauchern« werden. Diese werden damit einem erwiesenermaßen erhöhten Risiko ausgesetzt, Atemwegserkrankungen und insbesondere spastische Bronchitis zu erleiden.

Für denjenigen, der mit dem Rauchen aufhören will, gibt es homöopathische Mittel, die ihm dabei helfen können.

Zum Einnehmen

Caladium seguinum D6	D	verursacht Aversion gegen Tabak, hilft gegen die Folgen von Rauchen sowie bei Kopfschmerzen, Schwindel, Atemnot
Plantago major Ø	D	verursacht Aversion gegen Tabak, bei Schlaflosigkeit und Depression infolge von Rauchen
Tabacum D6	D	bei Beschwerden als Folge von Rauchen

Am erfolgreichsten soll jedoch die homöopathische Aufbereitung einer Zigarette der Marke sein, die man raucht.

Man bringt dazu eine Zigarette in eine Apotheke und bittet darum, sie an einen Homöopathie-Hersteller einzuschikken. Dieser soll daraus ein homöopathisches Mittel in der D6 anfertigen.

Reisefieber

Zum Einnehmen

Passiflora Pentarkan	D	beruhigendes Mittel ohne Nebenwirkungen
Argentum nitricum D6	D	gehetzte Menschen, inneres Zittern; Verlangen nach Süßem; geblähtes Gefühl; starke Erwartungsspannung

Reizbarkeit

Den Kaffeegenuß einschränken oder koffeinfreien Kaffee trinken. Übermäßige Sinnesreize meiden (Radio/Fernsehen, grelles Sonnenlicht, scharfe Gewürze usw.).

Zum Einnehmen

Avena sativa Ø	D	reizbar durch Überlastung, Übermüdung; Mattigkeit, Schlaflosigkeit, Appetitlosigkeit
Chamomilla D6	T	für Kinder, die nur dann ruhig sind, wenn sie auf den Schoß oder in den Arm genommen werden; schmerzüberempfindlich, schreit bei der kleinsten Unannehmlichkeit; Kind weiß nicht, was es will
Ignatia D6	T	Frauen mit rasch wechselnden Stimmungen; überempfindlich, hysterische Reaktionen mit Heulen und Schreien; Erstikkungsgefühl

Nux vomica D6	**T**	bei Männern und Frauen mit einem aufreibenden Beruf, Konsum von zu viel Stimulativen; hektischer Lebensweise, ungeduldig; Magenschmerzen 1 bis 2 Stunden nach dem Essen

Schlaflosigkeit

Schlaflosigkeit kann auftreten in Folge von Anspannung, in der Schwangerschaft (Sorgen über den Verlauf, häufiger Harndrang, man kann die richtige Schlafhaltung nicht finden), im Alter (man braucht weniger Schlaf), durch übermäßigen Kaffee- oder Alkoholgenuß, durch zu reichliches Essen am Abend, zu wenig körperliche Bewegung, nervöser Übererregtheit, Sorgen usw. Durchschnittlich braucht ein Mensch 7 bis 8 Stunden Schlaf, jedoch gibt es hier erhebliche individuelle Unterschiede. Meist unterschätzt man die tatsächliche Dauer der Nachtruhe während einer »schlaflosen« Nacht.

Ratschläge bei Schlaflosigkeit:
– abends keinen Kaffee mehr trinken oder auf koffeinfreien Kaffee übergehen;
– eine Stunde vor dem Zubettgehen den Fernseher ausschalten;
– vor dem Zubettgehen ein Glas warme Milch oder etwas Käse zu sich nehmen;
– ein entspannendes Buch lesen;
– vor dem Einschlafen Entspannungsübungen durchführen oder einen kurzen Spaziergang machen;
– tagsüber für ausreichende körperliche Betätigung sorgen;
– eine Überfüllung des Magens vermeiden; 3 Stunden vor dem Zubettgehen keine schweren Mahlzeiten mehr;

– ein warmes Bad entspannt (Duschen stimuliert!);
– für ein bequemes Bett sorgen;
– Kinder niemals zur Strafe ins Bett schicken; sie assoziieren später dann das Bett mit Strafe, was zu einer Aversion führen kann.

Bei längerer Schlaflosigkeit einen (homöopathischen) Arzt/Heilpraktiker aufsuchen.

Zum Einnehmen

Coffea Pentarkan	D	Allgemeinmittel bei Schlafstörungen
Plantival Dragees	T	oder:
Plantival Tropfen	D	allgemein beruhigendes Mittel, bewirkt keine Abhängigkeit oder Betäubung
Avena sativa Ø	D	bei Einschlafstörungen, Rekonvaleszenz; Mattigkeit, Appetitlosigkeit, Reizbarkeit (kann auch ergänzend zu Plantival genommen werden)
Barium carbonicum D6	T	bei Älteren
Chamomilla D6	T	bei quengeligen, reizbaren Kindern, die im Grunde nicht wissen, was sie wollen; wollen immer getragen werden; überempfindlich gegen Licht, Geräusche, Schmerzen
Coffea D3	T	bei Schlaflosigkeit durch Gedanken; nervöse Erregung und Ruhelosigkeit; nervöse Herzstörungen
Pulsatilla D6	T	Schlaflosigkeit durch kreisende Gedanken, wegen Hitzegefühls (Fenster auf) und Unruhe; instabile, zu Tränen neigende Verfassung

Zincum valerianicum D3	**T**	Krampf in den Gliedmaßen, vor allem nachts; unruhige Beine

Trauer
siehe Kummer

Unruhe
siehe Nervosität

Überlastung, geistige

Bei geistiger Überlastung empfiehlt es sich, den Kaffeegenuß drastisch einzuschränken oder koffeinfreien Kaffee zu trinken. Koffein kann Nervosität, Schlaflosigkeit, Bluthochdruck und Herzklopfen hervorrufen. Außerdem sollte man auch das Rauchen einschränken. Entspannungsübungen (z. B. Yoga) können helfen. Sich bewußt mehr Zeit für sich selbst nehmen, für die Hobbys, für Sport und Entspannung.

Diese Erkrankung eignet sich weniger für die Selbstbehandlung; einen (homöopathischen) Arzt/Heilpraktiker aufsuchen! In Absprache mit diesem kann folgendes gegeben werden:

Zum Einnehmen

Damiana Pentarkan	**D**	Tonikum bei geistiger Überlastung und Ermüdung
Ferrum Pentarkan	**D**	Allgemeinmittel bei Überarbeitung und nach Krankheit
Avena sativa Ø	**D**	mit Herzklopfen, Mattigkeit, Schlaflosigkeit, Appetitlosigkeit, Reizbarkeit
Nux vomica D6	**T**	nach einer Phase der geistigen Überlastung und übermäßigem Genuß von Zigaretten, Kaffee

und Alkohol; gehetzte Lebensweise, Überreizung des Nervensystems

Vergeßlichkeit

siehe Gedächtnisschwäche

Versagensangst

Versagensangst ist die Angst vor neuen Aktivitäten, weil man fürchtet, ausgelacht zu werden oder zu scheitern. Lampenfieber.
siehe auch Konkurrenzangst

Zum Einnehmen

Silicea D6	**T**	wenig Selbstvertrauen; Furcht vor neuen Aufgaben, vor Verantwortung, vor der Zukunft; rigides, eigensinniges Verhalten; leicht frierende Menschen, häufig brüchige Nägel, Nachtschweiß

Wechseljahre

siehe Kapitel 10

Zittern

siehe Kapitel 6

9. Spezielle Störungen bei Kindern

Bei kleinen Kindern sind die Ursachen von Beschwerden häufig schwieriger festzustellen als bei Erwachsenen. Deshalb muß man bei Kindern sehr genau auf äußere Symptome achten wie z.B. die Körpertemperatur, die Gesichtsfarbe, Unruhe und Weinen, Appetitlosigkeit usw. Der kleine, noch nicht ausgewachsene Kinderkörper ist meist auch empfindlicher als derjenige eines Erwachsenen. Dies bedeutet z. B., daß man bei hohem Fieber oder hartnäckigem Durchfall früher einen Arzt hinzuziehen muß.

In diesem Kapitel werden nur Beschwerden behandelt, die für (Klein-)Kinder typisch sind. Natürlich kann sich ein Kind auch erkälten oder eine Schürfwunde zuziehen; Hinweise zu solchen Erkrankungen und Beschwerden finden sich jeweils in den entsprechenden Kapiteln des *Homöopathieführers*. Beispiele für typische Kinderprobleme sind Bettnässen, Wachstumsstörungen, Kinderkrankheiten (Mumps, Masern, Röteln, Scharlach und Windpocken), Wundsein und Zahnen.

Anfällige Kinder

Zur Gruppe der anfälligen Kinder gehören diejenigen, die ständig oder immer wieder erkältet sind und dadurch häufig an Halsentzündungen, Mandelentzündungen oder Mittelohrentzündungen leiden und viel husten. Bei ihnen ist die Widerstandskraft gegen Bakterien und Viren noch ungenügend entwickelt. Die Erfahrung lehrt, daß dieser Widerstand erst um das sechste oder siebte Jahr voll entwickelt ist. Eine gute Ernährung mit viel Obst und frischem Gemüse ist wichtig, da die Vitamine A und C eine wichtige Rolle im Abwehrkampf gegen Krankheitserreger wie Bakterien und Viren spielen. Diese Kinder sollten nicht zu viele Molkereiprodukte zu sich nehmen.

Zum Einnehmen

Calcivitan Similiaplex	**T**	zur Steigerung der Widerstandskraft bei (anfälligen) Kindern

Angstträume

Zum Einnehmen

Stramonium Pentarkan	**D**	Allgemeinmittel bei Angst, vor allem bei Kindern; Furcht vor Dunkelheit, Enge und Wasser

Bettnässen

Vielen Kindern gelingt es nicht, das Bettnässen zu überwinden, bis die Blase ausreichend gewachsen ist, um den während der Nacht anfallenden Urin (über 0,25 l) zurückzuhalten. Meist ist dies im Alter von dreieinhalb Jahren der Fall. Bettnässen im späteren Alter ist häufig familiär bedingt. Es kann durch emotionelle Spannungen beim Kind ausgelöst werden (Ankunft eines neuen Babys in der Familie, Abwesenheit der Mutter usw.). Bettnässen ist bei Knaben häufiger als bei Mädchen.

Die Eltern sollten nicht zuviel Aufhebens davon machen, weil dies das Bettnässen in der Regel verschlimmert. Man versuche lieber, das Kind einmal nachts aufzuwecken und zum Gang zur Toilette zu bewegen. Wenn das Kind nach dem siebten Lebensjahr noch bettnäßt, sollte man einen (homöopathischen) Arzt/Heilpraktiker aufsuchen.

siehe auch Kapitel 5 (Inkontinenz)

Zum Einnehmen

Causticum Pentarkan	**D**	Allgemeinmittel bei Bettnässen, Inkontinenz durch Streß

Belladonna D6	**K**	das Kind schläft unruhig und redet im Schlaf, wird schwer wach; Aufschrecken aus dem Schlaf
Causticum D6	**D**	das Kind näßt auch am Tage ein; das Kind kann wegen ängstlicher Gedanken (im Dunkeln) nicht einschlafen; sehr mitleidig
Kreosotum D6	**T**	Bettnässen vor Mitternacht, das Kind ist schwer aufzuwecken; schlechte (schwarze) Zähne und Mundgeruch
Plantago major Ø	**D**	abnormal häufiger Harndrang
Sepia D6	**T**	das Kind ist nur vor Mitternacht naß; schwermütige, launische, lustlose Kinder; tanzt gerne

Kinderkrankheiten (allgemein)

Allgemeine Ratschläge bei Kinderkrankheiten (Mumps, Masern, Röteln, Scharlach, Windpocken): Bei Fieber die Körpertemperatur kontrollieren. Unter 40 Grad Celsius besteht kein Grund zur Besorgnis. Ein fieberndes Kind wenig essen, aber viel trinken lassen (Wasser, Apfelsaft, Fleischbrühe, dünnen Tee). Leicht zudecken, bei hohem Fieber kann Besprengen mit lauwarmem Wasser Erleichterung bringen. Das Kind im Haus lassen, bis die Krankheit ausgeheilt ist, damit sich die ansteckende Krankheit nicht ausbreiten kann. Wenn Besserung eintritt, muß das Kind nicht mehr den ganzen Tag im Bett bleiben.

Kinderkrankheiten sind für die Selbstbehandlung ungeeignet; einen Arzt aufsuchen. Weitere Hinweise zu den einzelnen Kinderkrankheiten *siehe* in den Artikeln Mumps, Masern, Röteln, Scharlach und Windpocken.

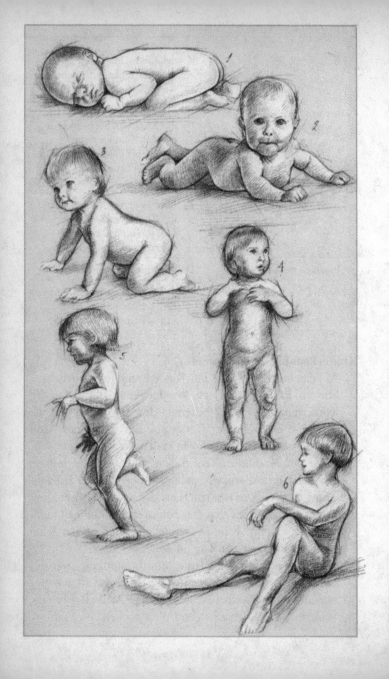

Masern

Die Symptome für diese Kinderkrankheit sind folgende: Das Kind fühlt sich unwohl, hat leicht erhöhte Temperatur, Schnupfen, rote, tränende Augen, trockenen Husten oder Durchfall. Danach sinkt die Temperatur, und es treten manchmal weiße Flecken an der Wangenschleimhaut auf. Nach 3 bis 4 Tagen zeigt sich der Ausschlag, zunächst hinter den Ohren und an der Stirn, und zwar in Form kleiner mattroter Flecken. Der Ausschlag dehnt sich über den ganzen Körper aus. Nach einer Woche geht es dem Kind meist wieder besser. Die Inkubationszeit von Masern beträgt 10 bis 14 Tage.

Vorsicht! Masern sind eine äußerst ansteckende Krankheit, auch für Erwachsene, die noch keine Masern hatten! Nach überstandenen Masern verbleibt eine lebenslange Immunität.

Wie alle Kinderkrankheiten sind Masern für die Selbstbehandlung ungeeignet; einen (homöopathischen) Arzt aufsuchen.

Milchschorf

Eine Form von (häufig nässendem) Ekzem, die meist an den Wangen des Babys beginnt und sich allmählich über das ganze Gesicht ausbreitet, wobei das Nasendreieck frei bleibt. Anschließend kann es sich über den ganzen Körper ausdehnen oder auch nur die Unterarme und Unterschenkel befallen. Bei älteren Kindern findet man häufig ein Ekzem in der Ellbogenfalte und der Kniekehle (dies nennt man ein konstitutionelles Ekzem).

Milchschorf ist ein Zeichen für eine »atopische Konstitution«, das heißt für eine Veranlagung zur Überempfindlichkeit bzw. Allergie. 10% der Bevölkerung besitzen eine atopische Konstitution und haben daher eine Veranlagung zu Asthma, Heuschnupfen, konstitutionellem Ekzem und (gelegentlich) Nesselsucht oder zu Darmbeschwerden (Leibschmerzen mit Verstopfung oder Diarrhöe) nach Kontakt mit bestimmten Stoffen, die eingeatmet werden. Beispiele für solche Substanzen sind Pollen (Blütenstaub), Hausstaub, Abschilferungen von Mensch und Tier, Pilze und Nahrungsmittelbestandteile.

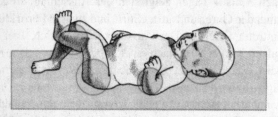

Stellen, an denen das Ekzem am häufigsten auftritt.

Milchschorf und konstitutionelles Ekzem im Kindesalter beruhen in 10% der Fälle auf einer Milcheiweißallergie. Diese Überempfindlichkeitsreaktion läuft in der Haut ab und löst das Ekzem aus. Wenn ein Kind gegen Kuhmilch überempfindlich ist, besitzt es meist auch eine Allergie gegen Hühnereiweiß und Orangen und in späterem Alter für Hautabschilferungen von Mensch und Tier sowie Hausstaub. 7,5% aller Säuglinge sind gegen Kuhmilcheiweiß überempfindlich. Eine erhöhte Anfälligkeit besteht bei Überempfindlichkeit in der Familie, bei Kindern, die nicht gestillt wurden, bei Durchfall durch eine Darminfektion, Störungen im Abwehrsystem des Körpers und schlechter Ernährungslage. Beschwerden bei Kuhmilchallergie:
– Magen- und Darmbeschwerden: Erbrechen, dünner Stuhl, häufig mit Blut und daher Blutarmut, unruhige Eingeweide und Blähbauch;
– Milchschorf oder konstitutionelles Ekzem;
– Husten mit Atemnot (pfeifender Atem);

9. Spezielle Störungen bei Kindern

– Reizbarkeit; das Kind weint häufig und liegt mit überstrecktem Kopf.

Wenn bei einem Kind einige der obigen Beschwerden auftreten, sollte man keine Kuhmilch und Babynahrung auf Kuhmilchbasis mehr geben. Auf vollwertige Sojamilch übergehen. Dem Kind auch keine Eier, Käse und andere Milchprodukte geben. Die beste Nahrung für den Säugling ist immer noch die Muttermilch. Kinder, die gestillt werden, haben z.B. seltener Mittelohrentzündung, Darmerkrankungen und eine siebenmal geringere Neigung zu Ekzemen. Wenn das erste Kind Milchschorf und/oder konstitutionelles Ekzem hatte, kann man versuchen, dies beim zweiten zu verhindern, indem man sofort nach der Geburt mit dem Stillen beginnt und dies mindestens 6 Monate lang durchhält. Wenn man in einer Klinik entbindet, sollte das Pflegepersonal vorab informiert werden, daß das Baby keine Kuhmilch bekommen darf. Wenn das Kind trotz des Stillens Milchschorf bekommt, muß die Mutter selbst auf vollwertige Sojamilch übergehen und darf keine Kuhmilch mehr trinken. Man hat festgestellt, daß Bruchstücke des Milcheiweißmoleküls über die Muttermilch in den Darm des Säuglings gelangen können.

Diese Erkrankung eignet sich weniger zur Selbstmedikation; einen (homöopathischen) Arzt/Heilpraktiker aufsuchen! In Absprache mit diesem kann folgendes gegeben werden:

Zum Einnehmen

Calcium carbonicum D12	**T**	bei Milchschorf

Mumps

Die Symptome dieser Kinderkrankheit sind eine Schwellung der Speicheldrüsen, insbesondere der Ohrspeicheldrüse (dicke Backe), Fieber, Durchfall, Schwäche und

Schluckbeschwerden. Die Inkubationszeit von Mumps beträgt 14 bis 28 Tage.

Allgemeine Ratschläge: Bei starken Schmerzen sofort einen Arzt rufen; Erleichterung bringen unter anderem warme Kompressen. Vorsicht: Mumps kann auch eine Schwellung oder Entzündung der Hoden oder Eierstöcke hervorrufen.

Wie alle Kinderkrankheiten eignet sich Mumps nicht zur Selbstbehandlung; einen (homöopathischen) Arzt aufsuchen. In Absprache mit diesem kann folgendes gegeben werden:

Zum Einnehmen

Belladonna D6	**K**	schmerzhafte Schwellung der Ohrspeicheldrüsen, gerötetes und heißes Gesicht
Mercurius solubilis D6	**T**	schmerzhafte Schwellung der Ohrspeicheldrüsen, Speichelfluß und geschwollene Zunge; starkes Schwitzen, übler Mundgeruch

Röteln

Die Symptome für diese Kinderkrankheit sind: zunächst leichte Temperaturerhöhung, Drüsenschwellung hinter den Ohren, in Hals und Nacken. Danach folgt der Ausschlag: flache rosarote Flecken von etwa 2 mm Durchmesser auf Kopf und Körper. Nach etwa 5 Tagen sind die meisten Symptome wieder verschwunden. Die Inkubationszeit beträgt 14 bis 21 Tage.

Allgemeine Ratschläge: Die Diagnose »Röteln« ist vielfach anhand der Krankheitssymptome schwierig zu stellen; absolute Sicherheit hat man erst nach einer Blutuntersuchung. Röteln sind für das Kind eine harmlose Infektionskrankheit, die vielfach nicht unangenehmer ist als eine normale Erkältung. Das Kind aber im Haus behalten, um Ansteckung zu verhindern.

Vorsicht! Röteln können beim Ungeborenen (im 1. bis 5. Monat der Schwangerschaft) schwere Schädigungen hervorrufen. Schwangere, die mit einem an Röteln Erkrankten in Kontakt kommen, auf die Erkrankung hinweisen. Junge Mädchen werden heute vielfach gegen diese Krankheit geimpft.

Wie alle Kinderkrankheiten sind Röteln für die Selbstbehandlung ungeeignet; einen (homöopathischen) Arzt aufsuchen.

Scharlach

Symptome sind: hohes Fieber, Halsentzündung und belegte Zunge am ersten Tag. Danach folgt der scharlachrote Ausschlag im Gesicht (mit Ausnahme des Mundbereichs). Der Ausschlag breitet sich über den ganzen Körper aus und kann Juckreiz hervorrufen. Die Temperatur sinkt wieder. Auffällig ist eine hellrote Himbeerzunge. Die Inkubationszeit für Scharlach beträgt 1 bis 7 Tage.

Bei jedem Verdacht auf Scharlach sofort einen Arzt rufen! In der fiebrigen Anfangsphase ist das wichtigste Mittel:

Zum Einnehmen

Belladonna D6	**K**	3 x täglich 5 bis 8 Kügelchen

Schulkopfschmerz

siehe auch Kapitel 2 (Kopfschmerzen)

Zum Einnehmen

Calcium phosphoricum D6	**T**	bei großen, mageren Schulkindern (besonders bei Wachstumsschüben) mit dunklem Haar und braunen Augen, häufig Bauchschmerzen um den Nabel;

> Konzentrationsschwierigkeiten, Kopfschmerzen nach geistiger Anstrengung; lieben geräucherte Nahrungsmittel

Unfall, nach einem
siehe Kapitel 12 (Verletzungen)

Wachstumsstörungen
Die durchschnittliche Größe und das durchschnittliche Gewicht von Kindern in einem bestimmten Alter können erheblich schwanken. Erbliche Einflüsse spielen hierbei eine wesentliche Rolle. Meist sind die Eltern daher zu Unrecht beunruhigt, wenn ihr Kind gegenüber den Normwerten zu klein oder zu groß, zu schwer oder zu leicht ist. Durch falsche Ernährung kann es ebenfalls zu einer Gewichtsanomalie kommen; vor allem Fettsucht tritt in der westlichen Welt immer häufiger auf. Eine Behandlung ist wichtig, weil sonst das Übergewicht bis in das Erwachsenenalter bleiben kann, was zu den mit der Fettsucht verbundenen Krankheiten führen kann.
Hormonelle Störungen sind relativ selten. Zu den Wachstumsstörungen gehören auch Riesenwuchs und Zwergwuchs. Wenn ein kleines Kind (vor der Pubertät) außerordentlich rasch wächst, sollte man sich an einen Arzt wenden. Zwergwuchs wird meist schon bei der Untersuchung des Neugeborenen entdeckt. Vor allem im Schlaf erzeugt das Kind Wachstumshormone. Deshalb ist ausreichender und guter Schlaf für das Wachstum so wichtig.
Da Wachstumsstörungen ein konstitutionelles Problem darstellen, wenden sie sich besser an einen (homöopathischen) Arzt/Heilpraktiker.
siehe auch Kapitel 5 (Fettsucht)

9. Spezielle Störungen bei Kindern

Widerstandssteigerung bei Kindern
siehe anfällige Kinder

Windpocken

Das Symptom für Windpocken ist ein Hautausschlag an vielen Körperteilen in Form von Gruppen roter, mit Flüssigkeit gefüllter Bläschen. Diese Bläschen platzen auf und trocknen krustig ein. Starker Juckreiz. Manchmal ein geringer Temperaturanstieg. Die Inkubationszeit beträgt 7 bis 10 Tage.

Allgemeine Ratschläge: Versuchen, das Kind am Kratzen zu hindern, denn die Bläschen entzünden sich schnell (bei kleinen Kindern kann man Tücher über die Hände binden). Kratzen kann auch zu Narbenbildung führen. Die Bläschen mit Calendula-Salbe einreiben.

Windpocken werden durch das Herpes-zoster-Virus verursacht. Manchmal bleibt das Virus jahrelang latent im Körper, um plötzlich in Form einer Gürtelrose wieder aufzutauchen.

Wie alle Kinderkrankheiten sind Windpocken für die Selbstmedikation ungeeignet; einen Arzt aufsuchen! In Absprache mit diesem können homöopathische Mittel gegeben werden.

Zum Einnehmen

Belladonna D6	**K**	im ersten Stadium, wenn rote Flecken auf der Haut erscheinen
Rhus toxicodendron D6	**T**	im nächsten Stadium, wenn juckende und brennende Bläschen erscheinen

Äußere Anwendung

Calendula extern DHU	**S**	gegen den Juckreiz bei Windpocken

Calendula Salbe DHU	**S**	wenn die Bläschen aufgekratzt sind; blutstillend und entzündungshemmend

Wundsein bei Säuglingen

Wundsein ist eine Reizung der Pobacken des Kindes infolge von im Harn vorhandenem Ammoniak. Dieses wird durch Bakterien im Harn des Kindes erzeugt. Symptome: rote, aufgerauhte, nässende Stellen, die dem Kind weh tun, an Gesäß, Schenkeln und Genitalien. Ammoniak entsteht nur in altem Urin; deshalb das Baby durch häufiges Wickeln trocken halten. Das Kind ohne Windel in einem warmen, trockenen Raum auf einige Handtücher und eine Decke legen. Die Ausscheidungen des Kindes immer unverzüglich entfernen und die Pobacken sauber (ohne Seife) und trocken halten (lokal kann man die gereizte Haut mit Talkpuder einpudern). Baumwollwindeln benutzen; diese kann man heiß waschen (70 Grad Celsius) und bügeln, um alle Bakterien abzutöten. Dem letzten Spülwasser einen Schuß Essig zugeben.

Zum Einnehmen

Arsenicum album D6	**T**	bei hartnäckigen Fällen; die Haut ist feuerrot und schilfert
Chamomilla D6	**T**	das Mittel der Wahl bei Wundsein, vor allem bei schwierigen, quengelnden Kindern
Medorrhinum D30	**K**	feuerroter Ausschlag um Gesäß und Genitale; Wundsein der Penisspitze; der Urin »frißt« sehr stark; Kind liegt auf dem Gesicht

Äußere Anwendung

Calendula extern DHU	**S**	wenn die Haut feuerrot und rauh ist

Calendula Salbe DHU	S	bei beschädigter Haut; blutstillend und entzündungshemmend
Echinacea Salbe DHU	S	entzündungshemmend und geweberegenerierend

Würmer (Madenwürmer)

Madenwürmer treten vor allem bei Kindern im Vorschulalter auf. Ursprünglich gelangen sie über verunreinigte Nahrungsmittel als Eier in den Körper. Die Weibchen legen nachts im Bereich des Anus neue Eier ab, was zu Juckreiz führt. Das Kind kratzt, so daß die Eier unter die Nägel gelangen. Durch Daumenlutschen oder Anfassen von Speisen kommen die Eier wieder in den Körper, wo eine neue Wurmgeneration heranwächst. Meist sind die etwa 5 bis 10 mm großen Würmer im Stuhl sichtbar. Diese Erkrankung kann auf die anderen Familienmitglieder übertragen werden. Allgemeine Ratschläge: Größtmögliche Hygiene bei Nahrungsmitteln, Handtüchern, Bettüchern usw. beachten; die Nägel kurz schneiden; nach jedem Besuch der Toilette, vor dem Essen und nach dem Streicheln von Haustieren sorgfältig die Hände waschen. Das Kind einen Schlafanzug tragen lassen, damit direkter Fingerkontakt mit dem Anus vermieden wird. Nachtwäsche, Unterwäsche und Bettwäsche des öfteren wechseln; heiß waschen und bügeln.

Wenn die Selbstmedikation dieses Leidens nicht innerhalb kurzer Zeit zu einer Besserung führt, sollte man einen (homöopathischen) Arzt/Heilpraktiker aufsuchen.

Zum Einnehmen

Cina D3	T	Reiben der Nase oder Bohren in der Nase, häufiges Gähnen; Neigung zu Bauchkrämpfen; störrische Kinder

Cuprum oxydatum nigrum D3	**T**	Allgemeinmittel bei Eingeweidewürmern, 5 bis 6 Wochen lang einnehmen
Spigelia D3	**T**	bei Anfällen von Bauchschmerzen, wobei der Nabel am meisten schmerzt.

Zahnen

Es ist bei den einzelnen Kindern höchst unterschiedlich, wann die Zähne durchbrechen; die hier angegebenen Altersstufen sind daher immer Durchschnittswerte. Manche Babys kommen bereits mit einem oder mehreren Zähnen zur Welt, während andere mit einem Jahr noch keine Zähne haben. Die erste Zahnserie umfaßt die beiden unteren mittleren Schneidezähne (ca. 6. Monat) und die beiden oberen mittleren Schneidezähne (ca. 7. Monat). Diese Zähne verursachen beim Durchbrechen meist nur wenig Schmerzen. Es kann allerdings eine leichte Zahnfleischentzündung auftreten, weshalb das Kind häufiger weint. Die zweite Serie, die durchbricht, verursacht meist größere Probleme. Bei den ersten Milchbackenzähnen (ca. 12. Monat), den Eckzähnen (ca. 18. Monat) und den zweiten Milchbackenzähnen (mit 2 bis 3 Jahren) schmerzt meist das Zahnfleisch besonders beim Essen. Die Wange an der Seite der durchbrechenden Zähne kann warm sein, und das Kind kann Fieber haben. Es fühlt sich einige Tage nicht so gut. Leichtes Streichen über das Zahnfleisch und kühle Getränke können lindernd wirken. Es ist darauf zu achten, daß man nicht die verschiedensten Beschwerden (z. B. Ohrenschmerzen) unbesehen dem Zahnen zuschreibt.
siehe auch Zahnschmerzen bei Babys

Zum Einnehmen

Chamomilla D6	**T**	wenn die eine Wange rot und

9. Spezielle Störungen bei Kindern

die andere blaß ist; das Kind schlecht gelaunt und getragen werden will

Äußere Anwendung

Calendula extern DHU	I	auf das schmerzende Zahnfleisch streichen oder als Mundspülung anwenden (1:10 verdünnt)

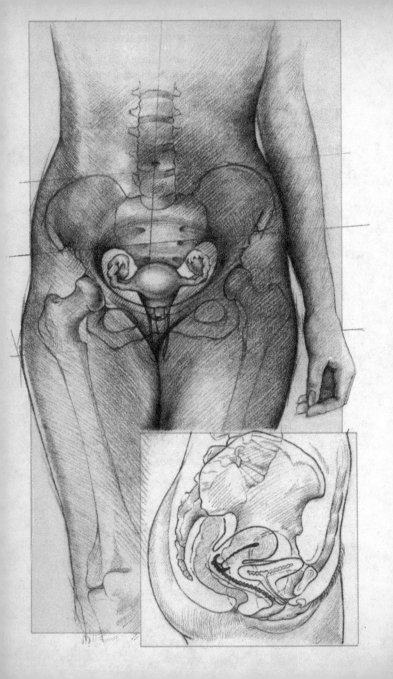

10. Frauenleiden

Wegen der körperlichen und hormonellen Unterschiede zwischen Männern und Frauen gibt es Leiden, die als typische »Frauenleiden« zu bezeichnen sind. In diesem Kapitel werden solche Erkrankungen behandelt (Blasenentzündung, Menstruationsbeschwerden, klimakterische Beschwerden, Prämenstruelles Syndrom, Weißfluß usw.). Bei schwereren oder langwierigen Leiden muß man zum Hausarzt gehen, der eventuell eine Überweisung an den Spezialisten, d. h. den Gynäkologen vornimmt.

Beschwerden, die im Zusammenhang mit Schwangerschaft und Geburt stehen, werden in Kapitel 11 behandelt. Probleme, die sich bei Männern und Frauen in derselben Weise äußern, werden an anderer Stelle im *Homöopathieführer* besprochen.

Blasenentzündung
siehe Kapitel 5

Brustdrüsenentzündung
siehe Kapitel 7

Entwässerung
siehe Kapitel 5

Hitzewallungen
siehe Wechseljahre

Menstruationsbeschwerden
Durch hormonelle Umstellungen kann der Menstruationsschmerz stärker sein, wenn in der Pubertät die Regelblutung beginnt.

Menstruationsschmerzen können vage bis heftig krampfartig sein; hiervon können sowohl der Unterleib als auch das Kreuz und die Oberschenkel betroffen sein. Meist ist der Krampf zu Beginn der Periode am heftigsten. Gelegentlich kommen auch Übelkeit und Erbrechen, Kopfschmerzen und Depression vor. Bei starkem Blutverlust muß auf ausreichend Eisen und Vitamine in der Nahrung geachtet werden.

Einen (homöopathischen) Arzt/Heilpraktiker befragen, wenn die Regelblutung ungewöhnlich schmerzhaft ist.

Zum Einnehmen

Magnesium phosphoricum Pentarkan	T	Schmerzen mit starken Krämpfen (gegebenenfalls gleichzeitig Viburnum Pentarkan einnehmen)
Viburnum Pentarkan	D	außerordentlich schmerzhaft, mit Kopfschmerzen (gegebenenfalls gleichzeitig Magnesium phosphoricum Pentarkan einnehmen)

Menstruationsstörungen

Die durchschnittliche Zeit zwischen zwei Regelblutungen beträgt 28 Tage. Unregelmäßige Menstruationen sind jedoch häufig. Eine Menorrhagie liegt vor bei einer starken Blutung mit Blutgerinnseln, die länger als 7 Tage dauert. Eine außerordentlich schmerzhafte Menstruation nennt man Dysmenorrhöe. Weiterhin können zwischen zwei Perioden Zwischenblutungen auftreten. Eine unregelmäßige Menstruation ist normal in den ersten Jahren des Auftretens und nach dem 45. Lebensjahr, da dann die Fruchtbarkeit aufhört. Faktoren, die den Zyklus beeinflussen können, sind unter anderem starke psychische Spannungen, rasche Gewichtsveränderungen, Krankheiten, bestimmte Arzneimittel und Absetzen der Anti-Baby-Pille.

10. Frauenleiden

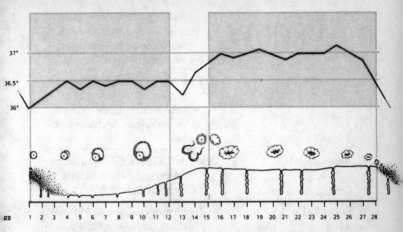

Der Menstruationszyklus: Die schwarze Linie oben zeigt die Temperatur an; darunter ist die Dicke der Gebärmutterschleimhaut dargestellt. Die Eizelle entwickelt sich in einem Hohlraum (Follikel) im Eierstock, das in der Abbildung in Form der Kügelchen links dargestellt ist. Etwa um den 14. Tag erfolgt der Eisprung, nach dem das Ei in etwa 5 Tagen zur Gebärmutter wandert. Die Regelblutung dauert zwischen einem und vier bis fünf Tage. Einen (homöopathischen) Arzt/Heilpraktiker aufsuchen, wenn der Zyklus bleibend unregelmäßig ist oder ein zu starker Blutverlust auftritt.

Zum Einnehmen

Aristolochia Pentarkan	D	zu geringe Blutung; unregelmäßig auftretend, insbesondere bei jungen Frauen
Conium Pentarkan ▲	T	zu starker Blutverlust; Gebärmuttermyom
Millefolium Pentarkan ▲	D	stärkerer Blutverlust als normal
Calcium carbonicum D6	T	Regel zu früh, zu lange und zu starker Blutverlust, konstitutionell kalte, feuchte Füße und Hände; stark gebaute Menschen mit blondem Haar und blauen Augen, die leicht schwitzen (vor allem an der Stirn);

		Neigung zu Erkältungskrankheiten; leicht frierend; rasch ermüdbar durch körperliche oder geistige Anstrengung
Ignatia D6	**T**	Regel zu früh, spastische Schmerzen im Bauch; empfindliche Frauen, die zu Überreaktionen neigen; wortloses Seufzen
Millefolium D1	**D**	bei zu starkem Blutverlust, hellrote, sehr starke Blutungen, Regelkrämpfe
Pulsatilla D6	**T**	Menses zu spät (alle 5 bis 6 Wochen), oder unregelmäßig, Krampfwehen; weinerliche Stimmung vor und während der Regel; Frösteln, Hitzewallungen, Übelkeit, häufig Durchfall

Prämenstruelles Syndrom

Etwa 50% aller Frauen zwischen dem 20. und 40. Lebensjahr leiden mehr oder weniger stark an einer Reihe lästiger Symptome in der Zeit zwischen 7 und 14 Tagen vor der Regelblutung. Die Beschwerden verschwinden mit dem Einsetzen der Periode. Häufig auftretende Symptome: Erregung, Reizbarkeit, Aggressivität, Depression, Selbstmitleid, Angst, Schlaflosigkeit, allergische Erscheinungen (z. B. Jucken an den Lidern), Konzentrationsschwierigkeiten, Kopfschmerzen, Herzklopfen und Schmerzen in den Brüsten. Weiterhin können geschwollene Füße und Unterschenkel infolge von Flüssigkeitsansammlungen sowie Darmbeschwerden wie Durchfall oder Verstopfung auftreten.

Die Summe der Beschwerden, die vor der Menstruation auftreten können, faßt man unter dem Begriff Prämenstruelles Syndrom zusammen. Die Beschwerden werden hervorgerufen durch die hormonellen Veränderungen im Körper vor der Regelblutung. Wenn man an dieser Symptomatik leidet, ist es sinnvoll, in der Zeit zwischen 7 und 14 Tagen vor der Regel den Genuß von Salz einzuschränken, damit der Körper nicht zu viel Flüssigkeit festhält.

Das Prämenstruelle Syndrom kann homöopathisch mittels einer konstitutionellen Behandlung geheilt werden. Die Wahrscheinlichkeit, daß der Laie bei einem solchen Syndrom das richtige Mittel erkennt, ist nicht allzu groß. Daher am besten einen homöopathischen Arzt/Heilpraktiker konsultieren. Wenn Sie sich für eines der nachfolgend genannten Mittel entscheiden: Das Mittel ein- bis zweimal täglich zwei Monate lang einnehmen. Wenn sich danach die Beschwerden nicht gebessert haben, stimmt das Mittel nicht.

Zum Einnehmen

Calcium carbonicum D6	T	bei stark gebauten Frauen mit blondem Haar und blauen Augen, die bei jeder Form von Anstrengung leicht schwitzen (vor allem an der Stirn); klamme Hände, leicht frierend; ißt gerne Eier, Neigung zu Erkältungskrankheiten; viele Ängste (»mattherzig«)
Lycopodium D6	T	frühzeitig graue Haare, kalte Beine; hat wenig Selbstvertrauen und versucht daher Konkurrenzsituationen zu vermeiden, kann nicht den geringsten Widerspruch ertragen; gebláhtes Gefühl in der Gürtelgegend, Unverträglichkeit von Zwiebeln und Knoblauch, liebt Süßigkeiten; Schwäche der rechten Körper-

		hälfte, energetischer Tiefpunkt: 16 bis 20 Uhr
Natrium muriaticum D6	T	introvertierter Typus, der alles mit sich allein ausmachen will; Unverträglichkeit von Sonne; verweilt bei traurigen, frustrierenden Gedanken; Neigung zu (Lippen-)Herpes; starke Müdigkeit nach dem Essen; Regel zu spät und spärlich
Nux vomica D6	T	hektisch, aktiv, ungeduldig, mürrisch, kritiksüchtig, braucht Stimulantien wie Kaffee und Alkohol
Sepia D6	T	aufgrund von Überbeanspruchung gleichgültig gegenüber Haus und Familie, sehr kritisch; geruchsüberempfindlich; braune Flecken auf der Haut, besonders im Gesicht; übelriechender Weißfluß und Achselschweiß; Abneigung gegen Sexualität

Wechseljahre

In den Übergangsjahren der Frau um das 50. Lebensjahr können infolge einer Umstellung des Hormonhaushalts Beschwerden auftreten. Ein Beispiel hierfür sind die sogenannten Hitzewallungen, ein plötzlicher Blutandrang zum Kopf, wobei sich Gesicht und Arme röten und ein Schweißausbruch einsetzt. Gelegentlich gehen diese Beschwerden mit Angst und Depression einher. Die klimakterischen Beschwerden können bis zu 10 Jahre dauern. Da diese Beschwerden natürliche Erscheinungen sind, sollte man nur dann medikamentös eingreifen, wenn sie das (Familien-)Leben über Gebühr zu belasten drohen.

Zum Einnehmen

Cimicifuga Pentarkan	**D**	bei klimakterischen Beschwerden wie Niedergeschlagenheit, Ratlosigkeit und Hitzewallungen
Glonoinum D4	**T**	bei Hitzewallungen, Übererregbarkeit oder übermäßiger Transpiration
Ignatia D6	**T**	bei überempfindlichen, schnell überbelasteten nervösen Frauen, die nach einer Weile des Schweigens mit lautem, krampfhaftem Weinen ihrer inneren Anspannung Luft machen; viel Seufzen; Kaffee und Tabakrauch wird schlecht vertragen
Lachesis D12	**T**	bei aufgeregten, geschwätzigen, eifersüchtigen Frauen, Beschwerden überwiegend links, am schlimmsten nach dem Schlaf, schlechte Sonnenverträglichkeit
Sepia D6	**T**	bei schlanken Brünetten, die zu weinen beginnen, wenn sie über ihre Probleme sprechen; launisch, will mit ihrem Kummer allein gelassen werden; Neigung zu Gebärmuttersenkung und chronischer Blasenentzündung; Druck nach unten in die Scheide; übelriechender Achselschweiß

Weißfluß

Weißfluß ist eine Absonderung aus der Scheide, die vor allem bei der Einnahme der Pille auftritt, da diese den pH-Wert der Scheide verändern kann. Dadurch kann es zu einem übermäßigen Wachstum von Bakterien, Pilzen oder Parasiten kommen. Dies ist auch eine mögliche Folge der

Benutzung von Intimsprays, des Waschens mit Seife im Gentialbereich oder des zu seltenen Wechselns von Tampons während der Regelblutung. Auch das Tragen von Nylonunterwäsche kann eine Ursache sein.

Bei jeder ungewöhnlichen Absonderung einen Arzt aufsuchen, vor allem dann, wenn diese mit Blut vermischt ist.

Zum Einnehmen

Lilium tigrinum Pentarkan	**D**	Allgemeinmittel bei Ausfluß
Borax D6	**T**	der Ausfluß hat die Farbe von Eiweiß oder Kleister
Kreosotum D6	**T**	Ausfluß riecht unangenehm, ruft Reizungen hervor, oft gelb, stärker vor Menses
Pulsatilla D6	**T**	dicker, milder, milchiger (gelegentlich auch dünn) Ausfluß, keine Reizung

Äußere Anwendung

Calendula Salbe	**S**	bei Irritation die äußeren Geschlechtsteile einreiben

11. Schwangerschaft und Geburt

Während der Schwangerschaft kommt es zu erheblichen körperlichen Veränderungen. Je größer das Kind wird und je mehr Platz es im Körper braucht, desto mehr werden die benachbarten Organe zusammengedrückt. Dies kann unter anderem zu Verstopfung, Sodbrennen oder häufigerem Harndrang führen. Die hormonellen Veränderungen während der Schwangerschaft und nach der Geburt können auch zu seelischen Problemen führen; ein typisches Problem wie die postnatale Depression wird auch in diesem Kapitel besprochen (allgemeine psychische Probleme wie z. B. Nervosität werden im Kapitel 8 behandelt).

Manche Beschwerden sind nicht schwangerschaftsspezifisch, z. B. Diarrhöe, können aber in dieser Zeit gehäuft auftreten. Die meisten dieser Beschwerden sind zwar auch anderswo in diesem Führer besprochen, werden jedoch auch in diesem Kapitel genannt, wobei noch spezifischere Angaben gemacht werden.

In der Schwangerschaft sollte man generell möglichst wenig Arzneimittel einnehmen. Auch wenn homöopathische Mittel im allgemeinen besonders sicher sind, sollte man sich doch immer mit dem homöopathischen Arzt/Heilpraktiker absprechen, ob eine bestimmte Arznei während der Schwangerschaft unbedenklich ist. Siehe auch den Absatz »Verwendung homöopathischer Mittel während der Schwangerschaft« auf Seite 23.

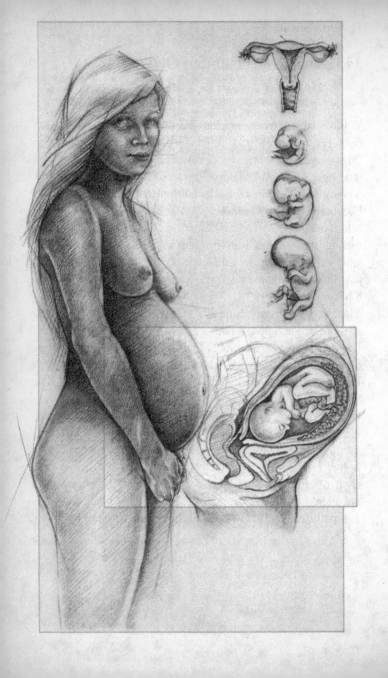

Abstillen

siehe auch Schrunden der Brustwarzen

Zum Einnehmen

Phytolacca D3	T	beim Abstillen die Brüste hochbinden

Beschädigtes Gewebe nach der Geburt

Die Heilung von Rissen und/oder chirurgischen Schnitten kann mit homöopathischen Mitteln beschleunigt werden.

Zum Einnehmen

Arnica D6	T	heilt Verletzungen an Weichteilen; Allgemeinmittel bei Wunden; begrenzt die Schwellung und den Umfang blauer Flecken
Bellis perennis D6	D	bei Gebärmutterverletzungen

Äußere Anwendung

Calendula Salbe DHU	S	blutstillend, entzündungshemmend und geweberegenerierend, hilft Narbenbildung vermeiden

Blutdruck, hoher

Eine Blutdruckerhöhung während der Schwangerschaft kann verschiedene Ursachen haben:
- Sie kann während der Schwangerschaft bei einer Frau auftreten, die davor vollkommen gesund war; dann ist die Schwangerschaft auslösend für den Bluthochdruck;
- die Blutdruckerhöhung kann schon vor der Schwangerschaft bestanden haben und nicht durch diese verursacht sein;
- es kann eine Kombination der beiden vorgenannten Ursachen vorliegen, d. h. ein bereits bestehender Bluthoch-

druck wird durch die Schwangerschaft verschlimmert. Dies kann vor allem bei Frauen mit einem bestehenden Gefäß- und/oder Nierenleiden oder Zuckerkrankheit der Fall sein.

Man muß von dem Blutdruck vor der Schwangerschaft ausgehen. Der Durchschnitts-Blutdruck liegt bei 120/80. Während der Schwangerschaft ist jedoch der Blutdruck niedriger als normal. Deshalb ist bereits Vorsicht geboten, wenn der diastolische Druck von 60 auf über 75 steigt. Im allgemeinen kann man sagen, daß bei einem Anstieg über 140/90 Maßnahmen ergriffen werden müssen.

Ursachen für hohen Blutdruck sind Nierenkrankheiten (in 10% der Fälle), Veranlagung, Streß, Übergewicht, zu viel Salz, Kaffee, Alkohol und Rauchen.

Nach dem Rauchen von zwei Zigaretten steigt der systolische Druck um 10, der diastolische Druck um 8 Einheiten; diese Werte bleiben rund eine Viertelstunde bestehen. Da falsche Lebensgewohnheiten die wichtigste Ursache für Bluthochdruck sind, sind vor allem diese zu ändern: weniger Kochsalz, nicht rauchen, kein Kaffee und Alkohol, bei Übergewicht gegebenenfalls etwas abnehmen und Streß vermeiden. Entspannungsübungen (z.B. Yoga) können helfen, ruhiger zu werden.

Die Ergebnisse einer homöopathischen Behandlung bei hohem Blutdruck sind vielfach enttäuschend, wirklich hoher Blutdruck läßt sich durch homöopathische Mittel nur selten senken. Ohne eine Änderung der Lebens- und Ernährungsgewohnheiten läßt sich der Blutdruck meist nicht ausreichend senken, auch nicht mit den blutdrucksenkenden Mitteln der Schulmedizin.

Diese Krankheit eignet sich nicht zur Selbstbehandlung; einen (homöopathischen) Arzt/Heilpraktiker aufsuchen!

11. Schwangerschaft und Geburt

Brustdrüsenentzündung
siehe Kapitel 7

Depression, postnatale

Eine postnatale Depression tritt relativ häufig auf; etwa 10% aller jungen Mütter machen eine schwere Stimmungstrübung durch. Eine vorübergehende psychische Niedergeschlagenheit ist bei den meisten Müttern um den dritten Tag nach der Geburt normal, zu welchem Zeitpunkt meist auch das Stillen beginnt. Bei manchen Frauen entstehen ängstliche und widersprüchliche Gefühle bezüglich des Babys, des Stillens, des Ehepartners oder der Familie. Man hat das Gefühl, versagt und die Familie im Stich gelassen zu haben. Es treten Desinteresse und Gleichgültigkeit gegenüber anderen auf, und das sexuelle Interesse kann vollständig erlöschen.

Eine beginnende oder nicht ernsthafte postnatale Depression kann man selbst zu behandeln versuchen. Bei einer schweren Depression ist jedoch Behandlung durch einen (homöopathischen) Arzt/Heilpraktiker geboten.

Begleitende Maßnahmen:
- für vollwertige Ernährung sorgen;
- Kaffeegenuß einschränken;
- zusätzliche Vitamine und Minerale mit der Nahrung aufnehmen;
- das Rauchen einschränken oder einstellen;
- sich gut ausruhen.

Daneben kann man homöopathische Arzneimittel anwenden. Wenn nicht innerhalb einer angemessenen Zeit, z. B. von 7 Tagen, Besserung eintritt, sollte man einen (homöopathischen) Arzt/Heilpraktiker aufsuchen!

Zum Einnehmen

Aconitum D12	**T**	plötzlicher, akuter Zustand der Angst und Erregung, gerötetes Gesicht, z.B. durch einen großen Schrecken
Argentum nitricum D12	**T**	gehetzte Person, unruhig, inneres Zittern, Ängstlichkeit, Herzklopfen, manchmal Hyperventilation; starkes Verlangen nach Süßem
Belladonna D12	**T**	ruhelose, depressive Person, gerötetes Gesicht, fiebrig, geweitete Pupillen, ängstlich (Halluzinationen)
Hyoscyamus D12	**K**	ruhelose, aufgeregte Person, vor allem nachts, eifersüchtig und depressiv
Ignatia D12	**T**	depressiv durch Kummer, zieht sich zurück und weint im stillen, lehnt Trost ab, schluchzt und seufzt viel
Natrium muriaticum D12	**T**	schwere Depression, Konzentrationsschwäche, ist am liebsten allein, will nicht getröstet werden, gereizt, Verlangen nach Salz, durstig
Platinum metallicum D12	**T**	hochmütig, redet viel über sich selbst, lacht bei ernsten Dingen, verträgt keinen Trost
Pulsatilla D12	**T**	milde Depression, Stimmungsschwankungen, weint leicht, sucht Trost, braucht frische Luft
Sepia D12	**T**	wichtigstes und meistgebrauchtes Mittel bei postnataler Depression, ermüdet und depressiv, dem Baby und dem Mann ge-

11. Schwangerschaft und Geburt

		genüber gleichgültig, Aversion gegen das Stillen, hartnäckige Verstopfung
Stramonium D12	K	Depression mit Wahnvorstellungen, gewalttätig, findet keine Ruhe, Schlaflosigkeit, fiebrig mit gerötetem Gesicht

Durchfall

Durchfall während der Schwangerschaft sollte nicht auf die leichte Schulter genommen werden; wenn dieser Zustand zu lange anhält, besteht die Gefahr, daß das Kind zuwenig Aufbau- und Nährstoffe bekommt. Man sollte sofort diätetische Maßnahmen ergreifen. Bei starkem Durchfall keine feste Nahrung, nur reichlich trinken (schwachen Tee ohne Zucker, Apfelsaft, Fleischbrühe). Bei Besserung auf stopfende Ernährung übergehen, z. B. geriebene Äpfel, Reis, reife Bananen mit Zimt, Heidelbeersaft und Quark. Wenn dies nach einem Tag noch keine Besserung bewirkt, ein homöopathisches Mittel nehmen. Bei anhaltenden Beschwerden einen Arzt (Heilpraktiker) aufsuchen!

Zum Einnehmen

Aconitum D6	T	durch Kälte auf dem Leib
Antimonium crudum D6	T	bei Bauchschmerzen, Aufstoßen, Blähungen, Übelkeit und/oder belegter Zunge
Arsenicum album D6	T	durch Infektionen, wäßriger Stuhl; Angst und Durst
Mercurius solubilis D6	T	bei schleimigem Stuhl
Okoubaka D2	T	durch den Genuß ungewohnter Speisen
Pulsatilla D6	T	durch zu viel Eis oder fette Speisen

| Veratrum album D6 | **T** | kalter Schweiß auf der Stirn |

Erbrechen in der Schwangerschaft

Morgendliches Erbrechen tritt in mindestens 50% aller Schwangerschaften in den ersten drei bis vier Monaten auf. Die Übelkeit kann auch zu anderen Tageszeiten auftreten. Nach einigen Wochen verschwinden die Beschwerden spontan. Die Ursache des Erbrechens in der Schwangerschaft ist nicht bekannt.

Allgemeine Ratschläge: Häufiger kleine Mengen essen, z.B. fünf oder sechs kleine Mahlzeiten über den Tag verteilt; im Bett vor dem Aufstehen frühstücken. Wenn das Erbrechen trotzdem bestehenbleibt, kann man eines der folgenden homöopathischen Mittel anwenden.

Zum Einnehmen

Lobelia Pentarkan	**D**	Allgemeinmittel bei Erbrechen in der Schwangerschaft
Argentum nitricum D6	**D**	Erbrechen mit Übelkeit und Blähungen; Verlangen nach Zucker und süßen Speisen; braucht kühle, frische Luft; leicht schwindelig
Arsenicum album D6	**T**	bei hageren, schwermütigen, präzisen Frauen
Calcium carbonicum D6	**T**	bei stark gebauten Frauen mit blondem Haar und blauen Augen, die leicht schwitzen (vor allem an der Stirn); klamme Hände, leicht frierend
Ipecacuanha D6	**T**	wenn das Essen sofort wieder erbrochen wird, Erbrechen von Galle, kein Durst
Kreosotum D6	**T**	wenn das Erbrechen mit Spei-

		chelfluß einhergeht und nach dem Genuß von Wasser ein bitterer Geschmack entsteht
Nux vomica D6	T	bei plötzlichen Anfällen, nach dem Frühstück, bittersüßer Geschmack, bleischwerer Magen, bei dunklen, mageren, hyperaktiven Frauen
Pulsatilla D6	T	bei blonden Frauen mit blauen Augen, die Fett schlecht vertragen, vor allem abends, kein Durst, starkes Bedürfnis nach frischer Luft
Sepia D6	T	Erschöpfung nach dem Erbrechen, Verstopfung, leicht irritiert, bei Brünetten, die sich geliebten Menschen gegenüber gleichgültig geben und Verlangen nach sauren Speisen haben
Silicea D6	T	bei ständig frierenden Frauen mit schwachen Nägeln, wenig Selbstvertrauen
Tabacum D6	D	ständiges Gefühl der Übelkeit ohne Erbrechen; elendes Gefühl mit Schwäche dabei; kalter Schweiß, besonders auf der Stirn

Hämorrhoiden

Da sich während der Schwangerschaft die Gebärmutter ständig vergrößert, ist in Bauch und Becken immer weniger Platz. Dadurch kann Druck auf Organe und Blutgefäße entstehen, wodurch der Rückstrom des Blutes zum Herzen in die Venen behindert werden kann. Dies begünstigt die Entstehung von Krampfadern und Hämorrhoiden.

Hämorrhoiden sind Krampfadern im Analbereich, die innen oder außen liegen können und manchmal aufgrund von Analfissuren zu Blutungen neigen. Die Haut sorgfältig sauber und trocken halten, um weitere Reizungen oder Entzündungen zu verhindern. Regelmäßiges Einreiben mit einer Salbe hält die Haut geschmeidig und beugt Analfissuren vor.

Blutende Hämorrhoiden sind für die Selbstbehandlung ungeeignet; einen (homöopathischen) Arzt/Heilpraktiker aufsuchen!

Zum Einnehmen

Aesculus Pentarkan	**D**	bei Hämorrhoiden, wenn man auch Krampfadern hat
Ratanhia Pentarkan	**D**	Analfissuren, brennend
Collinsonia canadensis D3	**D**	schmerzende Hämorrhoiden, mit Verstopfung und einem aufgeblähten Gefühl im Leib; Hämorrhoiden in Verbindung mit Herzbeschwerden
Podophyllum D4	**T**	nicht schmerzend, bei Verstopfung
Podophyllum D12	**D**	nicht schmerzend, bei Durchfall

Äußere Anwendung

Calendula Salbe	**S**	bei schmerzenden, blutenden Analfissuren; blutstillend und entzündungshemmend
Hametum Hämorrhoidal Zäpfchen	**Z**	Allgemeinmittel bei Hämorrhoiden
Hamamelis Salbe	**S**	um die Haut geschmeidig zu halten – auch mit Analrohr anzuwenden

Kalkmangel

Für den Aufbau der Knochen des Kindes wird viel Kalk benötigt. Schwangere sollten daher (sofern keine Milcheiweißallergie vorliegt) täglich Milch oder Buttermilch (leicht verdaulich) trinken und Käse oder Joghurt essen, da Milchprodukte reichlich Kalk enthalten. Bei Durchfall kann die Kalkresorption im Darm gestört werden; in diesem Fall und wenn der Arzt/Heilpraktiker einen (drohenden) Kalkmangel festgestellt hat, kann ein homöopathisches Mittel gegeben werden.

Zum Einnehmen

Calcivitan Similiaplex	T	bei Kalkmangel, z.B. während Schwangerschaft oder Krankheit; verbessert die Kalkresorption

Kindsbewegungen, schmerzhafte

Zum Einnehmen

Arnica D6	T	Allgemeinmittel, wenn die Nachtruhe gestört wird
Lycopodium D6	T	bei Blähungen
Silicea D6	T	bei Frauen mit brüchigen Nägeln und schwachen Knöcheln
Veratrum album D30	T	mit Ohnmacht; Körper fühlt sich kalt an

Krampfadern
siehe Kapitel 4

Krämpfe
siehe Kapitel 5 (Bauchkrämpfe) oder Kapitel 6 (Muskelkrämpfe)

Muttermilch, zuwenig

Zum Einnehmen

Agnus castus D3	**D**	die Milchproduktion wird von Anfang an weniger, und die Milch ist bald zuwenig; die Mutter leidet unter Stimmungstrübungen
Asa foetida D4	**D**	die Milchproduktion hört nach dem zehnten Tag auf, die Mutter ist überempfindlich
Calcium carbonicum D6	**T**	wechselnde Mengen mit gespannten Brüsten; bei kräftig gebauten Frauen mit blondem Haar und blauen Augen, die leicht schwitzen (vor allem an der Stirn); klamme Hände, leicht frierend
Chamomilla D6	**T**	bei leicht irritierten Frauen, die überempfindlich sind gegen Schmerzen
Ignatia D6	**T**	Milch wird nach Aufregung/Kummer weniger oder versiegt ganz
Lac defloratum D6	**K**	die Mutter mag selbst keine Milch trinken
Pulsatilla D6	**T**	zurückgehende Milchmenge; täglich wechselnde Mengen
Sabal serrulatum D3	**T**	bei schwachen Milchdrüsen
Urtica D6	**D**	Allgemeinmittel bei zuwenig Milch, Stichen, Juckreiz und Schmerzen im Brustbereich
Zincum metallicum D6	**T**	bei ruhelosen, depressiven Frauen; unruhige Beine (besonders nachts im Bett) und schmerzender Wirbelsäule

Muttermilch, zuviel

Zum Einnehmen

Borax D6	T	Milchfluß zwischen den Stillzeiten, häufig dicke Milch, Schmerzen in der Brust, an der das Kind nicht saugt, Unruhe und (Fall-)Angst
Calcium carbonicum D6	T	zuviel und wäßrige Milch
Calcium carbonicum D12	T	bei kräftig gebauten Frauen mit blondem Haar und blauen Augen, die leicht schwitzen (vor allem an der Stirn); klamme Hände, leicht frierend
China D6	T	wenn gleichzeitig extreme Schwäche vorliegt
Phosphorus D6	D	bei einem Gefühl der Schwere und Hitze in der anderen Brust
Phytolacca D6	T	Allgemeinmittel bei zuviel Milch
Pulsatilla D6	T	die Menge schwankt täglich zwischen normal und zuviel; bei blonden Frauen mit blauen Augen
Rhus toxicodendron D6	T	bei geschwollenen, juckenden und überempfindlichen Brüsten

Müdigkeit nach der Geburt

Müdigkeit nach der Geburt ist ganz normal. Wenn man aus der Klinik entlassen wird, und die Mutter sich selbst um das Neugeborene kümmern muß, können das Weinen des Kindes und das nächtliche Stillen die Verfassung der Mutter beeinträchtigen. Homöopathie kann in natürlicher Weise die Verfassung kräftigen.

Zum Einnehmen

Ferrum Pentarkan	T	Allgemeinmittel zur Kräftigung; bei Überarbeitung
China D6	T	Entkräftung nach der Geburt und durch das Stillen
Ferrum phosphoricum D6	T	Mattigkeit durch Blutarmut bei jungen Menschen
Sepia D12	T	Erschöpfung mit Gleichgültigkeit gegenüber dem Kind
Veratrum album D6	T	kalter Schweiß auf der Stirn
Veratrum album D30	K	Ohnmachtsanfälle; Körper fühlt sich kalt an

Rückenbeschwerden

Je weiter die Schwangerschaft fortschreitet, desto mehr verändern sich die Körperproportionen, wodurch es vor allem in den letzten Monaten schwierig wird, eine angenehme Haltung zu finden (beim Gehen, Sitzen und Liegen). Der Bauch wird immer schwerer und belastet den Rücken; daher sind Müdigkeit oder Schmerzen im Rücken bei Schwangeren auch die Regel. In der Schwangerschaftsgymnastik werden meist Übungen gezeigt, die der Ermüdung des Rückens entgegenwirken können. Manche Rückenschmerzen können auch Anzeichen einer drohenden Fehlgeburt sein; bei Rückenschmerzen nach einem Sturz oder einer Empfindung wie vor der Regelblutung sollte man einen (homöopathischen) Arzt aufsuchen!

Zum Einnehmen

Berberis D3	T	Schmerz strahlt in den Bereich der Nieren und der Leber aus
Calcium carbonicum D6	T	lästige, störende Schmerzen im Lendenbereich

11. Schwangerschaft und Geburt

Nux vomica D6	**T**	Kreuzschmerzen, brennend, vor allem zwischen 3 und 4 Uhr morgens
Rhus toxicodendron D6	**T**	Rückenschmerzen durch Überlastung
Äußere Anwendung		
Rhus Rheuma Gel	**S**	bei Rückenschmerzen, gut einmassieren

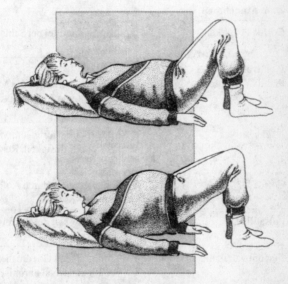

Durch Schwangerschaftsübungen kann man Rückenschmerzen vorbeugen

Schlaflosigkeit

Damit wir einschlafen können, müssen wir uns entspannen und die Alltagssorgen abschütteln. Für werdende Mütter ist dies häufig nicht ganz einfach; sie grübeln über den Schwangerschaftsverlauf oder über die Gesundheit des Kindes nach, werden von körperlichen Beschwerden geplagt oder können wegen ihres Leibesumfangs nicht die richtige Schlafhaltung finden. Auch andere Faktoren können eine Rolle spielen; hierzu gehört auch die Ernährung. Nur noch koffeinfreien Kaffee trinken und schwere Mahlzeiten am Abend vermeiden. Vor dem Zubettgehen einen kleinen Spaziergang machen, ein warmes Bad nehmen, Entspannungsübungen machen oder ein leichtes Buch lesen. Wenn dies alles keine ausreichende Besserung bringt, kann man ein homöopathisches Mittel anwenden.

Zum Einnehmen

Coffea Pentarkan	D	Allgemeinmittel bei Schlafstörungen
Plantival Dragees	T	oder:
Plantival Tropfen	D	allgemein beruhigendes Mittel, bewirkt keine Abhängigkeit oder Betäubung
Avena sativa	D	bei Einschlafstörungen; Mattigkeit, Appetitlosigkeit, Reizbarkeit
Coffea D3	T	Schlaflosigkeit durch Aufregung oder Nervosität
Pulsatilla D6	T	Schlaflosigkeit durch kreisende Gedanken
Zincum valerianicum D6	T	Krampf in den Gliedmaßen, vor allem nachts; unruhige Beine

Schrunden der Brustwarzen

Wenn man einen scharfen Schmerz in der Brustwarze verspürt, wenn das Baby saugt, dann sind die Ursachen wahrscheinlich Schrunden. Schrunden können vermieden werden, indem man die Brüste nach jedem Stillen sorgfältig abtrocknet und die Warzen mit Emulsion oder Salbe

einreibt, damit sie geschmeidig bleiben und nicht austrocknen können.
siehe auch Stillen; Muttermilch

Zum Einnehmen

Graphites D6	T	empfindliche Brustwarzen mit Schrunden; Risse mit honigartigen Absonderungen
Phytolacca D6	T	Schrunden mit Rötung

Äußere Anwendung

Calendula extern DHU	S	vorbeugend, Warzen nach jedem Stillen einreiben
Graphites Salbe DHU	S	Schrunden; trockene Haut mit Schrunden, Allgemeinmittel bei Hautkrankheiten

Schwindel

Während der Schwangerschaft können die Wände der Blutgefäße etwas träger reagieren und schlaffer sein als sonst. Wenn eine werdende Mutter längere Zeit stehen muß, kann es zu einer zu geringen Durchblutung des Gehirns kommen: Plötzliche Blässe, Schwindel und Schleier vor den Augen sind Anzeichen hierfür. An die frische Luft gehen und sich vornüberbeugen oder am besten hinlegen. Eine leichte, salzarme und eiweißreiche Kost kann Besserung bringen.
siehe auch Erbrechen in der Schwangerschaft

Zum Einnehmen

Glonoinum Pentarkan	D	Schwindel mit Übelkeit
Bryonia D6	T	Schwindel bei der geringsten Bewegung, Durst und Übelkeit, Besserung durch Ruhe

Cocculus D4	T	Schwindel mit Übelkeit bei reizbaren Menschen
Conium D6	T	vor allem Schwindel beim Liegen, Besserung durch Schließen der Augen
Veratrum album D6	T	kalter Schweiß an der Stirn

Sodbrennen

Durch das Wachstum der Gebärmutter und der Frucht entsteht Druck auf den Magen. Die Folge kann Sodbrennen sein. Da im Magen sehr stark wirkende chemische Stoffe zur Zerlegung der Nahrung bereitgestellt werden, kann deren übermäßige Bildung leicht den Magen irritieren. Neben Alkohol und Kaffee können auch Kochsalz und scharfe Gewürze Sodbrennen verursachen. In diesem Fall sollte man solche Nahrungsmittel vermeiden und mehrmals täglich kleinere Mahlzeiten zu sich nehmen statt dreimal täglich eine Hauptmahlzeit.

Zum Einnehmen

Bismutum Pentarkan	T	Allgemeinmittel bei Sodbrennen
Anacardium D6	T	Appetitlosigkeit, Besserung durch Essen
Arsenicum album D6	T	bei Durst nach kleinen Mengen kalter Getränke, vor allem bei Genauigkeit liebenden, schwermütigen, hageren Frauen
Mercurius solubilis D6	T	Sodbrennen vor allem nachts, vermehrter Speichelfluß nachts
Nux vomica D6	T	nach dem Essen, mit Übelkeit, bei hageren, hektischen Frauen
Pulsatilla D6	T	vor allem abends nach süßem oder fettem Essen, blonde Frauen

Stillen, Milchstauung

Bei vielen Frauen schießt die Milch so schnell und kräftig ein, daß ihre Brüste anschwellen und zu schmerzen beginnen. In diesem Fall spricht man von einer Stauung. Wenn die Stauung zu groß ist, kann man zuerst mit der Hand oder einer Milchpumpe etwas Milch entfernen; das Baby kann nämlich aus einer gestauten Warze nicht trinken. Die Brüste müssen auch mit warmem Wasser gewaschen werden, damit sie geschmeidig bleiben.

Zum Einnehmen

Phytolacca D12	**T**	die Milch ist bläulich, durchsichtig. Am ersten Tag der Behandlung häufig eine Dosis einnehmen, z.B. stündlich, bis die Beschwerden zurückgehen; anschließend zweistündlich, danach dreistündlich usw. Am nächsten Tag zur normalen Dosierung (dreimal täglich) übergehen

Stillen, Schmerzen beim
siehe auch Schrunden der Brustwarzen

Zum Einnehmen

Borax D6	**T**	Schmerzen in der Brust, an der das Kind nicht saugt
Chamomilla D6	**T**	schmerzende Brustwarzen, ohne deutliche Schrunden, bei heftigen, krampfartigen Schmerzen in Kreuz und Unterleib
Phytolacca D6	**T**	ausstrahlende Schmerzen

Stillprobleme

Der Anteil der stillenden Mütter ist in den letzten Jahren von unter 50% auf 75% gestiegen. Muttermilch gilt nach wie vor als die beste Nahrung für das Baby; Zusammenstellung und Temperatur sind optimal, sie ist keimfrei, wodurch das Baby besser gegen Infektionen geschützt ist, und die Mutter kann das Kind jederzeit ohne lange Vorbereitungen füttern. Man sollte allerdings beachten, daß die Qualität der Muttermilch von der Qualität der Ernährung der Mutter abhängt; sie sollte sich daher vollwertig ernähren. Der Vorteil der Flaschenernährung liegt wiederum darin, daß auch der Vater das Kind füttern und so das Band zu seinem Kind festigen kann.

Wenn die Milch zunächst gestaut ist, muß erst mit einer Milchpumpe etwas Milch abgepumpt werden; das Baby kann nämlich aus einer gestauten Warze keine Milch saugen. Die Brüste bleiben geschmeidig, wenn man sie mit warmem Wasser wäscht. Zusammen mit Massage hilft dies auch gegen eine Verstopfung der Milchkanäle. Der Arzt wird während der Schwangerschaft vermutlich bereits Ratschläge für die Pflege der Brüste gegeben haben. Eine eingesunkene Brustwarze muß aufgerichtet werden, damit das Kind daran saugen kann. Die Warzen regelmäßig massieren, damit sie geschmeidig bleiben. Dennoch kann es immer noch Probleme geben. Homöopathische Mittel können hier Abhilfe schaffen und dafür sorgen, daß die Mutter weiter stillen kann.

Übelkeit und Erbrechen

siehe Erbrechen in der Schwangerschaft

Verstopfung

siehe Kapitel 5

Zyklus, Wiederherstellung des normalen

Zum Einnehmen

Pulsatilla D6	T	bei Frauen mit häufig wechselnden Stimmungen, durstlos, starkes Bedürfnis nach frischer Luft; häufig blondes Haar mit blauen Augen und weinerlich
Sepia D6	T	bei depressiven, gleichgültigen Frauen mit unstillbarem Hunger; Gefühl von Überbelastung und Schwierigkeit, ein liebevolles Verhältnis zum Neugeborenen aufzubauen; Abneigung gegen Sexualität
Sulfur D6	T	bei Frauen mit starkem Verlangen nach Süßem; allgemein ein brennendes Gefühl (vor allem an den Füßen im Bett), reizbar, schläft schlecht, übelriechender Schweiß

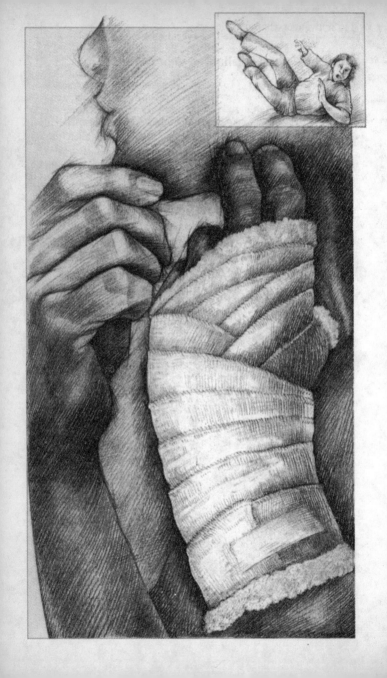

12. Erste Hilfe mit Homöopathie

Zweck der Ersten Hilfe ist es, kleinere Verletzungen selbst zu behandeln und bei schwereren Verletzungen dafür zu sorgen, daß keine Verschlimmerung eintritt. Außerdem ist umgehend für ärztliche Hilfe zu sorgen und der Betreffende zu beruhigen. In diesem Kapitel finden sich einige Hinweise zu Erste-Hilfe-Indikationen, wie z. B. Blasen, Brandwunden, Ohnmachtsanfälle, Nasenbluten, Verletzungen, Vergiftungen und Sonnenstich. Auf Dinge wie Mund-zu-Mund-Beatmung, das Anlegen von Verbänden und Wiederbelebungstechniken wird nicht eingegangen, da dies keine speziell homöopathischen Verfahren sind. Praktische Kenntnisse hierzu sollte man sich in einem Erste-Hilfe-Kurs aneignen, den das Rote Kreuz durchführt.

Ausgekugelter Arm
siehe Schulterluxation

Bienenstich
siehe Insektenstich

Blasen
Durch zu enge Schuhe oder Schweißfüße können Blasen an den Füßen entstehen. Blasen nicht aufstechen, da dies zu einer Entzündung der darunterliegenden offenen Haut führen kann. Außerdem ist eine aufgestochene Blase viel schmerzhafter. Eine geschlossene Blase kann man mit einem Pflaster abdecken. Um und auf eine offene Blase kann man ein desinfizierendes Mittel geben; anschließend mit Pflaster abdecken. Eine entzündungshemmende und lindernde Salbe auf (aufgesprungenen) Blasen beschleunigt ebenfalls die Heilung.

Der Entstehung von Blasen kann man wie folgt vorbeugen: Für größere Wanderungen eingelaufene Schuhe anziehen, möglichst wollene Socken ohne Stopflöcher tragen und die Füße mit etwas Fußpuder einreiben.
siehe auch Kapitel 1

Zum Einnehmen

Cantharis D6	**K**	vor einer großen Wanderung einnehmen, um Blasenbildung zu vermeiden; dies wiederholen, wenn sich dennoch Blasen bilden

Äußere Anwendung

Calendula extern DHU	**I**	desinfizierend, sofort nach dem Aufbrechen der Blase auftragen
Calendula Salbe DHU	**S**	auf die Blasen streichen; blutstillend und entzündungshemmend
Echinacea Salbe DHU	**S**	entzündungshemmend und geweberegenerierend

Blaue Flecken

Ein blauer Fleck ist eine Verfärbung (manchmal auch Schwellung) der Haut infolge eines Schlages, Falls oder Stoßes. Die kleinen Blutgefäße unter der Haut sind dann geplatzt, ohne daß die Haut selbst verletzt ist; das Blut verteilt sich im Gewebe und ruft an der Oberfläche eine Verfärbung hervor. Heilen und verhindern kann man Schwellungen (vor allem an Kopf und Schienbein) durch kalte, nasse Kompressen (z. B. mit Eis in einem Waschlappen oder Plastiksack). Wer leicht und oft blaue Flecken bekommt und außerdem regelmäßig Nasenbluten und Zahnfleischbluten hat, leidet möglicherweise an Vitamin-C-Mangel.

Zum Einnehmen

Arnica D6	T	Allgemeinmittel bei Verletzungen; begrenzt die Schwellung und das Ausmaß der blauen Flecken
Ledum D6	T	blaue Flecken, die sich kalt anfühlen, berührungsempfindlich sind und nicht auf Arnica ansprechen

Äußere Anwendung

Arnica comp. Gel	S	bei blauen Flecken, wenn die Haut unverletzt ist

Blaues Auge

Bei einem Schlag auf das Auge kann eine Blutung unter der Haut entstehen, die an der Oberfläche als Verfärbung sichtbar wird. Ein blaues Auge entsteht sehr leicht, da der Augenbereich gut durchblutet und die Haut hier locker und dünn ist. Deshalb sieht der Bluterguß hier viel dunkler aus als an anderen Körperstellen. Die heilende Wirkung eines rohen Steaks auf das Auge ist eine Fabel: ein kaltes, feuchtes Tuch (oder Eis in einen Waschlappen oder Plastikbeutel) wirkt viel besser und ist hygienischer.

Einen Arzt aufsuchen, wenn das Sehvermögen beeinträchtigt ist und nicht besser wird!

Zum Einnehmen

Hypericum D6	T	nach einem Schlag oder Ballschuß auf das Auge
Ledum D6	T	bei einem blauen Auge
Symphytum D3 ▲	D	Augenverletzung ohne Bluterguß, im Wechsel mit Hypericum D6

Äußere Anwendung

Hypericum extern DHU	I	1:50 oder 1:10 verdünnt als Kompresse anbringen
Ruta extern DHU	I	Augenlidkrämpfe, übermüdete Augen (eine warme Kompresse auflegen mit Ruta 1:50 oder 1:10 verdünnt)

Brandwunden
siehe Verbrennungen

Desinfektion
Desinfizieren ist das Keimfreimachen von Wunden, um einer Eiterung vorzubeugen oder sie zu behandeln.

Äußere Anwendung

Calendula extern DHU	I	das »homöopathische Jod«, blutstillend und entzündungshemmend, Anwendung als Kompresse
Calendula Salbe DHU	S	bei Verbrennungen und Schürfwunden, blutstillend und entzündungshemmend

Erfrierungen
Die Haut und das darunterliegende Gewebe können erfrieren, wenn sie Temperaturen erheblich unter dem Gefrierpunkt ausgesetzt sind. Die Haut reagiert auf Kälte mit einer Zusammenziehung der kleineren Blutgefäße an der Oberfläche, wodurch der Wärmeverlust verringert wird. Die verringerte Durchblutung bringt jedoch die Gefahr einer Erfrierung mit sich. Ohren, Nase, Finger und Zehen sind am meisten gefährdet.

Der erfrorene Körperteil wird gefühllos, hart und weiß;

eine Erfrierung kann eintreten, ohne daß dies der Betreffende bemerkt.

Menschen mit Erfrierungen müssen umgehend ins Haus gebracht oder auf alle Fälle vor scharfem, kaltem Wind geschützt werden. Der erfrorene Körperteil muß mit zusätzlichen Kleidern oder Decken abgedeckt werden; eventuell am eigenen Körper erwärmen und etwas Warmes zu trinken geben. Erfrorene Hände und Füße in lauwarmes, eher kühles (keinesfalls heißes!) Wasser eintauchen und bewegen. Erfrorene Nase und Ohren kann man mit warmen Händen erwärmen. Auf keinen Fall erfrorene Körperteile mit Schnee einreiben, mit den Händen reiben oder direkte Wärme (Ofen) anwenden. Wenn der Patient etwas wärmer geworden ist, kann man diesen auffordern, sich zu bewegen; ihn jedoch keinesfalls gehen lassen, wenn die Zehen erfroren sind.

Erfrierungen müssen sofort behandelt werden; jede Minute Verzögerung vermindert die Heilungsaussichten. Unverzüglich einen Arzt rufen!

Zum Einnehmen

Abrotanum Pentarkan ▲	D	Allgemeinmittel bei Durchblutungsstörungen in Armen, Beinen und Haut; bei Rosazea; nach Erfrierungen

Äußere Anwendung

Abrotanum Salbe DHU	S	durchblutungssteigernd; nach Erfrierungen, auch vorbeugend bei Frostbeulen

Gehirnerschütterung

Eine Gehirnerschütterung führt zu einem vorübergehenden Bewußtseinsverlust. Die Ursache ist meist ein harter Schlag, ein Sturz oder heftiges Schütteln. Wenn der Verletzte wieder zu sich gekommen ist, können Kopfschmerzen, Schwindel, Erbrechen und Sehstörungen auftreten. Gegen die Kopfschmerzen kann man einen Eisbeutel anwenden; im übrigen ist Ruhe der heilende Faktor. Nur dann, wenn der Patient über Sehstörungen klagt, muß das Krankenzimmer abgedunkelt werden. Eine einfache Gehirnerschütterung muß innerhalb weniger Tage genesen sein.

Jede Gehirnerschütterung ist eine leichte Form einer Gehirnverletzung; unbedingt einen Arzt hinzuziehen!

Zum Einnehmen

Arnica D30	K	Gehirnerschütterung oder Kopfschmerzen aufgrund eines Schlages oder Stoßes
Natrium sulfuricum D6	T	Gehirnerschütterung (gleichzeitig Arnica D6 einnehmen); für mentale Spätfolgen einer Gehirnerschütterung; Natrium sulfuricum D30 (1 x pro Woche 10 Kügelchen)

Hyperventilation
siehe Kapitel 3

Insektenstich

Die meisten Insektenstiche verursachen nur eine örtliche Schwellung mit Rötung und Juckreiz. Schwellung und eventuell auftretende Schmerzen müssen innerhalb von 2 Stunden abgeklungen sein. Abtupfen mit Essig oder Salzwasser (auf einer kalten Kompresse) beschleunigt die Heilung. Bei Bienen und Hornissen kann der Stachel in der Haut zurückbleiben; in diesem Fall kann die Schwellung mehrere Tage bestehenbleiben. Der Stachel muß mit einer Pinzette entfernt werden.

Vorsicht bei Stichen in den Mund! Größere Schwellungen können zu Atemnot führen. In diesem Fall ist sofort ein Arzt zu rufen; bis zu dessen Eintreffen Eiswürfel lutschen.

Zum Einnehmen

Apis mellifica D3	T	bei juckender, geröteter Hautschwellung
Ledum D6	T	bei starker Schwellung mit stechenden Schmerzen; stündlich 1 Tablette bis zum Abklingen des Schmerzes (bei Stich in den Hals alle 5 Minuten eine Tablette)

Äußere Anwendung

Ledum extern DHU	I	bei Entzündungen nach Insektenstichen, Anwendung als Kompresse

Knie, schmerzende
siehe Kapitel 6 (Gelenkschmerzen)

Knochenbruch

Ein Knochenbruch muß – gegebenenfalls operativ – behandelt werden; in aller Regel kommt der betreffende Körperteil in Gips. Während des Heilungsprozesses muß der erkrankte Knochen möglichst geschont werden, auch nach der Entfernung des Gipses oder der Schiene. Den betreffenden Körperteil nicht stark belasten, sondern erst allmählich wieder an zunehmende Belastung gewöhnen und mit Bewegungsübungen beginnen, um ein Versteifung zu vermeiden. Die umliegenden Gelenke regelmäßig betätigen, um Schwellungen zu vermeiden, die Durchblutung zu sichern und dadurch die Heilung zu beschleunigen. Bei älteren Menschen heilt ein Knochenbruch erheblich langsamer als bei jüngeren.

Diese Erkrankung eignet sich weniger für die Selbstmedikation; einen Arzt aufsuchen! In Absprache mit diesem können homöopathische Mittel gegeben werden, um die Heilung zu beschleunigen.

Zum Einnehmen

Calcivitan Similiaplex	**T**	regt die Knochenbildung an (nach einer Woche mit der Einnahme beginnen)
Symphytum Pentarkan ▲	**D**	Allgemeinmittel bei Brüchen
Symphytum D6 ▲	**T**	beschleunigt die Heilung

Äußere Anwendung

Rhus Rheuma Gel	**S**	um nach der Heilung die Verdickung an der Stelle des Bruchs schneller zurückgehen zu lassen

Lebensmittelvergiftung
siehe Kapitel 5; sowie Vergiftung

Muskelkrampf
siehe Kapitel 6

Mückenstich
siehe Insektenstich

Narkose, Nachwirkungen einer
Narkose ist ein Zustand künstlichen Schlafes (Vollnarkose) oder des Gefühlsverlustes (örtliche Betäubung), der mittels Medikamenten herbeigeführt wird. Narkose wird zum Zwecke von Operationen oder schwierigerer ärztlicher Maßnahmen angewandt. Am Tag der Operation darf nichts gegessen oder getrunken werden, da es sonst unter der Narkose zu Erbrechen kommen kann. Nach dem Auf-

wachen aus der Narkose können noch einige Zeit Nachwirkungen auftreten wie Übelkeit, Schwindel und trockener Mund. Reichlich trinken hilft dem Körper, die Narkosestoffe wieder auszuscheiden.

Zum Einnehmen

Solidago Pentarkan	D	allgemein entwässerndes Mittel; beschleunigt die Heilung nach Operationen und verbessert die Nierenfunktion
Hyoscyamus D6	T	bei Nachwirkungen einer Narkose
Nux vomica D6	T	regt die Leber an, die Narkose schneller abzubauen, und vermindert Streß

Nasenbluten

Nasenbluten entsteht in der Regel durch eine kleine lokale Verletzung in der Nase, z. B. das Platzen eines Blutgefäßes. Ursachen können sein: zu heftiges Schneuzen bei Erkältung, ein Schlag auf die Nase, Nasenbohren, Aufenthalt in großer Höhe/Tiefe oder extrem anstrengende Körperbewegungen (z. B. Gewichtheben). Bei älteren Menschen kann Nasenbluten durch Bluthochdruck verursacht werden; am besten läßt man den Blutdruck von einem Arzt kontrollieren, wenn Nasenbluten regelmäßig auftritt. Die Ursache kann auch Vitamin-C-Mangel und/oder Kalkmangel sein. Bei Nasenbluten sich vornüber gebeugt hinsetzen und die Nasenflügel etwa 10 Minuten lang gegen die Nasenscheidewand drücken. Wenn die Blutung noch nicht aufgehört hat, weitere 5 Minuten drücken.

Wenn die Blutung aufgehört hat, sollte man sich anschließend einige Stunden nicht schneuzen; dadurch kann nämlich das Blutgerinnsel losgerissen werden, wodurch die

Blutung erneut einsetzt. Wenn die Blutung nicht aufhört, einen Arzt aufsuchen.

Zum Einnehmen

Millefolium Pentarkan ▲	D	bei regelmäßig auftretenden Nasenbluten, blutstillendes Mittel
Hamamelis D6	T	bei schmerzhafter Blutung
Phosphorus D6	D	Allgemeinmittel bei Nasenbluten

Äußere Anwendung

Calendula Salbe	S	auf einem Wattebausch in das blutende Nasenloch; blutstillend und entzündungshemmend

Ohnmacht

Schwindel und Ohnmacht sind keine Krankheiten per se, sondern Symptome. Meist ist Schwindel eine vorübergehende Erscheinung infolge eines zeitweiligen Sauerstoffmangels im Gehirn. Manchmal geht Schwindel einer Ohnmacht voraus. Ursachen können sein: emotionelle Spannungen, niedriger Blutzuckerspiegel bei Hunger, niedriger Blutdruck, Reisekrankheit usw. Im höheren Alter ist Vorsicht geboten. Am besten geht man bei einem Anfall an die frische Luft und setzt oder legt sich hin, bis der Schwindel aufhört.

Bei einem Ohnmächtigen prüfen, ob er sich durch den Sturz verletzt hat. Beengende Kleidungsstücke entfernen und für ausreichend frische Luft sorgen. Den Betreffenden ruhig zu sich kommen lassen und gegebenenfalls nach etwa 10 Minuten etwas Wasser trinken lassen.

Einen (homöopathischen) Arzt/Heilpraktiker aufsuchen, wenn Schwindel und Ohnmacht regelmäßig auftreten.

12. Erste Hilfe mit Homöopathie

Zum Einnehmen

Glonoinum Pentarkan	**D**	Allgemeinmittel bei Schwindel (bei Arterienverkalkung gleichzeitig Aurum jodatum Pentarkan einnehmen)
Veratrum album D30	**K**	kalter Schweiß auf der Stirn, der ganze Körper fühlt sich kalt an

Operationen, Unterstützung bei

Homöopathische Mittel können eine schnelle Genesung nach Operationen begünstigen.

Zum Einnehmen

Calendula Pentarkan	**D**	beugt Entzündungen vor und beschleunigt die Wundheilung; bei schmerzenden Narben
Arnica D6	**T**	Allgemeinmittel bei Verletzungen; begrenzt die Schwellung und den Umfang blauer Flecken; vorab einnehmen für die rasche Genesung
Staphisagria D6	**K**	bei Operationen im Urogenital- und im Darmbereich (Dosierung: 2 x täglich 5 Kügelchen – drei Tage vor der Operation mit der Einnahme beginnen)
Solidago Pentarkan	**D**	allgemein entwässerndes Mittel; beschleunigt die Genesung nach Operationen und verbessert die Nierenfunktion

Prellung

Eine Prellung ist in der Regel die Folge eines Sturzes (häufig beim Sport) oder eines Schlags. Das oberflächliche

Gewebe reißt nicht, wohl aber das Unterhautgewebe oder die darunterliegenden Muskeln. Bei jeder Prellung platzen auch Blutgefäße, und es tritt ein Bluterguß auf. Das Blut sickert in das Gewebe ein und kommt früher oder später an die Oberfläche, wo es als Verfärbung unter der Haut sichtbar wird als »blauer Fleck«; dieser kann durch Zerlegung des Blutfarbstoffs nach einigen Tagen eine grünliche oder gelbliche Farbe annehmen. Allgemeinsymptome einer Prellung: scharfer Schmerz, Schwellung und Verfärbung (Bluterguß). Bei einer Knöchelprellung sofort Schuh und Strumpf ausziehen, da sonst übermäßiger Druck entsteht, wenn der Knöchel stark anschwillt. Bei jeder Prellung betroffenes Glied sofort mindestens 15 Minuten unter kaltes Wasser halten oder Eisbeutel auflegen, um die Schwellung zu beschränken. Das betroffene Glied anschließend mit einem leichten Streckverband stützen und mindestens einen Tag Ruhe einhalten. Danach mit Bewegungsübungen beginnen, damit keine Versteifung eintreten kann.

Zum Einnehmen

Arnica D6	T	Allgemeinmittel bei Verletzungen; begrenzt die Schwellung und den Umfang der blauen Flecken
Hypericum D6	T	bei Prellung von nervenreichem Gewebe (Sturz auf das Steißbein)
Ledum D6	T	bei einer Prellung von Finger- und Zehenspitzen
Ruta D6	T	bei Schienbeinprellung

Äußere Anwendung

Arnica Salbe DHU	S	bei unverletzter Haut; im Anfangsstadium anwenden (3 bis 4 Tage)

Rhus Rheuma Gel	**S**	im zweiten Stadium (nach 3 bis 4 Tagen) anwenden, als Nachbehandlung zur Heilung des Bindegewebes

Quallen, Berührung mit

Die Berührung mit manchen Quallen kann zu einer schmerzhaften, brennenden Schwellung führen. Die Haut sorgfältig reinigen und eine lindernde, desinfizierende Salbe oder Gel auftragen.

Zum Einnehmen

Apis mellifica D3	**T**	bei juckender, geröteter Schwellung der Haut

Äußere Anwendung

Cardiospermum Salbe DHU	**S**	bei Berührung mit Quallen, Insektenstichen und Brennesselirritation

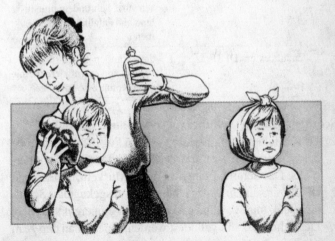

Eine kalte Kompresse kann Schwellungen vorbeugen.

Schnittwunden, Stichwunden, Rißwunden

Die Wunde sorgfältig auswaschen und mit sterilem Mulltuch oder einem Pflaster abdecken. Infektionsgefahr beachten; selbst bei einem tiefen Schnitt ist an der Oberfläche nur ein kleiner Einschnitt zu sehen! Äußerste Sauberkeit beachten, und den Verband täglich erneuern.

Bei allen größeren Wunden zum Arzt gehen (damit der Wundschluß keine Narben hinterläßt), wenn eine schwere Entzündung entsteht (Eiterbildung, gerötete und starke Schwellung, pochendes Gefühl) oder wenn die Blutung nicht aufhört.

siehe auch Wunden

Zum Einnehmen

Hypericum D6	T	kleine Wunden an den Fingerspitzen

Äußere Anwendung

Calendula Salbe	S	blutende Wunden, Quetschungen, Schürfwunden, Hautgeschwüre, Schrunden; blutstillend und entzündungshemmend
Calendula extern DHU	I	das »homöopathische Jod«, blutstillend und desinfizierend; mit einer Kompresse anbringen

Schulterluxation (Schulterver- oder -ausrenkung)

Das Schultergelenk besteht aus dem kugelförmigen Ende des Oberarmknochens und der Gelenkpfanne des Schulterblatts. Das Schulterblatt wird durch Muskeln, Sehnen und Bänder an seinem Platz gehalten. Ein ausgekugeltes Schultergelenk muß von einem Arzt wieder eingerenkt werden. Der Schmerz kann gelindert werden, indem man den Arm mit einem Tragetuch stützt; dabei sollte man den Arm

12. Erste Hilfe mit Homöopathie

gelegentlich drehen, um eine Versteifung zu vermeiden. Einen Arzt aufsuchen! In Absprache mit diesem kann eines der folgenden Mittel gegeben werden.
siehe auch Kapitel 6

Zum Einnehmen

Symphytum Pentarkan ▲	D	bei Bänder- oder Sehnenverletzungen
Arnica D6	T	Allgemeinmittel bei Verletzungen; begrenzt die Schwellung und den Umfang der blauen Flecken
Ruta D6	T	Schulterluxation, Arm oder Handgelenk ausgerenkt

Äußere Anwendung

Arnica comp. Gel	S	Allgemeinmittel bei Sehnen- und Muskelverletzungen sowie bei Verstauchung und Verrenkung
Rhus Rheuma Gel	S	nach einem Sturz

Schürfwunden

Kleinere Schürfwunden können mit Wasser und Seife gereinigt werden. Steinchen, Splitter und Schmutz entfernen. Anschließend die Wunde mit sterilem Mulltuch trockentupfen und mit einem Verband abdecken. Kleinere Wunden kann man mit einem Pflaster versorgen. Gegebenenfalls kann man auch ein Desinfektionsmittel anwenden. Den Verband täglich erneuern, bis die Wunde geheilt ist. Damit verhindert man Infektionen.

Äußere Anwendung

Calendula extern DHU	I	das »homöopathische Jod«, wirkt desinfizierend

| Calendula Salbe DHU | S | blutstillend und entzündungshemmend; wirkt lange ein, vor allem unter einem Verband |

Schwindel
siehe Ohnmacht

Sehnenverletzungen

Sehnen sind lange, zähe Bindegewebsstränge, die die Muskeln mit dem Knochen verbinden. Vor allem an Händen und Füßen befinden sich viele Sehnen. Im Falle von Sehnenerkrankungen sollte man einen stützenden Verband tragen, das betroffene Glied einige Tage schonen und anschließend Bewegungsübungen durchführen, um einem Steifwerden vorzubeugen.

Diese Erkrankung eignet sich weniger für die Selbstmedikation; einen (homöopathischen) Arzt/Heilpraktiker aufsuchen! In Absprache mit diesem kann folgendes gegeben werden:

Zum Einnehmen

Ledum D6	T	wenn der Schmerz (sogar bei allgemeinem Kältegefühl) durch Kälte besser wird, z.B. durch Eintauchen in kaltes Wasser
Rhus toxicodendron D6	T	bei Zerrung, Sehnenscheidenentzündung, wenn der Schmerz nach den ersten Bewegungen weniger wird; auch nachts Schmerzen, die einen veranlassen, den betreffenden Körperteil zu bewegen; Wärme bessert
Ruta D6	T	verletzte Sehne

Äußere Anwendung

Arnica Salbe	S	Allgemeinmittel bei Sehnen- und Muskelverletzungen, bei Verstauchungen, Überdehnungen oder Verrenkungen
Arnica comp. Gel	S	bei verletzter Sehne (zur Unterstützung von Ruta D6)
Rhus Rheuma Gel	S	bei Verletzungen, Zerrung, Sehnenscheidenentzündung

Sonnenstich/Hitzschlag

Eine schwere Störung der Wärmeregulierung des Körpers, verursacht durch zu langen Aufenthalt in der Sonne (Sonnenstich) oder an einem sehr warmen, schlecht belüfteten Ort (Hitzschlag).

Die ersten Symptome sind Schwindel und Kopfschmerz, später Übelkeit. Anschließend setzt sehr hohes Fieber ein, das gefährliche Werte über 40 Grad erreichen kann. Die Haut ist gerötet und fühlt sich heiß und trocken an; es tritt kein Schwitzen auf. Bei solchen Fiebererscheinungen ist sofort ein Arzt zu rufen. Der Patient ist in den Schatten zu bringen und der Kopf hochzulagern. Salzwasser trinken lassen, sofern der Patient bei Bewußtsein ist. Wenn die Temperatur auf einen Normalwert gesunken ist, sind noch mehrere Tage Ruhe erforderlich.

Einen Sonnenstich kann man vermeiden, indem man es unterläßt, in der prallen Sonne und bei großer Hitze schwere körperliche Arbeit zu verrichten oder dabei wenigstens eine Kopfbedeckung trägt, reichlich Wasser trinkt und Salztabletten einnimmt. Bei schweren Symptomen sofort einen Arzt rufen!

Zum Einnehmen

Belladonna D6	**K**	leichtere Symptome oder nach der Behandlung durch den Arzt
Glonoinum D4	**T**	Allgemeinmittel bei Sonnenstich; roter, heißer Kopf mit Gefühl der Erweiterung; Bewegung des Kopfes, Druck und Sonne verschlechtern
Natrium carbonicum D12	**K**	Kopfschmerzen bei Hitzegefühl und Völle, rotes Gesicht

Steißbein, Schmerzen nach einem Sturz

Zum Einnehmen

Arnica D6	**T**	Allgemeinmittel bei Verletzungen; begrenzt die Schwellung und den Umfang der blauen Flecken
Hypericum D6	**T**	sofort nach dem Sturz (gleichzeitig Arnica D6 einnehmen)
Hypericum D30	**K**	bei hartnäckigen Schmerzen (gleichzeitig Arnica D6 einnehmen)

Verbrennungen

Verbrennungen können durch Feuer, Dampf, heißes Öl, heißen Kaffee oder Tee, elektrischen Strom, Reibung, Chemikalien, beim Grillen usw. entstehen. Die Schwere der Verletzung hängt davon ab, wieviel Haut beschädigt und wie tief die Wunde ist. Bei Verbrennungen muß man sofort den betreffenden Körperteil mindestens 10 Minuten unter fließendes kaltes Wasser halten (darauf achten, daß das Wasser über die verbrannte Stelle fließt und nicht spritzt!) Durch sofortige Kühlung kann verhindert werden, daß aus einer Brandwunde ersten Grades eine solche zweiten Grades wirds.* Kleidung, die eine verbrannte Stelle bedeckt, darf nicht entfernt werden, da durch das Losreißen bereits entstandene Blasen aufgerissen werden können. Dadurch wird die Wunde verunreinigt, wodurch es zu Infektionen kommen kann. Wichtig ist dagegen, die Kleidung naß zu halten. Über der Wunde nicht husten oder atmen, da sich diese sehr schnell infiziert. Offene Brandwunden müssen umgehend steril abgedeckt werden. Bei großflächigen Verbrennungen kann man den Verletzten in ein Metalline-Tuch oder ein sauberes, gebügeltes Tuch einwickeln; kleinere Brandwunden können mit einem Metalline-Verband oder einem Mulltuch abgedeckt werden. Schwellungen lassen sich verhindern, indem man den verbrannten Körperteil hochlagert.

NB: Für die Selbstbehandlung kommen ausschließlich Verbrennungen ersten Grades in Betracht; die Haut ist dabei noch intakt, trocken, gerötet, leicht geschwollen und schmerzhaft. Bei Verbrennungen zweiten Grades ist die Haut schmerzhaft und gerötet, und es bilden sich Blasen. Bei Verbrennungen dritten Grades schmerzt die Haut nicht; sie hat eine beige oder weiße Farbe und ist trocken. Bei allen Verbrennungen zweiten und dritten Grades sofort einen Arzt rufen!

---

* Diese weitverbreitete Erste-Hilfe-Maßnahme ist umstritten; denn sie wirkt entsprechend dem allopathischen, nicht aber dem homöopathischen Prinzip. Die Erstwirkung einer Kältebehandlung von Verbrennungen ist zwar schmerzlindernd, in der Folge treten die Schmerzen aber vermehrt auf, und die Heilung verzögert sich. Ein wenig bekanntes, aber höchst wirksames Mittel der Brandwunden-Behandlung ist Essig. Essig auf die Wunde (am besten tränkt man ein Tuch damit) lindert sofort den Schmerz und erfordert in der Regel keine weiteren Maßnahmen, da die Wunde optimal und sehr schnell heilt. Man kann hierzu jeden normalen Essig nehmen (aber keine Essigessenz!). Etwas ausführlicher behandelt finden Sie das Thema »Brandwunden« in R. Roy, »Selbstheilung durch Homöopathie«. (Anmerkung d. Hrsg.)

Zum Einnehmen

Urtica D6	**D**	stündlich einnehmen; wenn der Schmerz nachläßt, die Dosis vermindern

Äußere Anwendung

Calendula extern DHU	**S**	bei Verbrennungen ersten Grades; lindert und heilt
Urtica extern DHU	**I**	bei Verbrennungen ersten Grades; als Kompresse anwenden (gleichzeitig Urtica D6 einnehmen)

Verdrehung

Wenn eine Selbstbehandlung nicht innerhalb weniger Tage Besserung bringt, sollte man einen (homöopathischen) Arzt/Heilpraktiker aufsuchen!

Zum Einnehmen

Rhus toxicodendron D6	**T**	nach Überbelastung

Äußere Anwendung

Arnica comp. Gel	**S**	gut einreiben; bei Muskelverletzungen

Vergiftung

Die meisten Vergiftungen geschehen durch das Verschlucken eines giftigen Stoffs. Vergiftungen können aber auch entstehen durch das Einatmen eines giftigen Gases, durch Hautkontakt mit einem chemischen Stoff oder durch Stiche/Bisse von Tieren. Bei jeder Vergiftung ist schnelle ärztliche Hilfe von entscheidender Bedeutung; sofort einen Arzt rufen!

Die Erste Hilfe kann in Mund-zu-Mund-Beatmung bestehen, wenn der Patient nicht mehr atmet. Wenn er bewußtlos ist, aber noch atmet, legt man ihn in die stabile Seitenlage. Niemals Brechreiz auslösen, niemals Milch trinken lassen! Das richtige Vorgehen hängt von dem Giftstoff ab; man sollte daher ein Merkblatt über Giftstoffe in der Hausapotheke haben (beim Arzt erkundigen). Unbedingt die Verpackung aufbewahren, in der sich das Gift befand. Die folgenden Stoffe sind häufige Haushaltsgifte: Waschmittel, Arzneien, Alkohol, Möbelwachs, Benzin, Unkrautvernichtungsmittel, Reinigungsmittel, Insektenvertilgungsmittel, Lackverdünner usw.

Verletzungen

Bei schwereren Wunden, wenn sich die Blutung nicht stillen läßt, und bei schweren Entzündungen (Rötung, Schwellung, pochender Schmerz, Eiter) ist ein Arzt zu rufen!
siehe auch Schnittwunden, Stichwunden, Schürfwunden

Zum Einnehmen

Calendula Pentarkan	D	beschleunigt die Wundheilung nach Verletzungen, bei schmerzenden Narben, verleiht dem Körper mehr Widerstandskraft
Arnica D6	T	Allgemeinmittel bei Verletzungen; begrenzt die Schwellung und den Umfang der blauen Flecken; bei Verwundung von Weichteilen im Bereich von Gelenken (Muskeln und Blutgefäße)
Arnica D30	K	bei schweren Prellungen und bei Schock
Hepar sulfuris D3	T	bei (beginnenden) Entzündungen

Hypericum D6	T	beschleunigt die Heilung in nervenreichen Gebieten, z.B. Fingerspitzen

Äußere Anwendung

Arnica comp. Gel	S	bei blauen Flecken, wenn die Haut unverletzt ist; im ersten Stadium (3 bis 4 Tage)
Arnica Salbe DHU	S	bei unverletzter Haut, im ersten Stadium (3 bis 4 Tage)
Calendula extern DHU	I	das »homöopathische Jod«, blutstillend und desinfizierend; als Kompresse anbringen
Calendula Salbe DHU	S	entzündungshemmend, verhindert Narbenbildung
Echinacea Salbe DHU	S	bei (beginnenden) Entzündungen; entzündungshemmend und geweberegenerierend
Hypericum extern DHU	I	Schmerzen mit verletzten Nerven, z.B. Hand-, Fuß- und Schädeltraumata, als Kompresse anbringen
Rhus Rheuma Gel	S	bei Quetschungen, Verstauchung im zweiten Stadium (nach 3 bis 4 Tagen), auch bei rheumatischen Muskel- und Gelenkschmerzen

Verrenkung

Verletzungen der Gelenkbänder entstehen durch eine Überdehnung der Bänder; alle Verrenkungen sind Bänderverletzungen. Bei einem schweren Bänderriß wird das Gelenk sehr instabil. Bei Verrenkungen eiskaltes Wasser oder Eis anwenden, um die Schwellung zu begrenzen; Druckverband anlegen, Ruhe, das Gelenk hochlagern.

Zum Einnehmen

Ruta D6	T	beschädigte Gelenkbänder

Äußere Anwendung

Arnica Salbe DHU	S	bei unverletzter Haut, im ersten Stadium (3 bis 4 Tage)
Arnica comp. Gel	S	Allgemeinmittel bei Sehnen- und Muskelverletzungen sowie bei Verstauchung und Verdrehung oder Verrenkung; bei verletzter Haut oder Arnika-Allergie
Rhus Rheuma Gel	S	beschädigte Haut und im zweiten Stadium (nach 3 bis 4 Tagen)

Verstauchung

Das betroffene Gelenk sofort unter kaltes Wasser halten oder Eisbeutel auflegen (Eisstückchen in Waschlappen oder Plastikbeutel geben). 15 Minuten liegen lassen, um die Schwellung auf ein Mindestmaß zu begrenzen. Bei einem verstauchten Knöchel, der anschwillt, sofort Strümpfe und Schuhe ausziehen. Anschließend stützenden Zugverband anlegen. Das verstauchte Glied in den ersten Tagen soviel wie möglich schonen, anschließend wieder vorsichtig belasten, um eine Versteifung zu verhindern.
siehe auch Prellung

Zum Einnehmen

Arnica D6	T	Allgemeinmittel bei Verletzungen; begrenzt die Schwellung und den Umfang blauer Flecken
Hypericum D6	T	Verstauchung von nervenreichem Gewebe, z. B. der Finger

Rhus toxicodendron D6	**T**	Verletzung von Gelenkbändern und Sehnen

Äußere Anwendung

Arnica Salbe DHU	**S**	bei unverletzter Haut im ersten Stadium (3 bis 4 Tage)
Arnica comp. Gel	**S**	bei verletzter Haut oder Arnika-Allergie
Rhus Rheuma Gel	**S**	zur Nachbehandlung im zweiten Stadium (nach 3 bis 4 Tagen)

Wespenstich
siehe Insektenstich

TEIL II

Alphabetisches Verzeichnis der homöopathischen Heilmittel

In Teil II sind alle Mittel, die in Teil I (systematisches Verzeichnis der Gesundheitsstörungen und Krankheiten) genannt wurden, in alphabetischer Reihenfolge aufgeführt. Die Mittel werden in jeweils unterschiedlicher Weise besprochen, je nach der Art des Mittels (Einfach- oder Komplexmittel) und der Anwendung (innerlich oder äußerlich). Dies ist nachstehend anhand einiger Beispiele mit Erläuterungen verdeutlicht.

1. Einfachmittel

ALLIUM CEPA

Name des Mittels

Arzneimittelbild
Tränende Augen, nicht brennend. Übermäßig laufende Nase, brennend und beißend. Niesanfälle. Husten, Atemnot, Heiserkeit, Heuschnupfen, Halsschmerzen, die zu den Ohren ziehen. Auch Schmerzen an der Stirn und Durchfall können vorkommen. Verschlechterung in einem warmen Raum, abends und durch Einatmen kalter Luft. Besserung durch frische Luft.

Aufzählung der wichtigsten Symptome, die die unverdünnte Substanz bei einem gesunden Menschen auslösen kann (bei einer Arzneimittelprüfung); dies sind gleichzeitig die Beschwerden, die das homöopathische Mittel zu heilen vermag.

Indikationen
Schnupfen (3). Nasenkatarrh (3).

Stichwort(e), unter dem/denen das Mittel in Teil I des *Homöopathieführers* besprochen wird; man kann anschließend in Teil I nachschlagen, ob dieses Mittel das richtige ist. Die Zahlen in Klammern verweisen auf das Kapitel, in dem die Indikation beschrieben ist. (Aber: Ein homöopathisches Heilmittel kann von einem homöopathischen Arzt/Heilpraktiker auch für völlig andere Symptome verordnet werden!)

Potenz und Dosierung
K D6 3 x täglich 10–20 Kügelchen

Nennt die empfohlene Potenz und Darreichungsform und gibt an, wie oft und in welcher Menge das Mittel eingenommen werden muß (sofern vom Arzt/Heilpraktiker nicht anders verordnet.)

2. Komplexmittel und Mittel für die äußerliche Anwendung

ASA FOETIDA PENTARKAN

Name des Mittels

Zusammensetzung
Asa foetida D3, Ignatia D4, Nux moschata D4, Zincum valerianicum D6, Leonurus cardiaca D2, Alkoholgehalt 68% (v/v).

Bestandteile (Einfachmittel), die im Komplexmittel oder dem Mittel zur äußeren Anwendung verarbeitet sind.

Indikationen Bauchschmerzen (5). Darmbeschwerden (5). Dickdarmkrämpfe (5). Blähungen (5). Magenschmerzen (5).	Stichwort(e), unter dem/denen das Mittel in Teil I des *Homöopathieführers* besprochen wird; man kann anschließend in Teil I nachschlagen, ob dieses Mittel das richtige ist. Die Zahlen in Klammern verweisen auf das Kapitel, in dem die Indikation beschrieben ist. (Ein homöopathisches Heilmittel kann von einem homöopathischen Arzt/Heilpraktiker auch für völlig andere Symptome verordnet werden!).
Dosierung/Anwendungsform 3 x täglich 10 Tropfen	Gibt an, welche Menge des Mittels wie häufig eingenommen werden muß (sofern vom Arzt/Heilpraktiker nicht anders verordnet). Bei Mittel zur äußeren Anwendung ist häufig angegeben, wie das Mittel angewandt werden muß.
Warnhinweis	Bei manchen Mitteln sind Warnhinweise erforderlich.

Erklärung der benutzten Symbole und Abkürzungen

aa p.	ana partes aequales (= zu gleichen Teilen)
(v/v)	volume per volume (z. B. 50% v/v = 50 Vol.-%)
Ø	Urtinktur (= die tiefste flüssige Form des Mittels)
HAB 1	Homöopathisches Arzneibuch 1; dies ist in Deutschland die amtliche Pharmakopöe; es enthält Zubereitungsregeln und Vorschriften für das Ausgangsmaterial für die homöopathischen Heilmittel
ad	zu
g	Gramm
mg	Milligramm (= 0,001 g oder Tausendstel Gramm)
s. a.	sine alkohol (= ohne Alkohol)
q. s.	quantum sufficit (= soviel, wie ausreichend ist)
D	Tropfen
K	Kügelchen
T	Tabletten

ABROTANUM PENTARKAN

Zusammensetzung Abrotanum Ø, Aesculus D1, Arnica D2, Secale cornutum D3, Petroleum D3, Alkoholgehalt 68% (v/v).
Indikationen Erfrierungen (ersten Grades) (4, 12). Rosazea (1). Durchblutungsstörungen (4). Frostbeulen (4).
Warnhinweis Wenn gestillt wird, können – nach einer einzigen Beobachtung – nach Einnahme des Mittels Bauchkrämpfe beim Säugling auftreten.
Gegenanzeige Nicht anwenden in Schwangerschaft und Stillzeit, bei Säuglingen und Kleinkindern.
Dosierung 3 x täglich 15 Tropfen

ABROTANUM SALBE DHU

Zusammensetzung Abrotanum Ø 10 g, Salbengrundlage gemäß HAB 1 mit Adeps lanae, Vaselinum album, Paraffinum subliquidum und Aqua purificata ad 100 g.
Indikationen Durchblutungsstörungen (4). Frostbeulen (4).
Anwendungsform Nach Bedarf äußerlich anwenden.

ACIDUM NITRICUM

Arzneimittelbild Viel Unzufriedenheit, Übellaunigkeit und ärgerliche Gereiztheit. Sehr empfindlich und nachtragend in Konfliktsituationen. Körperliche Mattigkeit, Zerschlagenheit und Gliederzittern – insbesondere bei psychischer Erregung und Wut. Große Angst um die eigene Gesundheit. Übelriechender Harn und Schweiß. Entzündung der Schleimhäute mit Geschwürbildung und Schrunden. Bevorzugte Stellen sind die Übergänge der Schleimhäute in die Haut an Nase, Mund(winkeln), Harnröhre und After. Gezackte oder gestielte hornige Warzen mit feinem Stechen, die leicht bluten.
Indikationen Schrunden (1). Warzen (1).
Potenz und Dosierung   **K** D12 1 x täglich
    5 Kügelchen

ACIDUM PHOSPHORICUM

Arzneimittelbild Diffuser Haarausfall. Fettiges Haar, gelegentlich auch Schuppen. Geistige Erschöpfung und allgemeine Interesselosigkeit. Kummer aufgrund mangelnder emotionaler Zuwendung oder eines Schocks. Schlummersucht, Gedächtnisschwäche oder: Beantwortet die Fragen erst nach langer Denkpause. Bei Schulkindern tritt Kopfschmerz auf, bei Erwachsenen eher Schwindel und Blutandrang zum Kopf. Gefühl der Schlappheit; schlaffe Arme und Beine. Verschlechterung durch Aufregung, Lärm und Streß. Besserung durch »Nickerchen« zwischendurch.

Indikationen Haarausfall (1). Kummer (8).

Potenzen und Dosierungen **T** D3   3 x täglich
                                         1–2 Tabletten
                              D D12 1 x täglich
                                         5 Tropfen

ACONITUM

Arzneimittelbild Fiebrige Beschwerden; entregeltes Temperaturregulierungssystem; verursacht durch bestimmte Infektionskrankheiten; durch Erkältung bei Wetterumschlag nach trockenem Frostwetter, bei Nordostwind oder heftigem Schreck. Die Symptome sind akut, plötzlich und heftig. Die Körpertemperatur steigt steil an (weil man nicht rechtzeitig schwitzt); die Haut bleibt trocken und heiß. Trockener Mund und heftiger Durst auf kaltes Wasser. Blutandrang zum Kopf, Ohrensausen. Dabei entwickelt sich eine starke seelische und körperliche Anspannung, Unruhe, häufig mit Todesangst. Das Einsetzen der Heilungsreaktion ist am Schweißausbruch erkennbar.

Indikationen Gesichtsschmerz (2). Durchfall (5, 11). Grippe (7). Hauterkrankungen (1). Zahnschmerzen (2). Fieber (7). Erkältung (3). Ohrenschmerzen (2). Postnatale Depression (11).

Potenzen und Dosierungen **T** D6   3 x täglich
                                        1–2 Tabletten
                              T D12 täglich
                                        1–2 Tabletten

ACONITUM PENTARKAN

Zusammensetzung Per Tablette: Aconitum D3, Belladonna D3, Bryonia D3, Ferrum phosphoricum D3, Gelsemium D3, Tablettenmasse ad 250 mg.

Indikation Fieber (7).

Warnhinweis Bei Patienten, auf die dieses Mittel gut paßt, kann – wie bei allen andern homöopathischen Mitteln – gelegentlich während des ersten Tages der Einnahme eine Verschlechterung der Krankheitssymptome auftreten (»homöopathische Anfangsverschlechterung«). In diesem Fall die Einnahme Tage unterbrechen oder die Dosierung halbieren, bis die Stärke der Symptome zurückgeht; anschließend wieder auf die ursprüngliche Dosierung übergehen.

Dosierung Erwachsene: 6 x täglich 1 Tablette; Kinder: bei schnellem Fieberanstieg 1 Tablette stündlich.

AESCULUS PENTARKAN

Zusammensetzung Aesculus D1, Calcium fluoratum D6, Arnica D2, Carduus marianus D2, Collinsonia canadensis D1, Alkoholgehalt 65% (v/v).

Indikationen Hämorrhoiden (4, 11). Krampfadern (4).

Dosierung 3 x täglich 15 Tropfen

AGARICUS

Arzneimittelbild Die Haut juckt und brennt. Gerötetes Gesicht mit feuerroter Nase. Das Gefühl eiskalter Nadelstiche in der Haut. Beim geringsten Zug beginnt man zu frösteln. Patient ist übermäßig beweglich. Unwillkürliche Kontraktionen verschiedener Muskeln, z. B. Augenzwinkern, Gri-

massieren. Starker Hunger, aber auf nichts wirklich Appetit. Verschlechterung durch Kälte, Besserung durch Schlaf oder ruhiges Auf- und Abgehen.
Indikationen Tennisellbogen (6). Frostbeulen (4).
Potenz und Dosierung   **K**   D6   3 x täglich
                                                     10–20 Kügelchen

AGNUS CASTUS

Arzneimittelbild Die Milchmenge nimmt von Beginn an ständig ab. Die Mutter wird von düsteren Empfindungen heimgesucht. Energieverlust; Lustlosigkeit. Man ist (geistig) abwesend, vergeßlich und mutlos. Verlust des sexuellen Interesses.
Indikation Muttermilch, zuwenig (11).
Potenz und Dosierung   **D**   D3   3 x täglich
                                                     5–10 Tropfen

AILANTHUS GLANDULOSA

Arzneimittelbild Mandelentzündung. Geröteter, geschwollener Hals; der Hals tut weh und ist rauh. Geschwollene Halsdrüsen. Heiserkeit. Trockene Zunge. Schluckschmerzen, die zu den Ohren ausstrahlen. Niedergeschlagenheit. Man kann keinen klaren Gedanken fassen, ist müde. Schlaf erquickt nicht.
Indikation Pfeiffersches Drüsenfieber (7).
Potenzen und Dosierungen   **K**   D6   3 x täglich
                                                    10–20 Kügelchen
                                  K   D30   1 x täglich
                                                    10–20 Kügelchen

ALLIUM CEPA

Arzneimittelbild Tränende Augen, nicht brennend. Übermäßig laufende Nase, brennend und beißend. Niesanfälle. Husten, Atemnot, Heiserkeit, Heuschnupfen, Halsschmerzen, die zu den Ohren ziehen. Auch Schmerzen an der Stirn und Durchfall können vorkommen. Verschlechterung in

einem warmen Raum, abends und durch Einatmen kalter Luft. Besserung durch frische Luft.
Indikationen Schnupfen (3).
Potenz und Dosierung   **K**   D6   3 x täglich
10–20 Kügelchen

ANACARDIUM

Arzneimittelbild Irritation des Magens, Sodbrennen. Appetitlosigkeit. Nervös, müde, niedergeschlagen. Harter Stuhl. Hautausschlag.
Besserung nach dem Essen.
Indikationen Sodbrennen (5). Sehnenverletzung am Knie (6).
Potenz und Dosierung   **T**   D6   3x täglich
1–2 Tabletten

ANHALONIUM PENTARKAN

Zusammensetzung Anhalonium Lewinii D3, Agaricus D3, Aesculus D1, Mercurius solubilis D6, Secale cornutum D3, Alkoholgehalt 60% (v/v)
Indikationen Durchblutungsstörungen (4). Schmerzen in Armen oder Beinen (6).
Nebenwirkung Nach Anwendung kann verstärkt Speichelfluß auftreten, das Mittel ist dann abzusetzen.
Dosierung 3 x täglich 10 Tropfen

ANTIMONIUM CRUDUM

Arzneimittelbild Weiß belegte Zunge. Vor allem Magenbeschwerden; die Mahlzeit liegt wie ein Stein im Magen, Aufstoßen, nach dem Essen immer noch Hunger. Starkes Verlangen nach sauren Nahrungsmitteln, die aber schlecht vertragen werden. Übelkeit. Durchfall oder Verstopfung mit vergeblichem Stuhldrang; gelegentlich wechseln auch Durchfall und Verstopfung miteinander ab. Blähungen. Juckender Hautausschlag, dicke Hornhautschichten und Hühneraugen unter den Füßen. Hornartige Warzen an den

Fußsohlen. Nagelverformung und brüchige Nägel. Verschlechterung durch Essen, Alkohol, Waschen mit kaltem Wasser und Temperaturschwankungen. Besserung durch Ruhe und einen Spaziergang in frischer Luft.
Indikationen Durchfall (5, 11). Schwielen (1). Nagelverkrümmung (1). Hühneraugen (1). Nägel, Probleme mit den (1). Aufstoßen (5). Verdauung, Verbesserung der (5). Verstopfung (5). Warzen (1).

Potenz und Dosierung   T D6 3x täglich
                                                             1–2 Tabletten

APIS MELLIFICA

Arzneimittelbild Symptome wie von einem Bienenstich: Brennendes oder stechendes Gefühl, Rötung, geschwollene Schleimhäute und Hitze. Große Unruhe, manchmal von Kopfschmerzen begleitet, Dunkelangst, Zähneknirschen usw. Daneben treten Fiebersymptome auf (ohne Durst), und es besteht die Neigung zu Vereiterungen. An den Augen treten häufig Beschwerden auf, z. B. geschwollene Augenlider oder Lichtscheu. Augen gerötet und warme, heiße Tränenflüssigkeit. Unverträglichkeit von Berührung, Druck und Wärme.

Indikationen Fieberbläschen (1). Hauterkrankungen (1). Juckreiz (1). Augenlider, geschwollen (2). Insektenstich (1, 12). Halsentzündung (3). Quallen, Berührung mit (12). Nesselsucht (1).

Potenzen und Dosierungen   T D3 3 x täglich
                                                               1–2 Tabletten
                                                         T D6 3 x täglich
                                                               1–2 Tabletten

APOMORPHINUM PENTARKAN

Zusammensetzung Apomorphinum muriaticum D3, Kreosotum D4, Phosphorus D4, Ipecacuanha D5, Cocculus D5, Alkoholgehalt 59% (v/v).

Indikationen Übelkeit, Erbrechen (5).
Dosierung 4 x täglich 15 Tropfen

ARGENTUM NITRICUM

Arzneimittelbild Ruhelosigkeit und Gehetztheit mit innerlichem Zittern. Nervenschwäche. Erwartungsangst, übertriebene Angst vor Prüfungen. Ängste, vor allem Todesangst. Überhitzte Phantasie. Schwindel, Ohrensausen. Schleimhautentzündungen, die sich anfühlen, als ob ein ganzes Nadelkissen hineingedrückt würde. Schwäche, zittrig beim Aufstehen. Nervöse Magen- und Darmstörungen; Blähungen, Aufstoßen und auffällig geblähter Unterleib. Schleimiger und wäßriger Durchfall bei der geringsten Aufregung. Verlangen nach Süßem, das nicht vertragen wird.

Indikationen Angst (8). Prüfungsangst (8). Nervosität (8). Aufstoßen (5). Reisefieber (8). Konkurrenzangst (8). Erbrechen in der Schwangerschaft (11).

Potenzen und Dosierungen **D** D6   3 x täglich
                                       5–10 Tropfen
                              T D12 2 x täglich
                                       1–2 Tabletten

ARGENTUM PENTARKAN

Zusammensetzung Per Tablette: Argentum nitricum D5, Atropinum sulfuricum D3, Pulsatilla D3, Mercurius jodatus flavus D3, Xysmalobium undulatum D2, Tablettenmasse ad 250 mg.

Indikation Magengeschwür (5).

Gegenanzeigen Glaukom (grüner Star), atonische Blasenentleerungsstörungen und Nierenfunktionsstörungen, Schwangerschaft und Stillzeit. Nicht anwenden bei Säuglingen und Kleinkindern und bei Schilddrüsenerkrankungen.

Nebenwirkungen Bei Kindern können in seltenen Fällen

Mydriasis (Pupillenerweiterung) und Mundtrockenheit oder Speichelfluß auftreten. Das Mittel ist dann abzusetzen.
Dosierung 3 x täglich 1 Tablette

ARISTOLOCHIA PENTARKAN
Zusammensetzung Aristolochia clematitis D10, Pulsatilla D3, Rosmarinus officinalis D2, Apis mellifica D3, Agnus castus D1= Ø, Alkoholgehalt 72% (v/v).
Indikation Menstruationsbeschwerden (10).
Gegenanzeigen Überempfindlichkeit gegen Bienengift.
Dosierung 3 x täglich 10 Tropfen

ARNICA
Arzneimittelbild Bei allen Unfällen, Verletzungen, Prellungen, Zerrungen, Verstauchungen. Überanstrengung oder Schmerzen durch Sport. Gehirnerschütterung oder Kopfschmerzen durch einen Schlag auf den Kopf. Müdes Gefühl in den Beinen. Muskel- und Nervenschmerzen, Magenschleimhautentzündung, ängstliches Herzklopfen. Reizbare Gefäße und Nerven. Kalte Hände und Füße, gleichzeitig geröteter, sich heiß anfühlender und pochender Kopf. Spontanes Nasenbluten, leicht blaue Flecken; Mißmutigkeit. Zerschlagenes Gefühl; überempfindlich bei Berührung. Das Bett erscheint zu hart. Trotz starker Schwäche und Erschöpfung behauptet der Patient, es ginge ihm gut.
Indikationen Beschädigtes Gewebe nach der Geburt; Allgemeinmittel bei Geburten (11). Blaue Flecken (1, 12). Wundliegen (1). Gehirnerschütterung (2, 12). Kopfschmerzen (2). Kindsbewegungen, schmerzhafte (11). Prellung (6, 12). Operationen, Unterstützung bei (12). Aufstoßen (5). Rippenprellung (6). Schulterluxation (6, 12). Muskelschmerzen (6). Hexenschuß (6). Steißbein,

Schmerzen nach einem Sturz (12). Zähneziehen (2). Tennisellbogen (6). Verletzungen (12). Verstauchung (6, 12). Achillessehnenriß (6).

Potenzen und Dosierungen **T** D6 3 x täglich
1–2 Tabletten
K D30 1 x täglich
10 Kügelchen

ARNICA COMP. GEL

Zusammensetzung Je 100 g: Arnica comp. Tinktur 10 g auf Geleegrundlage ad 100 g.

Indikationen Blaue Flecken (1, 12). Wundliegen (1). Kopfschmerzen (2). Hauterkrankungen (1). Muskelschmerzen (6). Hexenschuß (6). Tennisellbogen (6). Verletzungen (12). Achillessehnenriß (6).

Warnhinweis Nicht anwenden bei offenen Wunden, da dies zu Hautreaktionen führen kann. Arnika kann eine allergische Reaktion auslösen; bei Allergieverdacht nicht anwenden.

Anwendungsform Nach Bedarf äußerlich anwenden. Unterschied zwischen Tinktur und Salbe. Das Gel wird am schnellsten resorbiert und trocknet schnell auf.

ARNICA EXTERN DHU

Zusammensetzung Je 100 g: Arnica e planta tota Ø 30 g und Alkohol ad 100 g, Alkoholgehalt 70% (v/v).

Indikationen Haarausfall (1). Offenes Bein (7).

Warnhinweis Nicht anwenden bei offenen Wunden, da Hautreaktionen entstehen können. Arnika kann eine allergische Reaktion auslösen; bei Allergieverdacht nicht anwenden.

Anwendungsform Nach Bedarf äußerlich anwenden als Kompresse: Die Tinktur 1:10 mit Wasser verdünnen. Bei Wachstumsstörungen der Haare die Tinktur 1:3 verdünnt mit Wasser einmassieren. Unterschied zwischen Gel und

Salbe: Die Tinktur wird rascher durch die Haut aufgenommen.

ARNICA SALBE DHU
Zusammensetzung Arnika-Tinktur 10% in fetter Salbengrundlage mit Adeps lanae, Vaselinum album, Aqua purificata und Chlorophyllum.
Indikationen Prellung (6, 12). Gelenkschmerzen (6). Rippenschmerzen (6). Verrenkung (6, 12). Verstauchung (6, 12). Verletzungen (12).
Warnhinweis Nicht anwenden bei offenen Wunden, da Hautreaktionen entstehen können. Arnika kann eine allergische Reaktion auslösen; bei Allergieverdacht nicht anwenden.
Anwendungsform Nach Bedarf äußerlich anwenden. Unterschied zwischen Gel und Tinktur: Die Salbe bleibt länger wirksam.

ARSENICUM ALBUM
Arzneimittelbild Wichtiges Konstitutionsmittel: Eine Person des Arsenicum-album-Typs ist häufig nervös, Ängste, depressiv und unruhig, während die Kräfte rasch abnehmen. Viele Ängste: um die Gesundheit, Verkrampftheit, vor Geldverlust, vor Einbrechern, vor dem Tode; religiöse Schwermut. Sorgfältige und genaue Menschen. Brennende Schmerzen wie von glühenden Kohlen. Virusinfekte des Verdauungstrakts. Unruhe. Erbrechen und Durchfall nach Essen und/oder Trinken. Typisch ist der Durst nach kleinen Mengen kalten Wassers bei allgemeinem Wärmebedürfnis. Allergische Veranlagung; Asthma, Ekzem, Erkrankungen der Schleimhäute. Alle Ausscheidungen sind dünn und wäßrig. Häufig auch Einsamkeitsangst. Überempfindlichkeit gegen Gerüche, Geräusche, Berührung, Aufregung. Magenschleimhautentzündung. Juckender, brennen-

der Hautausschlag ist bei diesem Typ möglich. Geschwollene Augenlider, weiß und kalt, mit brennenden Tränen. Verschlechterung nachts und nach dem Essen, Magen- und Darmbeschwerden werden durch kalte Getränke verschlimmert. Besserung durch Wärme; Zahnschmerzen bessern sich durch warme Getränke.
Indikationen Allergie (3). Angst (8). Erbrechen (5). Darmgrippe (5). Durchfall (5, 11). Gürtelrose (1). Husten (3). Hauterkrankungen (1). Zahnschmerzen (2). Schnupfen (3). Wundsein bei Säuglingen (9). Magenschmerzen (5). Sodbrennen (5). Augenlider, geschwollene (2). Frostbeulen (4). Erbrechen in der Schwangerschaft (11).
Potenzen und Dosierungen **T** D6 3 x täglich
                                   1–2 Tabletten
                              K D12 2 x täglich
                                   10–20 Kügelchen

ARUM TRIPHYLLUM PENTARKAN

Zusammensetzung Arum triphyllum D2, Aesculus D1, Ammonium bromatum D2, Primula veris D1, Mercurius corrosivus D5, Alkoholgehalt 58% (v/v).
Indikation Heiserkeit (3). Entzündung des Kehlkopfes und des Rachens.
Gegenanzeigen Überempfindlichkeit gegen Primeln, Nierenfunktionsstörungen, Schwangerschaft, Stillzeit. Nicht anwenden bei Säuglingen und Kleinkindern.
Nebenwirkungen Nach Anwendung kann vermehrt Speichelfluß auftreten – das Mittel dann absetzen.
Dosierung 3 x täglich 15 Tropfen

ASA FOETIDA

Arzneimittelbild Krampf der glatten Muskulatur (Eingeweide). Mit lautem Geräusch abgehende Rülpser und Winde, beide stinkend. Aufgeblähter Unterleib, Eingeweidegeräusche. Übelriechender Atem. Der Stuhl ist wäßrig und

schaumig oder dickbreiig, außerordentlich stinkend. Auch der Urin riecht scharf. Fisteln. Die Muttermilch bleibt nach dem zehnten Tag weg.
Indikationen Muttermilch, zuwenig (11). Aufstoßen (5).
Potenzen und Dosierungen **D** D4   3 x täglich
                                        5–10 Tropfen
                            D D6   3 x täglich
                                        5–10 Tropfen

ASA FOETIDA PENTARKAN

Zusammensetzung Asa foetida D2, Ignatia D3, Nux moschata D3, Zincum valerianicum D5, Leonorus cardiaca D1, Alkoholgehalt 68% (v/v).
Indikationen Bauchschmerzen (5). Darmbeschwerden (5). Dickdarmkrampf (5). Blähungen (5). Magenschmerzen (5).
Dosierung 3 x täglich 10 Tropfen

AURUM JODATUM PENTARKAN

Zusammensetzung Per Tablette: Aurum jodatum D3, Barium carbonicum D3, Armonium vanadinicum D3, Calcium fluoratum D3, Arnica D2, Tablettenmasse ad 250 mg.
Indikationen Durchblutungsstörungen (4). Schwindel (2). Gedächtnisschwäche (8).
Gegenanzeige Bei Schilddrüsenerkrankungen die Anwendung mit (homöopathischem) Arzt/Heilpraktiker besprechen.
Dosierung 3 x täglich 1 Tablette

AVENA SATIVA

Arzneimittelbild Wirkt auf das unwillkürliche Nervensystem; das Herz pocht gegen die Rippen, alle Nerven sind zum Zerreißen gespannt. Verlust des Appetits, Einschlafschwierigkeiten. Schmerzen an der Schädelbasis. Reizbarkeit. Schlappheit. Appetitlosigkeit.

Indikationen Nervosität (8). Überlastung, geistige (8). Reizbarkeit (8). Schlaflosigkeit (8, 11). Erschöpfung (8).
Potenz und Dosierung   **D**   3 x täglich
5–10 Tropfen

BARIUM CARBONICUM

Arzneimittelbild Wichtiges Konstitutionsmittel. Die Kinder sind dick und geistig träge. Ängstliche Kinder, die sich hinter der Mutter verstecken. Sie sind spät mit allem: Sprechen, Gehen, Zahnen, Gewichtszunahme usw. Übermäßig vergeßlich. Konzentrationsschwäche; können nicht länger als einige Minuten mit derselben Sache beschäftigt sein. Verwirrung bei Aufgaben außerhalb der Routine. Sie sind schüchtern, begriffsstutzig, ängstlich und kommen nicht richtig mit. Zudem sind sie leicht erkältet und sehr empfindlich gegen Kälte und Feuchtigkeit. Halsentzündung mit eitrigen Mandeln. Der Erwachsene, von dicklicher Gestalt, kann sich ebenfalls schlecht konzentrieren. Das Bindegewebe ist schlaff, wodurch Hängebauch und Hängebacken entstehen können. Altersbeschwerden: Vergeßlichkeit, Schlaflosigkeit, Schwindel, Arteriosklerose.
Indikationen Konzentrationsschwäche (8). Schwindel (2). Gedächtnisschwäche (8). Halsentzündung (3). Schlaflosigkeit (8). Speichelfluß (2).
Potenz und Dosierung   **T** D6   3 x täglich
1–2 Tabletten

BELLADONNA

Arzneimittelbild Bei Fieber: Wenn der Patient zu schwitzen beginnt, Zustand großer Unruhe und heftigster Angst. Wahnvorstellungen von schwarzen Dämonen und Tieren. Blutandrang zum Kopf und starkes Herzklopfen, das bis zum Hals spürbar ist. Heißer Kopf und kalte Füße. Starkes Schwitzen, aber auch Gänsehaut. Schmerzen kommen und gehen ganz unregelmäßig. Der Rachen ist stark gerötet und trocken. Die Mandeln sind entzündet und geschwollen. Ein einschnürendes Gefühl führt zu Schluckbeschwerden. Die Halsschmerzen strahlen zu den Ohren aus, an der rechten Seite schlimmer. Der Patient hat großen Durst und verlangt nach kaltem Wasser, wagt aber nicht zu trinken. Die Pupillen sind häufig erweitert. Übererregbarkeit aller Sinne durch Licht, Lärm, Berührung. Der Zustand wird schlechter durch Kälte, Zug und auch Aufregung. Die Krämpfe können häufig durch Zurückbeugen des Rumpfs gelöst werden.

Indikationen Gesichtsschmerz (2). Angst (8). Bettnässen (9). Mumps (9). Bauchschmerzen (5). Kopfschmerzen (2). Hauterkrankungen (1). Halsentzündung (3). Fieber (7). Bauchkrämpfe (5). Lippen, Erkrankungen der (2). Mittelohrentzündung (2). Ohrenschmerzen (2). Postnatale Depression (11). Windpocken (9). Sonnenstich (2, 12).

Potenzen und Dosierungen **K** D6   3 x täglich
                                              10–20 Kügelchen
                              T D12 2 x täglich
                                              1–2 Tabletten

BELLADONNA PENTARKAN

Zusammensetzung Belladonna D3, Apis mellifica D3, Phytolacca D1, Mercurius cyanatus D3, Ailanthus glandulosa D1, Alkoholgehalt 57% (v/v).

Indikation Heiserkeit (3). Akute Mandelentzündung.

Gegenanzeigen Überempfindlichkeit gegen Bienengift, Nierenfunktionsstörungen, Schwangerschaft, Stillzeit. Nicht anwenden bei Säuglingen und Kleinkindern.

Nebenwirkungen Bei verstärktem Auftreten von Speichelfluß das Mittel absetzen. Ohne Konsultation eines (homöopathischen Arztes/Heilpraktikers soll das Mittel nicht länger als eine Woche genommen werden.

Dosierung Im akuten Stadium mehrmals stündlich 10 Tropfen, später 4 x täglich 10 Tropfen; Tageshöchstdosis 30 Tropfen.

BELLIS PERENNIS

Arzneimittelbild Wirkt stark auf das Muskelgewebe der Blutgefäße. Ermüdete und steife Muskeln. Gefäßstauungen. Der Kopf schmerzt wie nach einer Verletzung. Die Haut ist geschwollen und überempfindlich gegen Berührungen.

Indikationen Beschädigtes Gewebe nach der Geburt (11). Krampfadern (4).

Potenzen und Dosierungen **D** D3 3 x täglich
                                        5–10 Tropfen
                              D D6 3 x täglich
                                        5–10 Tropfen

BERBERIS

Arzneimittelbild Die Schmerzen strahlen in die Nieren- und Lebergegend aus. Ausstrahlende Nierenschmerzen. Brennender Urin, häufiger Harndrang. Schmerzen in Harnleiter und Harnröhre. Häufiger Wechsel der Schmerzen nach Art und Charakter. Durchfall oder Verstopfung. Schießende Schmerzen in der Leber. Rauhe, schmerzende Gelenke. Die Haut prickelt, juckt, beißt. Beschwerden vor allem links. Besserung durch Ruhe.

Indikationen Gelenkschmerzen (6). Entgiftung (1, 5). Pfeiffersches Drüsenfieber (7). Schmerzen in Armen oder Beinen (6). Rückenbeschwerden (11). Rückenschmerzen (6). Verdauung, Verbesserung der (5).

Potenz und Dosierung **T** D3 3 x täglich
                                    1–2 Tabletten

BISMUTUM PENTARKAN

Zusammensetzung Per Tablette: Bismutum subnitricum D2, Capsicum D5, Robinia pseudacacia D5, Iris D3, Arsenicum album D5, Tablettenmasse ad 250 mg.

Indikationen Magenschmerzen (5). Sodbrennen, Magenübersäuerung (5).

Dosierung 4 x täglich 1 Tablette

BORAX

Arzneimittelbild Schmerzen in der Brust, an der das Kind nicht trinkt. Übermäßige Milchproduktion; Milchfluß zwischen den Stillzeiten. Die Milch ist dicklich. Nervöse Beschwerden wie Schlaflosigkeit, Überempfindlichkeit gegen Lärm. Entzündungsanfällige Haut. Magenbeschwerden, Druckgefühl im Magen. Schläfrigkeit oder Übelkeit nach dem Essen. Zahnfleischentzündung. Verschlechterung durch nasses und kaltes Wetter.

Indikationen Muttermilch, zuviel (11). Stillen, Schmerzen beim (11). Weißfluß (10).

Potenz und Dosierung   T   D6   3 x täglich
                                                       1–2 Tabletten

BORAX PENTARKAN

Zusammensetzung Borax D3, Ratanhia D1, Calendula D1, Mercurius corrosivus D3, Pulsatilla D3, Alkoholgehalt 58% (v/v).

Indikationen Aphthen (2). Mundhöhlenentzündung (2). Pilzinfektion (2). Zahnfleischentzündung (2). Zunge, Geschwüre auf der (2).

Gegenanzeigen Nierenfunktionsstörungen, Schwangerschaft, Stillzeit. Nicht anwenden bei Säuglingen und Kleinkindern.

Nebenwirkungen Bei verstärktem Auftreten von Speichelfluß das Mittel absetzen. Ohne Konsultation eines (homöopathischen Arztes/Heilpraktikers soll das Mittel nicht länger als eine Woche genommen werden.

Dosierung 3 x täglich 10 Tropfen; Tageshöchstdosis 30 Tropfen.

BRYONIA

Arzneimittelbild Mißmutige, mürrische Stimmung. Will nur allein gelassen werden. Reizbarkeit. Sorgen, die sich auf Beruf und materielle Absicherung beziehen. Stechende

Schmerzen, die bei der geringsten Bewegung schlimmer und durch Ruhe besser werden. Gelenke entzünden sich; rheumatische Schmerzen in Armen und Beinen. Die Schleimhäute werden trocken; die Lippen sind gesprungen. Verstopfung. Rauher Hals, Reizhusten, Schleim mit Blutschlieren wird ausgehustet. Der Brustraum schmerzt vom vielen Husten. Rippenfellentzündung. Das Essen liegt schwer im Magen. Die Beschwerden treten vor allem auf, wenn es tagsüber warm und nachts relativ kalt ist. Verschlechterung durch Kälte und Bewegung. Besserung durch Ruhe, Schwitzen und Kälte, durch Druck auf die schmerzende Stelle und durch Liegen auf der schmerzenden Seite (meist rechts).

Indikationen Schwindel (2, 12), Grippe (7). Husten (3). Lippen, Erkrankungen der (2). Rheuma (6). Rippenprellung (6).

Potenz und Dosierung   **T**   D6   3 x täglich 1–2 Tabletten

BRYONIA PENTARKAN

Zusammensetzung Per Tablette: Bryonia D2, Mercurius dulcis D3, Aesculus D1, Carduus marianus D1, Taraxacum D2, Tablettenmasse ad 250 mg.

Indikation Darmbeschwerden, Verstopfung (5). Gallenblasenbeschwerden.

Gegenanzeigen Nierenfunktionsstörungen, Schwangerschaft, Stillzeit. Nicht anwenden bei Säuglingen und Kleinkindern.

Nebenwirkungen Bei verstärktem Auftreten von Speichelfluß das Mittel absetzen. Ohne Konsultation eines (homöopathischen) Arztes/Heilpraktikers soll das Mittel nicht länger als eine Woche genommen werden.

Dosierung 2 x täglich 1 Tablette; Tageshöchstdosis 2 Tabletten.

BRYORHEUM

Zusammensetzung Bryonia D2, Rhus toxicodendron D4, Dulcamara D1, Phytolacca D1, Gnaphalium polycephalum D1, Colocynthis D4, Alkoholgehalt 57% (v/v).
Indikationen Gelenkschmerzen (6). Ischias (6). Gicht (6). Schmerzen in Armen oder Beinen (6). Muskelschmerzen (6). Hexenschuß (6).
Gegenanzeige Überempfindlichkeit gegen Giftsumachgewächse.
Dosierung 3- bis 4mal täglich 10 Tropfen. Es empfiehlt sich, in der ersten Woche 3 x täglich 7 Tropfen einzunehmen.

CALADIUM SEGUINUM

Arzneimittelbild Kalte Körperteile. Asthmatische Beschwerden, erschwerte Atmung. Raucherhusten, Kopfschmerzen, Druck hinter den Augen und an der Stirn. Überempfindlichkeit gegen Lärm. Magenschmerzen. Einschlafangst oder zu leichter Schlaf. Verschlechterung durch Liegen auf der linken Seite und durch Bewegung. Besserung durch Schwitzen.
Indikation Rauchen, Aufhören mit dem (8).
Potenz und Dosierung   **D**   D6   3 x täglich
                                                            5–10 Tropfen

CALCIUM CARBONICUM

Arzneimittelbild Wichtiges Konstitutionsmittel. Äußerlich meist stark gebaut bis dick, mit blondem Haar, blauen Augen und einer hellen Haut. Liebt Eier. Eine Person dieses Typs weist in den ersten Lebensmonaten einen säuerlich riechenden Schweiß und evtl. säuerlichen Durchfall auf. Die Fontanellen schließen sich spät, und die Kinder beginnen spät zu laufen. Im Kleinkindalter fallen das blasse Äußere und der relativ dicke Bauch auf. Solche Kinder erkälten sich schnell und sind sehr empfindlich gegen Nässe. Sie schwitzen viel, vor allem an der Stirn, und die Füße sind immer klamm und kalt. Erbliche Veranlagung zu entzündlichen Reaktionen der Haut und Schleimhäute. In der Pubertät Neigung zu Fettsucht. In der Adoleszenz Abneigung gegen seelische und körperliche Anstrengung mit großem Eß- und Schlafbedürfnis. Im mittleren Alter Gewichtszunahme durch Fettsucht und schlechte Entwässerung. Vor allem Gallenblase, Nieren und Wirbelsäule sind Schwachpunkte, die häufig Beschwerden machen. Im höheren Alter treten insbesondere Kalkablagerungen im Gewebe (Arterienverkalkung) oder Kalkentzug im Gewebe auf, das kalkreich sein sollte (Knochenentkalkung).

Indikationen Muttermilch, zuwenig (11). Muttermilch, zuviel (11). Milchschorf (9). Hauterkrankungen (1). Körpergeruch, unangenehmer (1). Menstruationsbeschwerden (10). Knochenentkalkung (6). Prämenstruelles Syndrom (10). Rückenbeschwerden (11). Hautwolf (1). Erbrechen in der Schwangerschaft (11). Schwitzen, übermäßiges (1). Schweißhände, Schweißfüße (1). Muskelkrämpfe (6).

Potenzen und Dosierungen **T** D6   3 x täglich
1–2 Tabletten
T D12 2 x täglich
1–2 Tabletten

CALCIUM FLUORATUM

Arzneimittelbild Paßt zu Menschen, die unregelmäßig gebaut sind und auch ihre Arbeit in einem unregelmäßigen Rhythmus verrichten. Sie sind ungeduldig. Neben einer Neigung zu Venenaussackungen und zu Krampfadern zeigen sich früh auftretende chronische Mandelentzündungen und Nebenhöhlenentzündungen. Verschlechterung durch Kälte und Feuchtigkeit, Besserung durch Wärme und Bewegung.

Indikationen Hauterkrankung (1). Schrunden (1).

Potenz und Dosierung   T   D6   3 x täglich
                                               1–2 Tabletten

CALCIUM PHOSPHORICUM

Arzneimittelbild Die Person, die oft auf dieses Mittel anspricht, ist von langaufgeschossener, schlanker oder magerer Gestalt, mit dunklem Haar und braunen Augen. Sie ist schnell müde und häufig unruhig, hat mangelnden Appetit, ist häufig erkältet und leidet regelmäßig unter Halsentzündungen und/oder vergrößerten Mandeln. Neigung zu Diarrhöe und Gelenkschmerzen. Kopfschmerzen bei Anspannung. Bauchschmerzen um den Nabel.
Indikationen Kopfschmerzen (2). Kopfschmerzen bei Schulkindern (9). Knochenbrüche (6).
Potenz und Dosierung   T   D6   3 x täglich
                                               1–2 Tabletten

CALCIVITAN SIMILIAPLEX

Zusammensetzung Calcium carbonicum Ø, Calcium fluoratum D10, Calcium phosphoricum D4, Vitamin D3, Vitamin-A-acetat, Vitamin C.
Indikationen Knochenbruch (6, 12). Gelenkschmerzen (6). Haarausfall (1). Kalkmangel (11). Knochenentkalkung (6).
Dosierung 3 x täglich ein Dragee.

CALENDULA PENTARKAN

Zusammensetzung Calendula D1, Hamamelis D1, Arnica D2, Silicea D9, Crataegus Ø, Alkoholgehalt 56% (v/v).
Indikationen Narben (1). Operationen, zur Unterstützung bei (12). Verletzungen (12). Sonnenbrand (1).
Dosierung 4 x täglich 10 Tropfen

CALENDULA EXTERN DHU

Zusammensetzung Per 100 g: Calendula Ø 60 g und Alkohol ad 100 g, Alkoholgehalt 70% (v/v).
Indikationen Aphthen (2). Blasen (1, 12), Blutungen im

Mund (2). Desinfektion (12). Hautinfektion (1). Schürfwunden (12). Hautwolf (1). Schnitt-, Stich- und Rißwunden (12). Furunkel (1). Zähneziehen (2). Zahnen (9). Verletzungen (12).
Anwendungsform Nach Bedarf äußerlich anwenden, unverdünnt auf frische Wunden und 1:10 verdünnt als Mundspülung.

CALENDULA SALBE DHU

Zusammensetzung Per 100 g: Calendula Ø 10 g, Salbengrundlage gemäß HAB 1 mit Adeps lanae, Vaselinum album, Paraffinum subliquidum und Aqua purificata ad 100 g.
Indikationen Allergie (3). Beschädigtes Gewebe nach der Geburt (11). Blasen (1, 12). Desinfektion (12). Ekzem (1). Fistel (7). Gürtelrose (1). Hauterkrankungen (1). Hautinfektionen (1). Hautentzündungen (1). Schrunden (1). Fieberbläschen (1, 2). Lippen, Erkrankungen der (2). Narben (1). Wundsein bei Säuglingen (9). Schürfwunden (12). Pilzinfektionen (1). Hautwolf (1). Schnitt-, Stich-, Rißwunden (12). Zehennagel, eingewachsener (1). Verletzungen (12). Windpocken (12). Geschwüre (1).
Anwendungsform Nach Bedarf äußerlich anwenden

CALCIVITAN SIMILIAPLEX

Zusammensetzung Per Dragee: Calcium fluoratum D10 2,5 mg, Calcium phosphoricum D4 2,5 mg, Calcarea carbonica 50 mg, Vitamin D3 250 I. E., Vitamin-A-acetat 5000 E. E., Vitamin C 70 mg.
Indikationen Haarausfall (1). Kalkmangel (11). Anfällige Kinder (9). Knochenbruch (12). Knochenentkalkung (6).
Dosierung 3 x täglich ein Dragee vor den Mahlzeiten mit etwas Wasser unzerkaut schlucken.

CANTHARIS

Arzneimittelbild Brennende Schmerzen. Brennendes Gefühl in Blase, harnleitenden Wegen, Magen, Eingeweiden und Mund. Häufiger Harndrang mit Abgang von wenig Urin, oft nur einige Tropfen. Heftige Schmerzen vor und beim Harnlassen. Starke sexuelle Erregung, Überempfindlichkeit und Reizbarkeit. Die Haut fühlt sich brennend an und zeigt einen roten Ausschlag. Starke Magenschmerzen; Durst. Verschlechterung durch Trinken von kaltem Wasser. Besserung durch Wärme, Ruhe und Reiben an der schmerzenden Stelle.

Indikationen Blasenentzündung (5). Blasen (1, 12). Hauterkrankungen (1). Magenschmerzen (5).

Potenz und Dosierung   **K** D6   3 x täglich
                                         10–20 Kügelchen

CANTHARIS PENTARKAN

Zusammensetzung Cantharis D4, Aristolochia clematitis D10, Eupatorium purpureum D1, Petroselinum D2, Oleum terebinthinae D2, Alkoholgehalt 60% (v/v).

Indikation Blasenentzündung (5).

Gegenanzeige Überempfindlichkeit gegen Terpentin.

Dosierung 3 x täglich 15 Tropfen

CARBO VEGETABILIS

Arzneimittelbild Eingeweidegeräusche, Blähungen, Aufstoßen, das kurzfristig Erleichterung verschafft. Vor allem nach dem Essen oder Trinken. Aufgeblähter Unterleib. Brennendes Gefühl im Magen. Zahnfleischbluten, lockere Zähne. Schlechte Durchblutung. Schwermut. Starkes Frischluftverlangen. Starker Durst auf Kaltes. Allgemeines Kältegefühl, insbesondere Hände und Füße. Verschlechterung durch fette Nahrung, am Abend, bei feuchtwarmem Wetter.

Indikationen Atem, schlechter (2). Darmbeschwerden (5).

Blähungen (5). Akne (1). Magenschmerzen (5). Aufstoßen (5). Verdauung, Verbesserung der (5). Zahnfleischbluten (2). Erfrierungen (4).
*Potenzen und Dosierung*en **T** D6 3 x täglich
　　　　　　　　　　　　　　　1–2 Tabletten
　　　　　　　　　　　K D12 halbstündlich
　　　　　　　　　　　　　　　5 Kügelchen
　　　　　　　　　　　　　　　(Erfrierungen)

CARBO VEGETABILIS PENTARKAN
Zusammensetzung Per Tablette: Carbo vegetabilis D3, Asa foetida D3, Chamomilla D1, Lycopodium D5, Nux vomica D5, Tablettenmasse ad 250 mg.
Indikationen Bauchschmerzen, Blähungen, Völlegefühl (5). Aufstoßen (5).
Dosierung 3 x täglich 1 Tablette

CARDIOSPERMUM SALBE DHU
Zusammensetzung Cardiospermum Ø 10 g, Salbengrundlage gemäß HAB 1 mit Adeps lanae, Vaselinum album und Aqua purificata ad 100 g.
Indikationen Allergie, Insektenstiche (3). Ekzem (1). Gürtelrose (1). Quallen (12).
Anwendungsform Nach Bedarf äußerlich anwenden

CARDUUS MARIANUS PENTARKAN
Zusammensetzung Carduus marianus Ø, Fel tauri D2, Acidum hydrofluoricum D5, Aurum chloratum natronatum D4, Quassia D1, Alkoholgehalt 50% (v/v).
Indikationen Darmbeschwerden (5). Verdauung kräftigen (5). Verstopfung (5). Chronische Leberentzündung.
Dosierung 3 x täglich 10 Tropfen

CAUSTICUM
Arzneimittelbild Angespannte Nerven und ängstliche Ge-

danken. Zittern und Frösteln vor Kälte und Schwäche. Mangelnde Kontrolle über Schließmuskel und/oder Enddarm. Unfreiwilliger Stuhlabgang. Trockener Husten nach kaltem Wind, manchmal mit Harnabgang bei Husten. Verstopfte oder laufende Nase, kratziger Hals und heisere Stimme. Großer Durst. Kribbeln auf der Haut, »wie wenn Ameisen darüber laufen«. Hornartige Warzen an den Fingerspitzen. Abscheu gegen Süßes und Fleisch, dagegen Vorliebe für geräucherte Speisen. Verschlechterung durch trockene Winterkälte und am Morgen. Besserung bei nassem Wetter und durch ein warmes Bett. Übertrieben mitleidig. Oftmals sozial engagiert.

Indikationen Bettnässen (9). Heiserkeit (3). Husten (3). Inkontinenz (5). Ohrensausen (2). Star, grauer (2). Warzen (1).

Potenz und Dosierung   **T**   D6   3 x täglich
1–2 Tabletten

CAUSTICUM PENTARKAN

Zusammensetzung Causticum D5, Belladonna D11, Gelsemium D3, Oleander D3, Kalium phosphoricum D5, Alkoholgehalt 56% (v/v).

Indikationen Bettnässen (9). Inkontinenz (5).

Dosierung 3 x täglich 10 Tropfen

CEDRON PENTARKAN

Zusammensetzung Cedron D2, Arsenicum album D5, Colocynthis D5, Aconitum D3, Gelsemium D3, Alkoholgehalt 56% (v/v).

Indikationen Gesichtsschmerz (2). Nervenschmerzen (6).

Dosierung 3 x täglich 10 Tropfen; im akuten Fall bis zu halbstündlich 10 Tropfen.

CHAMOMILLA

Arzneimittelbild Im allgemeinen ein Kindermittel. Überempfindlich gegen Gerüche und Schmerzen. Schnell irritiert; Wutanfälle oder hemmungsloses Weinen. Beruhigt sich nur auf dem Schoß oder durch Tragen auf dem Arm. Eigensinnig. Widersprüchliche Symptomatik. Kinder wissen nicht, was sie wollen. Gerötetes Gesicht oder eine Wange (Ohr) rot, die (das) andere blaß. Krampfartige Hustenanfälle. Heftigste Zahnschmerzen. Bauchkrämpfe, krümeliger Durchfall. Ohrenschmerzen. Viel Schwitzen, vor allem unter den Kleidern. Verschlechterung durch Wärme (außer bei schmerzhaft angeschwollenen Mandeln), durch warmes Essen und Trinken. Besserung durch Trinken von kaltem Wasser.

Indikationen Muttermilch, zuwenig (11). Stillen, Schmerzen beim (11). Bauchschmerzen (5). Zahnschmerzen (2). Wundsein bei Säuglingen (9). Mittelohrentzündung (2). Ohrenschmerzen (2). Reizbarkeit (8). Schlaflosigkeit (8). Zahnen (9).

Potenz und Dosierung   **T**   D6   3 x täglich
                                                                   1–2 Tabletten

CHAMOMILLA PENTARKAN

Zusammensetzung Chamomilla D1, Arsenicum album D5, Belladonna D5, Magnesium phosphoricum D6, Stannum metallicum D6, Alkoholgehalt 55% (v/v).

Indikationen Verdauungsstörung (5). Bauchkrämpfe (5).

Dosierung 4 x täglich 10 Tropfen

CHELIDONIUM PENTARKAN

Zusammensetzung Chelidonium D2, Bryonia D3, Aconitum D3, Phosphorus D11, Mercurius dulcis D6, Alkoholgehalt 50 % (v/v).

Indikationen Darmbeschwerden (5). Entgiftung (1, 5). Leber- und Gallebeschwerden.

Gegenanzeigen Nierenfunktionsstörungen, Schwangerschaft, Stillzeit.

Nebenwirkungen Bei verstärktem Auftreten von Speichelfluß das Mittel absetzen. Ohne Konsultation eines homöopathischen Arztes/Heilpraktikers soll das Mittel nicht länger als eine Woche genommen werden.
Dosierung 3 x täglich 10 Tropfen

CHINA

Arzneimittelbild Müdigkeit, Schläfrigkeit, Appetitlosigkeit. Blasse Haut, fiebrig, übermäßig starke Schweißabsonderung. Darmträgheit; Essen liegt wie ein Stein im Magen. Gelegentlich Durchfall nach dem Essen. Blutandrang zum Kopf, Ohrensausen, Schwindel.
Indikationen Muttermilch, zuviel (11). Müdigkeit nach der Geburt (11).
Potenz und Dosierung   T D6   3 x täglich
                                          1–2 Tabletten

CHINA PENTARKAN

Zusammensetzung China D1, Condurango D1, Abrotanum Ø, Calamus aromaticus D1, Lycopodium D5, Alkoholgehalt 65% (v/v).
Indikation Appetitlosigkeit (5).
Gegenanzeige Chinin-Überempfindlichkeit.
Dosierung 3 x täglich 5 Tropfen

CHININUM ARSENICOSUM

Arzneimittelbild Wechselfieber. Darmbeschwerden, Appetitlosigkeit, Schwächegefühl. Leiser Kopfschmerz. Schlaflosigkeit durch Nervosität. Kalte Hände, Füße, Knie.
Indikationen Rekonvaleszenz (7). Erschöpfung (8).
Potenz und Dosierung   T D4   3 x täglich
                                          1–2 Tabletten

CHININUM SULFURICUM

Arzneimittelbild Vergleichbar mit demjenigen von China; wirkt jedoch mehr auf die Muskulatur der Blutgefäße.

Indikation Ohrensausen (2).
Potenz und Dosierung   **T** D4   3 x täglich
                                           1–2 Tabletten

CIMICIFUGA

Arzneimittelbild Seelische Unruhe, Schmerzen. Sehr depressiv, träumt von drohendem Unheil. Magersucht. Migräne; starker Kopfschmerz, als ob der Kopf platzen würde und wie wenn von hinten ein Keil hineingetrieben würde. Krampfartige Schmerzen während der Regelblutung. Verschlechterung durch Kälte. Besserung durch Wärme.
Indikation Ohrensausen (2).
Potenz und Dosierung   **T** D3   3 x täglich
                                           1–2 Tabletten

CIMICIFUGA PENTARKAN

Zusammensetzung Cimicifuga Ø, Lachesis D7, Sanguinaria D2, Sepia Tinktur nach Gruner D3, Leonurus cardiaca D2, Alkoholgehalt 67% (v/v).
Indikationen Gelenkschmerzen (6). Wechseljahre (10).
Dosierung 3 x täglich 10 Tropfen

CINA

Arzneimittelbild Kindermittel. Wirkt auf das zentrale Nervensystem. Weinerlich, querköpfig, ängstlich. Neigung zum Erbrechen, aber sofort danach wieder hungrig. Das Kind ist nach dem Essen hungrig und leidet häufig an Alpträumen, wenn es spät gegessen hat. Bekommt niemals genug. Anfallsartige, weißlich-wäßrige Durchfälle. Druck auf den Bauch verschafft Erleichterung. Leicht erkältet und empfindlich gegen den geringsten Zug. Periodisch auftretende Beschwerden. Starkes Jucken in Nase und After. Krämpfe. Verschlechterung nachts und in der Sonne.
Indikation Würmer (5, 9).
Potenz und Dosierung   **T** D3   3 x täglich
                                           1–2 Tabletten

CINNABARIS

Arzneimittelbild Blutandrang zum Kopf, violettrot. Druckgefühl an der Nasenwurzel wie von einer schweren Brille. Stechende Schmerzen hinter den Augen. Trockener Mund und Hals, zäher Schleim. Feuerrote, eiternde Wunden auf der Haut.
Indikation Nebenhöhlenentzündung (3).
Potenz und Dosierung T D6 3 x täglich
1–2 Tabletten

CINNABARIS PENTARKAN

Zusammensetzung Per Tablette: Cinnabaris D2, Hydrastis D3, Barium muriaticum D3, Kalium bichromicum D3, Echinacea angustifolia D1, Tablettenmasse ad 250 mg.
Indikationen Schnupfen, Nebenhohlenentzündung (3). Kopfschmerzen (2). Chronische Mandelentzündung.
Dosierung 4 x täglich 1 Tablette

COCCULUS

Arzneimittelbild Wirkt auf das zentrale Nervensystem. Man wird schwunglos, ängstlich und langsam. Schlechte Muskelkoordination, Schwindel, Kopfschmerzen im Hinterkopf. Reiseübelkeit. Verstopfte Nase. Nachts ein lautes lastendes Gefühl auf der Brust und Reizhusten. Widerwillen gegen Essen, vor allem Saures. Aufgeblähter Leib; Aufstoßen bringt Erleichterung. Verschlechterung durch Autofahren und Fliegen. Besserung durch ruhiges Sitzen oder Liegen.
Indikationen Schwindel (2). Übelkeit (5). Konkurrenzangst (8).
Nebenwirkungen In Einzelfällen können vermehrter Speichelfluß oder Hautreaktionen auftreten – dann das Mittel absetzen.
Potenz und Dosierung T D4 3 x täglich
1–2 Tabletten

COCCULUS PENTARKAN
Zusammensetzung Cocculus D3, Hyoscyamus D3, Ipecacuanha ·D3, Petroleum D5, Apomorphinum muriaticum D4, Alkoholgehalt 58% (v/v).
Indikationen Erbrechen (5). Schwindel (2). Übelkeit (5). Reisekrankheit (5).
Gegenanzeigen Nicht anwenden bei Säuglingen und Kleinkindern, während der Schwangerschaft und Stillzeit.
Dosierung 3 x täglich 5 Tropfen.

COFFEA
Arzneimittelbild Nervös und überaktiv, kreisende Gedanken, die zu Schlaflosigkeit führen. Herzklopfen und Beklemmung. Neuralgische Zahnschmerzen, Besserung durch das Trinken von kaltem Wasser. Heftige, stechende Kopfschmerzen, die durch Lärm und Gerüche verschlimmert werden. Trockenes, heißes Gesicht mit geröteten Wangen. Großer Hunger. Kann enge Kleidung nicht ertragen.
Indikationen Kopfschmerzen (2). Zahnschmerzen (2). Schlaflosigkeit (8, 11).
Potenz und Dosierung   **T**   D3   3 x täglich
                                                 1–2 Tabletten

COFFEA PENTARKAN
Zusammensetzung Coffea D5, Aconitum D5, Ambra D3, Cocculus D5, Digitoxinum D5, Alkoholgehalt 68% (v/v).
Indikation Schlaflosigkeit (8, 11).
Dosierung Eine Stunde vor sowie bei dem Zubettgehen 15 Tropfen auf ein halbes Glas Wasser.

COLLINSONIA CANADENSIS
Arzneimittelbild Schmerzende Hämorrhoiden. Verstopfung. Aufgeblähter Bauch. Juckreiz im Afterbereich. Teilweise Wechsel zwischen Verstopfung und Durchfall. Star-

ke Blähungen. Verschlechterung durch die geringste Aufregung oder Gefühlsbewegung. Besserung durch Wärme.
Indikation Hämorrhoiden (11).
Potenz und Dosierung   **D** D3 3 x täglich
5–10 Tropfen

COLOCYNTHIS

Arzneimittelbild Quälende Krampfschmerzen in Bauch, Rücken oder Gliedmaßen. Verschlechterung durch Erkältung und nachts. Auslösend möglicherweise Wut und Ärger. Der Schmerz läßt nach, wenn sich der Patient in Richtung des Schmerzes krümmt; er klappt also bei Bauchschmerzen nach vorne, krümmt seinen Rücken in Richtung des Schmerzes. Auch Druck auf schmerzende Stelle erleichtert, ebenso Liegen auf der schmerzenden Seite und Wärme.
Indikationen Bauchschmerzen (5). Ischias (6). Bauchkrämpfe (5).
Potenz und Dosierung   **T** D6 3 x täglich
1–2 Tabletten

COLOCYNTHIS PENTARKAN

Zusammensetzung Colocynthis D3, Stannum metallicum D6, Atropinum sulfuricum D3, Dioscorea villosa D1, Momordica balsamina D2, Alkoholgehalt 60% (v/v).
Indikationen Bauchschmerzen (5). Darmbeschwerden (5). Dickdarmkrämpfe (5). Bauchkrämpfe (5).
Dosierung Im akuten Stadium mehrmals jede Stunde 15 Tropfen

CONIUM

Arzneimittelbild Schwindel, der durch Liegen schlimmer wird, schmerzende und verhärtete Drüsen (vor allem der Brust), Schwächegefühl mit fühlbarem Puls. Salziger Geschmack, Appetit auf salzige Speisen und Widerwille gegen Milch. Besserung durch Bewegung und Wärme.

Indikation Schwindel (2, 11).
Potenz und Dosierung　　　T　D6　3 x täglich
　　　　　　　　　　　　　　　　　1–2 Tabletten

CONIUM PENTARKAN
Zusammensetzung Per Tablette: Conium D4, Calcium stibiatum-sulfuratum D1, Apis mellifica D2, Aurum chloratum natronatum D3, Hydrastis D3, Tablettenmasse ad 250 mg.
Indikation Menstruationsbeschwerden (10).
Gegenanzeige Überempfindlichkeit gegen Bienengift.
Dosierung 3 x täglich 1 Tablette.

CORALLIUM RUBRUM
Arzneimittelbild Die Wirkung von Corallium richtet sich speziell auf den Nasen-Rachen-Raum und die Luftröhre. Aus Nase und Rachen starke Schleimabsonderung, die Husten und Räuspern verursacht. Krampfartiger, jäh einsetzender Husten. Die Hustenstöße folgen sehr rasch aufeinander, so daß sie ineinander überzugehen scheinen. Heftige Kopfschmerzen mit Blutandrang zum Kopf.
Indikation Keuchhusten (3).
Potenz und Dosierung　　　T　D6　3–6 x täglich
　　　　　　　　　　　　　　　　　1 Tablette

CUPRUM ACETICUM
Arzneimittelbild Krämpfe, bei denen zugleich auch Atemnot auftritt. Neben schweren Koliken in Magen und Darm mit den begleitenden schneidenden Leibschmerzen wird auch Erbrechen beobachtet. Besserung der Magenkrämpfe und Übelkeit durch kalte Getränke.
Indikation Bauchkrämpfe (5).
Potenz und Dosierung　　　T　D4　3 x täglich
　　　　　　　　　　　　　　　　　1–2 Tabletten

CUPRUM OXYDATUM NIGRUM
Arzneimittelbild Kindermittel. Nervosität, Unruhe. Jucken

im Bereich des Afters. Würmer; hilft nicht gegen die Bauchschmerzen, die damit verbunden sein können.
Indikationen Würmer (5, 9). Eingeweidewürmer (5).
Potenz und Dosierung   **T** D3   3 x täglich
                                      1–2 Tabletten

CUPRUM PENTARKAN

Zusammensetzung Per Tablette: Cuprum cyanatum D5, Zincum cyanatum D5, Cicuta virosa D3, Ignatia D5, Bufo D5, Tablettenmasse ad 250 mg.
Indikation Krampfzustände, Bauchkrämpfe (5).
Dosierung 3 x täglich 1 Tablette

CURCUMA PENTARKAN

Zusammensetzung Curcuma D1 = Ø, Berberis D3, Natrium choleinicum D2, Natrium sulfuricum D3, Cynara scolymus D1, Alkoholgehalt 66% (v/v).
Indikationen Akne (1). Entgiftung (1, 5). Verdauung kräftigen (5). Furunkel (1). Gallenbeschwerden, Gallensteine.
Gegenanzeigen Nicht anwenden bei schweren Leberfunktionsstörungen, Gallenweg- und Darmverschluß.
Dosierung 3 x täglich 10 Tropfen (bei Akne: vierwöchige Entgiftungskur).

CYCLAMEN PENTARKAN

Zusammensetzung Cyclamen D3, Cimicifuga D3, Gelsemium D3, Iris D2, Sanguinaria D1, Alkoholgehalt 60% (v/v).
Indikationen Kopfschmerzen (2). Migräne (2).
Dosierung 3 x täglich 10 Tropfen. Es empfiehlt sich, in der ersten Woche 3 x täglich 7 Tropfen einzunehmen. Bei schweren Anfällen einige Male stündlich 10 Tropfen.

DAMIANA PENTARKAN

Zusammensetzung Damiana D1 = Ø, Ginseng D1, Muira

puama D1 = Ø, Acidum phosphoricum D2, Ambra D3, Alkoholgehalt 77% (v/v).
Indikationen Konzentrationsschwäche (8). Rekonvaleszenz (7). Erschöpfung (8).
Dosierung 3 x täglich 15 Tropfen.

DROSERA

Arzneimittelbild Reizhusten mit starken Schmerzen unter dem Brustbein, vor allem nach Mitternacht (sitzt die ganze Nacht aufrecht im Bett). Hustet zähen Schleim aus; Halsschmerzen, rauher Hals. Heiserkeit. Niedergeschlagenheit und Depressionen.
Indikationen Heiserkeit (3). Husten (3).
Potenzen und Dosierungen **D** D2 3 x täglich
                                      5–10 Tropfen
                              K D6 3 x täglich
                                      10–20 Kügelchen

DROSERA PENTARKAN

Zusammensetzung Drosera D1, Mephitis putorius D5, Belladonna D3, Coccus cacti D2, Cuprum aceticum D3, Alkoholgehalt 58% (v/v).
Indikationen Bronchitis (3). Husten, Keuchhusten, Krampfhusten (3).
Dosierung 4 x täglich 10 Tropfen.

DULCAMARA

Arzneimittelbild Gefühl einer starken Erkältung; Zittern, bellender Husten, verstopfte Nase. Schneidende Schmerzen im Unterleib, wäßriger gelber Durchfall. Brennendes Gefühl beim Wasserlassen. Rauhe, schmerzende Gelenke. Die Haut juckt und weist rote Pünktchen oder Warzen auf den Handflächen auf. Sehr starke Reaktion auf Kälte und Feuchtigkeit. Ein kalter Regenschauer nach einem warmen

Sommertag, Waten im Wasser und Schlafen in feuchten, kalten Räumen kann die Ursache ständig wiederkehrender Beschwerden sein, die bei jeder Unterkühlung schlimmer werden. Eine Heilung ist nur möglich, wenn die Ursache bekämpft wird. Verschlechterung durch Kälte und Feuchtigkeit.

Indikationen Blasenentzündung (5). Durchfall (5). Erkältung (3). Rheuma (6). Warzen (1).

Potenz und Dosierung **T** D3 3 x täglich
1–2 Tabletten

ECHINACEA ANGUSTIFOLIA

Arzneimittelbild Das »homöopathische Antibiotikum«; mobilisiert die weißen Blutkörperchen. Die Urform verursacht Furunkel und Blutvergiftung. Verschlechterung durch seelische oder körperliche Anspannungen. Besserung durch ruhiges Sitzen oder Liegen.

Indikationen Hautinfektionen (1). Hautentzündung (1). Grindblasen (1). Mundhöhlenentzündung (2). Nagelprobleme (1).

Nebenwirkungen Durch die Anregung der Abwehrkräfte des Körpers kann bei Infektionskrankheiten in den ersten Tagen Temperaturerhöhung auftreten.

Potenzen und Dosierungen **D** Ø 3 x täglich
5–10 Tropfen
D D2 3 x täglich
5–10 Tropfen

ECHINACEA SALBE DHU

Zusammensetzung Per 100 g: Echinacea angustifolia Ø 10 g, Salbengrundlage gemäß HAB 1 mit Adeps lanae, Vaselinum album, Paraffinum subliquidum, Aqua purificata ad 100 g.

Indikationen Lippenbläschen (1). Blasen (1, 12). Hautinfektionen (1). Gürtelrose (1). Hautentzündung (1). Fieberbläschen (1, 2). Grindblasen (1). Wundsein bei Säug-

lingen (9). Nagelprobleme (1). Furunkel (1). Zehennagel, eingewachsener (1). Verletzungen (12). Geschwüre (1).
Anwendungsform Nach Bedarf äußerlich anwenden.

EUPATORIUM PERFOLIATUM

Arzneimittelbild Schmerzen im ganzen Körper, in Knochen und Gelenken. Wirkt auf Stütz- und Bindegewebe sowie die Blutgefäße. Gefühl der Zerschlagenheit, Überempfindlichkeit gegen Schmerzen, die überall auftreten. Ein Gefühl, als ob Arme und Beine ausgerenkt wären; der Rücken ist steif und schmerzt. Anfallsartig auftretendes Fieber. Berstende Kopfschmerzen, verschlimmert durch schwere Hustenanfälle mit Schmerzen in der Brust. Heiserkeit, Halsschmerzen. Verschlechterung nachts im Bett.
Indikationen Grippe (7). Heiserkeit (3). Husten (3). Fieber (7). Schmerzen in Armen oder Beinen (6).
Potenz und Dosierung   **T**   D3   3 x täglich
                                                     1–2 Tabletten

EUPATORIUM PENTARKAN

Zusammensetzung Eupatorium perfoliatum Ø, Eukalyptus D2, Dulcamara D1, Gelsemium D3, Phosphorus D5, Alkoholgehalt 66% (v/v).
Indikation Grippe (7).
Dosierung 4 x täglich 10 Tropfen.

FERRUM METALLICUM

Arzneimittelbild Blasser, häufig blonder Patient, bei dem die Adern durch die Haut durchscheinen. Schlechte Durchblutung. Krampfadern. Neigung zu Blutwallungen zum Kopf mit Röte des Gesichts oder aschfahl. Kopfschmerzen mit rotem Gesicht. Kalte Füße, Migräne. Hungrig, dabei ein sehr empfindlicher Magen; schnell Übelkeit oder Durchfall. Durstig, aber auch häufiges Wasserlassen. Besserung durch längeres Umhergehen.

Indikation Krampfadern (4).
Potenz und Dosierung   **T** D6   3 x täglich
                                      1–2 Tabletten

FERRUM PHOSPHORICUM

Arzneimittelbild Beginnende Infektionskrankheiten bei mangelnden Selbstheilungskräften, wobei das Fieber höchstens $38,5^0$ C erreicht. Regelmäßig tritt spontanes Nasenbluten auf. Lustlosigkeit.
Indikationen Blutarmut (4). Fieber (7). Müdigkeit nach der Geburt (11).
Potenz und Dosierung   **T** D6   3 x täglich
                                      1–2 Tabletten

FERRUM PENTARKAN

Zusammensetzung Per Tablette: Ferrum metallicum D2, Chininum arsenicosum D5, Cobaltum nitricum D5, Manganum aceticum D5, Acidum phosphoricum D1, Tablettenmasse ad 250 mg.
Indikationen Blutarmut (4). Rekonvaleszenz (7). Überlastung, geistige (8). Erschöpfung nach der Niederkunft (11).
Gegenanzeige Chinin-Überempfindlichkeit.
Dosierung 3 x täglich 1 Tablette.

FUCUS VESICULOSUS

Arzneimittelbild Enthält reichlich Jod; beeinflußt alle Körperprozesse, an denen Jod beteiligt ist. Kräftigt die Wirkung der Schilddrüse. Hervorquellende Augen, klamme Hände.
Indikation Fettsucht (5).
Potenz und Dosierung   **D** D1   3 x täglich
                                      5–10 Tropfen

GELSEMIUM

Arzneimittelbild Gefühl der Mattigkeit; schmerzende, schlaffe Muskeln, Zittern, Lähmung. Gefühl, als ob das Herz stehenbleiben würde, jedoch in Wirklichkeit schneller, aber schwacher Puls. Kopfschmerzen aus dem Nacken setzen sich hinter einem der Augen fest. Benommener, dumpf schmerzender Kopf mit Blutandrang. Sehstörungen. Die Kopfschmerzen werden besser durch reichlich Wasserlassen. Depressive und lebensmüde Stimmung. Nervosität; Zittern und Beben, Schlaflosigkeit, tagsüber dumpf und schwindlig. Verschlechterung durch Aufregung, Rauchen (Kopfschmerzen), Sonne. Besserung durch Hochlagerung des Kopfes, durch frische Luft und Wasserlassen.

Indikationen Prüfungsangst (8). Kopfschmerzen (2). Fieber (7). Migräne (2). Konkurrenzangst (8).

Potenz und Dosierung   **K**   D6   3 x täglich
                                                         10–20 Kügelchen

GENTIANA PENTARKAN

Zusammensetzung Gentiana lutea D1, Absinthium D1, China D1, Ipecacuanha D3, Kreosotum D5, Alkoholgehalt 58% (v/v.).

Indikation Verdauungsanregung (5).

Gegenanzeige Chinin-Überempfindlichkeit.

Dosierung 3 x täglich 10 Tropfen.

GLONOINUM

Arzneimittelbild Dröhnen im Kopf, klopfendes Herz, Ängstlichkeit. Hochrotes Gesicht. Folgen eines Sonnenstichs. Seh- und Gleichgewichtsstörungen. Verschlechterung durch Alkohol, Wärme, Bewegung und ruckartige Bewegungen mit dem Kopf. Besserung durch einen Spaziergang in der Natur, Weglassen der Kopfbedeckung, Stillhalten des Kopfes.

Indikationen Kopfschmerzen (2). Wechseljahre (10). Sonnenstich (2, 12).

Potenz und Dosierung   **T**   D4   3 x täglich
                                                         1–2 Tabletten

GLONOINUM PENTARKAN

Zusammensetzung Glonoinum D5, Cocculus D3, Conium D3, Arnica D2, Nux vomica D3, Alkoholgehalt 64% (v/v).
Indikationen Schwindel (2, 11). Ohnmacht (2, 12).
Dosierung 3 x täglich 15 Tropfen

GNAPHALIUM PENTARKAN

Zusammensetzung Gnaphalium polycephalum D1, Phytolacca D1, Aconitum D3, Dulcamara D2, Rhus toxicodendron D3, Alkoholgehalt 55% (v/v).
Indikationen Ischias (6). Rückenschmerzen (6). Nervenschmerzen (6).
Gegenanzeige Überempfindlichkeit gegen Giftsumachgewächse.
Dosierung 3 x täglich 5 Tropfen

GRAPHITES

Arzneimittelbild Wichtiges Konstitutionsmittel: Dicke, leicht geblähte Menschen, die keine Kälte vertragen und unter Verstopfung und Hautausschlägen leiden. Träge, schwermütige Menschen. Die Hautbeschwerden sind charakteristisch; Haut ist schilferig und trocken, häufig mit Schrunden oder Ekzem in den Hautfalten. Hautausschläge mit dicken honiggelben Absonderungen. Dort, wo Haut und Schleimhäute ineinander übergehen, entstehen Risse, z. B. in den Mundwinkeln. Brüchige Nägel, trockene Haare, Haarausfall. Die Beschwerden beginnen meist auf der linken Körperseite. Die Schleimhäute erkranken, insbesondere diejenigen des Magens (Krämpfe), des Dickdarms (Verstopfung, Eingeweidegeräusche, stinkende Winde) und der Nase (reichlich Absonderungen, beißend). Regelblutung zu spät und zu schwach. Ein Graphites-Typ mag keine Süßigkeiten, salzige Speisen und gekochtes und warmes Essen. Er liebt dagegen Bier. Die Beschwerden verschlimmern sich durch warme Kleidung. Magenschmerzen bessern sich durch reichliches Essen und warme Milch. Träge, trübe, traurige Stimmung mit Ängsten und Schreckhaftigkeit. Stumpfheit und Schwere auf allen Ebenen.

Indikationen Akne (1). Lippen, Erkrankungen der (2). Narben (1). Nagelprobleme (1). Augenlider, geschwollene (2). Zehennagel, eingewachsener (1). Schrunden der Brustwarzen (11). Frostbeulen (4).

Potenz und Dosierung **T** D6 3 x täglich 1–2 Tabletten

GRAPHITES PENTARKAN

Zusammensetzung Per Tablette: Graphites D3, Sulfur D4, Mercurius solubilis D4, Causticum D3, Arsenicum album D5, Tablettenmasse ad 250 mg.

Indikationen Trockenes Ekzem (1). Schwielen (1). Haarausfall (1). Schuppen (1).

Gegenanzeigen Nierenfunktionsstörungen, Schwangerschaft, Stillzeit, bei Säuglingen und Kindern.

Nebenwirkungen Bei verstärktem Auftreten von Speichelfluß das Mittel absetzen. Ohne Konsultation eines (homöopathischen) Arztes/Heilpraktikers soll das Mittel nicht länger als eine Woche genommen werden.

Dosierung 3 x täglich 1 Tablette. Es empfiehlt sich, in der ersten Woche 3 x täglich eine halbe Tablette einzunehmen.

GRAPHITES SALBE DHU

Zusammensetzung Graphites D4 in Vaselinum album.

Indikationen Brustdrüsenentzündung (7). Ekzem (1). Schwielen (1). Hauterkrankungen (1). Schrunden (1). Narben (1). Pilzinfektionen (1). Schrunden der Brustwarzen (11). Fußpilz (1).

Anwendungsform Nach Bedarf äußerlich anwenden.

HAMAMELIS

Arzneimittelbild Der unverdünnte Stoff wirkt vor allem auf die Blutgefäße; Stauungen, stechende und blutende Hämorrhoiden, Krampfadern, Venenblutungen. Spontane Blutungen. Schmerzhaftes Nasenbluten.
Indikationen Blutungen im Mund (2). Nasenbluten (12). Durchblutungsstörungen (4). Krampfadern (4). Zahnfleischbluten (2).
Potenz und Dosierung   T D6   3 x täglich
                                           1–2 Tabletten

HAMAMELIS EXTERN DHU

Zusammensetzung Per 100 g: Hamamelis Ø 60 g und Alkohol ad 100 g, Alkoholgehalt 70% (v/v).
Indikation Krampfadern (4).
Anwendungsform 3 x täglich 1:20 verdünnt mit abgekochtem lauwarmem Wasser anwenden; die betroffenen Körperteile damit einmassieren oder Kompressenanwendung.

HAMAMELIS SALBE DHU (HAMETUM SALBE)

Zusammensetzung Hamamelis extract HAB 1 25%, Vaselinum album 33,3%, Adeps lanae 33,3%, Paraffinum subliquidum 8,4%.
Indikationen Hämorrhoiden (4, 11), Allergie (3), Hauterkrankungen (1). Hautpflege (1). Lippen, Erkrankungen der (2).
Anwendungsform Nach Bedarf äußerlich anwenden. Für die rektale Applikation ist eine Tube mit Analrohr erhältlich.

HAMETUM HÄMORRHOIDAL ZÄPFCHEN

Zusammensetzung Per Zäpfchen: Cortex Hamamelidis 120 mg, Extractum Hamamelidis cort.fluid.Erg.B.6 80 mg, Aesculus 60 mg, Excipiens ad 2 g.

Indikation Hämorrhoiden (4, 11).
Dosierung 2 x täglich 1 Zäpfchen einbringen.

HEPAR SULFURIS
Arzneimittelbild Wichtiges Konstitutionsmittel: Immer kalt und schnell erkältet. Die betreffende Person wird sehr schnell wütend. Charakteristisch sind die an den verschiedensten Stellen auftretenden eitrigen Entzündungen: Haut, Schleimhäute oder Lymphdrüsen können das Angriffsziel sein. Niedergeschlagenheit, Reizbarkeit. Berührung wird nicht vertragen. Kopfschmerzen, Nackenschmerzen, Heißhunger und empfindlicher Magen. Rissige Lippen. Eitrige Mandelentzündung. Akne. Übelriechender Schweiß, heftige Schweißausbrüche trotz ständigen Frierens. Verlangt nach mehr Wärme. Überempfindlich gegen Schmerzen. Mag kein fettes Essen, Vorliebe für saure Speisen. Säuerlicher, stinkender Stuhl. Schmerzender, kratzender Husten bei Kälte oder schon beim Entblößen eines Körperteils. Verschlechterung durch kalten, trockenen Wind, den geringsten Zug, Berührung und Liegen auf der schmerzenden Seite. Besserung durch Wärme, feuchtes Wetter, nach dem Essen oder durch warme Kleidung.

Indikationen Abszeß (7). Aphthen (2). Nebenhöhlenentzündung (3). Brustdrüsenentzündung (7). Fisteln (7). Husten (3). Hautinfektionen (1). Akne (1). Erkältung (3). Augenlider, geschwollene (2). Furunkel (1). Gerstenkorn (2). Zehennagel, eingewachsener (1). Verletzungen (12). Geschwüre (1).

Potenzen und Dosierungen **T** D3   3 x täglich
                                        1–2 Tabletten
                              T D12 2 x täglich
                                         1–2 Tabletten

HEPAR SULFURIS PENTARKAN
Zusammensetzung Per Tablette: Hepar sulfuris D5, Cal-

cium hypophosphorosum D2, Apis mellifica D5, Echinacea angustifolia D1, Silicea D5, Tablettenmasse ad 250 mg.
Indikation Akne (1). Eiterung.
Dosierung 2 x täglich 1 Tablette

HEUSCHNUPFENMITTEL DHU
Zusammensetzung Luffa operculata D4, Galphimia glauca D3, Cardiospermum D3 aa p., Alkoholgehalt 19% (v/v).
Indikationen Allergie (3). Nebenhöhlenentzündung (3).
Dosierung 3 x täglich 10 Tropfen. Mindestens einen Monat vor der Heuschnupfensaison mit der Einnahme beginnen. Im akuten Stadium mehrmals jede Stunde 10 Tropfen einnehmen.

HYDRASTIS
Arzneimittelbild Entzündete oder eiternde Schleimhäute. Fädenziehender, gelbgrüner Schleim im Nasen-Rachen-Raum. Gefühl, als ob man Pfeffer auf der Zunge hätte. Breite gelbe Streifen auf der Zunge. Appetitlosigkeit. Dumpfer Magenschmerz. Ruhe bessert, Bewegung und Wärme verschlechtern.
Indikationen Nebenhöhlenentzündung (3). Appetitlosigkeit (5). Verstopfung (5).
Potenz und Dosierung   **D** D4   3 x täglich
                                                     5–10 Tropfen

HYOSCYAMUS
Arzneimittelbild Phantasievorstellungen. Schlaflosigkeit durch kreisende Gedanken. Argwohn; möchte fliehen, glaubt, daß man ihn durch Arzneien vergiften will. Krankhaft eifersüchtig. Will nicht trinken, will sich nicht waschen. Krämpfe der Muskulatur; erschöpfende krampfartige Hustenanfälle, insbesondere nachts. Mangelnde

Kontrolle der Schließmuskeln. Rauher Hals, Heiserkeit, beklemmendes Gefühl um den Hals. In den Bauchraum und in das Zwerchfell einschießende Schmerzen (Schluckauf). Die Beschwerden werden stärker durch Trinken, Kälte, nächtliches Liegen. Besserung durch Wärme und durch Hängenlassen des Kopfes im wörtlichen Sinne.

Indikationen Husten (3). Narkose, Nachwirkungen einer (12). Postnatale Depression (11).

Potenzen und Dosierungen **T** D6 3 x täglich
1–2 Tabletten
K D12 2 x täglich
10–20 Kügelchen

HYPERICUM

Arzneimittelbild Unverdünnt wirkt Hypericum vor allem auf Gehirn und Rückenmark sowie auf die dort entspringenden Nerven. Stellen, an denen Nervengewebe beschädigt ist, z. B. durch eine Operation, werden besonders schmerzhaft; daher ist Hypericum das Hauptmittel bei Verletzungen von nervenreichem Gewebe. Schmerzender Blutandrang zum Kopf. Nervöser Husten mit Aushusten von Schleim. Überängstlich, übersteigerte Geruchsempfindlichkeit. Verschlechterung durch Nebel.

Indikationen Blaues Auge (12). Prellungen (6, 12). Stich-, Schnitt- und Rißwunden (12). Steißbein, Schmerzen nach einem Sturz (12). Zähneziehen (2). Verstauchungen (6, 12). Verletzungen (12).

Potenzen und Dosierungen **T** D6 3 x täglich
1–2 Tabletten
K D30 1 x täglich
10–20 Kügelchen

HYPERICUM EXTERN DHU

Zusammensetzung Per 100 g: Hypericum perforatum Tinktur Ø 60 g und Alkohol ad 100 g, Alkoholgehalt 70% (v/v).

Indikationen Blaues Auge (12). Verletzungen (12).

Warnhinweis Die behandelte Haut nicht übermäßigem Sonnenlicht aussetzen. Die Umschläge nicht länger als 24 Stunden auf der Haut belassen.
Anwendungsform Die Tinktur unverdünnt nach Bedarf äußerlich anwenden.

IGNATIA

Arzneimittelbild Wichtiges Konstitutionsmittel: Dunkelhaarige, schlanke Frauen, die zu Übertreibungen neigen. Überempfindlich und leicht hysterisch, weinerlich und nervös. Lach- und Weinkrämpfe. Fixe Ideen. Paradoxe Reaktionen (z. B. Lachen bei traurigen Nachrichten). Kann sich von ihrem Kummer (insbesondere Liebeskummer) nicht lösen. Sehr starke Stimmungsschwankungen. Empfindlich gegen Kaffee und Nikotin. Stechende Kopfschmerzen. Gefühl, einen Pfropf im Hals zu haben. Trockene Hustenanfälle abends und nachts. Beißt sich leicht in Zunge oder Wange. Seufzt viel. Durst bei niedrigen Temperaturen, aber kein Durst bei Hitze. Menstruation zu früh und schmerzhaft. Beschwerden werden durch Kälte und Berührung schlimmer, Besserung bei Wärme und einem ruhigen Spaziergang am Abend.
Indikationen Gesichtsschmerz (2). Muttermilch, zuwenig (11). Kopfschmerzen (2). Menstruationsbeschwerden (10). Wechseljahre (10). Postnatale Depression (11). Reizbarkeit (8). Kummer (8). Nervenschmerzen (6).
Potenzen und Dosierungen   **T**   D6   3 x täglich
                                           1–2 Tabletten
                              T   D12 2 x täglich
                                           1–2 Tabletten

IPECACUANHA

Arzneimittelbild Anhaltende Übelkeit mit Erbrechen. Der Patient ist ständig in Bewegung, was jedoch die Beschwerden verschlimmert. Vor allem abends geht es ihm schlecht.

Ihm ist zu warm oder zu kalt. Starke Erkältung, heftiges Niesen, trockene Hustenanfälle, bis der Patient blau anläuft oder sich übergibt. Blutiger Schleim, rasselnde Lungen. Der Magen ist schnell irritiert, ebenso die Eingeweide; schaumiger, wäßriger oder blutiger Durchfall.
Verschlechterung durch Bewegung und abends.
Indikationen Erbrechen (5). Durchfall (5). Husten (3). Übelkeit (5). Erbrechen in der Schwangerschaft (11).
Potenz und Dosierung **T** D6 3 x täglich
1–2 Tabletten

IRIS

Arzneimittelbild Wirkt vor allem auf den Nervus Vagus, der die Atmung, den Puls und die Verdauung beeinflußt und in direkter Verbindung zum Gehirn steht. Stechende Migräne, vor allem in der rechten Schläfe, Besserung durch Bewegung. Unruhige Gedärme, Magensäureüberschuß; Übelkeit und Erbrechen. Verschlechterung durch Ruhe und Entspannung.
Indikationen Kopfschmerzen (2). Sodbrennen (5). Migräne (2).
Potenz und Dosierung **T** D6 3 x täglich
1–2 Tabletten

JABORANDI PENTARKAN

Zusammensetzung Jaborandi D3, Acidum sulfuricum D5, Salvia officinalis, Calcium carbonicum D6, Mercurius solubilis D6, Alkoholgehalt 63% (v/v).
Indikationen Körpergeruch, unangenehmer (1). Schwitzen, übermäßiges (1).
Nebenwirkung Bei vermehrtem Speichelfluß das Mittel absetzen.
Dosierung 3 x täglich 10 Tropfen.

KALIUM BICHROMICUM

Arzneimittelbild Bei chronischen Erkrankungen, bei denen

extrem zäher Schleim und/oder Geschwüre auftreten können. Vor allem die Nasenschleimhäute sind befallen, jedoch können auch die übrigen Atemwege sich entzünden und zu eitern beginnen. Die Pusteln sind kreisrund, die Schleimhäute überziehen sich mit einer zähen gelblichen Schicht. Dem Patienten ist kalt, und er ist auch emotionell kühl. Schwere Erkältungserscheinungen, eitriger und fädenziehender Nasenschleim, Verlust des Geruchsvermögens, Stinknase. Kopfschmerzen. Juckreiz im Hals, rauher Husten mit wenig zähem Schleim. Trockener Mund. Morgens Appetitlosigkeit, im Laufe des Tages jedoch Heißhunger. Die Beschwerden werden schlimmer durch Kälte, Kaffee, Bier und am Morgen. Besserung bringt warmes, feuchtes Wetter, Essen und Bewegung.

Indikationen Nebenhöhlenentzündung (3). Husten (3). Halsentzündung (3). Katarrh (3). Geschmacksverlust (2).

Potenz und Dosierung   **K**   D6   3 x täglich
                                        10–20 Kügelchen

KLIMAKTOPLANT

Zusammensetzung Per Tablette: Sepia D3, Cimicifuga D3, Lachesis D6, Ignatia D4, Sanguinaria D3, Tablettenmasse ad 250 mg.

Indikationen Menstruationsbeschwerden (10). Nervosität (8). Wechseljahre (10).

Dosierung 3 x täglich 1–2 Tabletten.

KREOSOTUM

Arzneimittelbild Ein Mensch dieses Typs bricht schnell in Tränen aus; die Augen tränen leicht. Nach jeder Aufregung zittert der ganze Körper; der Patient hält alle in Trab. Vor allem die Schleimhäute sind betroffen: Entzündungen, Schwellungen. Haut mit heftigem Juckreiz und alle Formen von entzündlichen Hautveränderungen wie Ekzeme, Pusteln, Blasen etc. Faul und schwarz werdende Zähne. Es wird eine zähe, stinkende Flüssigkeit abgesondert. Brennendes Gefühl in den Zehen und beim Wasserlassen. Speisen werden schlecht verdaut. Würgen früh nüchtern und Erbrechen von unverdauten Speisen einige Stunden nach dem Essen. Die Menstruation geht mit Krämpfen einher, Weißfluß ist scharf und beißend. Verschlechterung durch Liegen und während der Menstruation. Besserung durch (schnelle) Bewegung und durch Wärme.

Indikationen Bettnässen (9). Speichelfluß (2). Weißfluß (10). Erbrechen in der Schwangerschaft (11).

Potenz und Dosierung **T** D6   3 x täglich
                                  1–2 Tabletten

LAC DEFLORATUM

Arzneimittelbild Wenig Muttermilch. Die stillende Mutter hat eine Abneigung gegen Milch. Kopfschmerzen. Verstopfung.

Indikation Muttermilch, zuwenig (11).

Potenz und Dosierung **K** D6   3 x täglich
                                  10–20 Kügelchen

LACHESIS

Arzneimittelbild Konstitutionsmittel: Eine Person des Lachesis-Typs besitzt viel Energie und hohe Intensität. Sie übertreibt gerne, ist aufgeregt und geschwätzig, krankhaft eifersüchtig, argwöhnisch, selbstmitleidig und spricht kritisch oder gar gehässig über andere. Linksseitiges Mittel! Verträgt keine Berührung oder beengende Kleidung, vor allem nicht an Hals und Taille. Geschwollenes Zahnfleisch. Hitzewallungen wechseln mit Schüttelfrost ab. Reizhusten, empfindlicher Hals, Entzündungen der Mundschleimhaut. Schlucken (außer von festen Speisen) ist schmerzhaft. Schwindel. Schlaflosigkeit infolge innerer Unruhe. Beschwerden treten nach dem Schlaf verstärkt auf. Nachts Erwachen mit Schreck und Erstickungsgefühl. Überempfindliche Haut; Verletzungen und Pusteln zeigen

blaurote Ränder. Verschlechterung durch Wärme und Sonne, nasses Wetter, Ruhe und Schlaf, am Morgen. Besserung durch Bewegung und Ausscheidungen (Schwitzen, Wasserlassen oder Stuhlgang).
Indikationen Kopfschmerzen (2). Halsentzündung (3). Migräne (2). Wechseljahre (10).
Potenzen und Dosierungen **T** D6 3 x täglich
　　　　　　　　　　　　　　　　1–2 Tabletten
　　　　　　　　　　　　T D12 2 x täglich
　　　　　　　　　　　　　　　　1–2 Tabletten

LEDUM

Arzneimittelbild Kälte- und Zerschlagenheitsgefühl. Nach oben kriechender Schmerz, wobei nach und nach alle Gelenke betroffen werden. Rheumatische Schmerzen. Katererscheinungen. Blutergüsse. Heftiger, brennender Juckreiz, vor allem an den Füßen. Infektionen von punktförmigen Stichwunden, z. B. durch Insekten- oder Nadelstiche und Bißwunden – stechende Schmerzen.
Verschlechterung durch Wärme und Bewegung, Besserung durch kaltes Wasser.
Indikationen Blaues Auge (12). Insektenstich (1, 12). Gicht (6). Prellung (6, 12). Sehnenerkrankungen (6, 12). Rheuma (6). Rippenprellung (6). Schnitt-, Stich-, Rißwunden (12).
Potenz und Dosierung **T** D6 3 x täglich
　　　　　　　　　　　　　　　　1–2 Tabletten

LEDUM EXTERN DHU

Zusammensetzung Per 100 g: Ledum D1 = Ø 50 g und Alkohol ad 100 g, Alkoholgehalt 70% (v/v).
Indikation Insektenstiche (1, 12).
Anwendungsform Nach Bedarf äußerlich anwenden; 1:10 verdünnt mit abgekochtem, lauwarmem Wasser.

LILIUM TIGRINUM PENTARKAN

Zusammensetzung Lilium tigrinum D2, Hydrastis D3,

Kreosotum D5, Pulsatilla D3, Sepia Tinktur nach Gruner D3, Alkoholgehalt 54% (v/v).
Indikationen Pilzinfektion (1). Weißfluß (10).
Dosierung 3 x täglich 15 Tropfen.

LOBELIA PENTARKAN

Zusammensetzung Lobelia inflata D3, Iris D2, Kreosotum D3, Apomorphinum muriaticum D5, Carduus marianus D1, Alkoholgehalt 63% (v/v).
Indikationen Erbrechen (5). Übelkeit (5). Erbrechen in der Schwangerschaft (11).
Dosierung 3 x täglich 10 Tropfen

LUFFA OPERCULATA

Arzneimittelbild Laufende oder im Gegenteil trockene Nase. Hartnäckige Kopfschmerzen. Lustlosigkeit und auffallendes Durst- und Hungergefühl, unscharfes Sehen mit Schwindel und Augenschmerzen. Häufiges Niesen, später Verstopfung mit trockener Nase und Wundheitsgefühl. Ausbreitung der Erkrankung auf Nasennebenhöhlen, Hals und Bronchien. Schluckbeschwerden, manchmal auch Schweißausbrüche und Hautjucken.
Indikation Katarrh (3).
Potenz und Dosierung   **T**   D6   3 x täglich
                                    1–2 Tabletten

LYCOPODIUM

Arzneimittelbild Konstitutionsmittel: Eine Person dieses Typs ist auffahrend, nachtragend und regt sich über Kleinigkeiten auf. Menschen, die hinter ihrer ruhigen Maske oft Reizbarkeit, Feigheit und ein (haus-)tyrannisches Wesen verbergen. Der Lycopodium-Typ will alle Probleme rational-intellektuell lösen und vernachlässigt dabei seine emotionale Dimension. Schnell im Denken, aber kein gutes Gedächtnis, insbesondere für Namen. Mageres oder sogar dürres Äußeres, aber ein dicker (aufgetriebener Bauch), geblähtes Gefühl. Sieht im späteren Alter frühzeitig alt aus und ergraut früh. Vor allem Hypochonder (die in jeder kleinen Beschwerde eine schreckliche Krankheit sehen) sind häufig Lycopodium-Typen. Das Mittel wirkt insbesondere auf Leber und Nieren sowie auf das Lymphsystem. Da die Leber unzureichend funktioniert, entsteht ein hoher Harnsäurespiegel, was zu Nieren- oder Gallensteinen führen kann. Unruhige Eingeweide; Rumoren, plötzlicher Hunger (auch nachts), der jedoch nach wenigen Bissen schon wieder gestillt ist. Abneigung gegen Fleisch, Fett, Kohl; Zwiebeln und Austern werden nicht vertragen. Lungenentzündung und Halsentzündung (kann nicht mehr schlucken). Magenkrämpfe und Verstopfung. Verschlechterung durch Wärme, Schlaf und zwischen vier Uhr nachmittags und acht Uhr abends. Besserung durch warme Getränke, kalte und frische Luft. Starkes Verlangen nach Süßigkeiten.

Indikationen Kopfschmerzen (2). Halsentzündung (3). Kindsbewegungen, schmerzhafte (11). Prämenstruelles Syndrom (10). Schuppen (1). Schweißhände (1). Schweißfüße (1).

Potenz und Dosierung   T D6   3 x täglich
                                             1–2 Tabletten

LYCOPUS PENTARKAN

Zusammensetzung Lycopus virginicus Ø, Scutellaria lateriflora Ø, Strychninum phosphoricum D5, Ignatia D3, Chininum arsenicosum D5, Alkoholgehalt 62% (v/v).

Indikation Nervosität, vegetative Dystonie (8). Schilddrüsenüberfunktion.

Gegenanzeige Chinin-Überempfindlichkeit.

Dosierung 3 x täglich 5 Tropfen.

MAGNESIUM PHOSPHORICUM PENTARKAN

Zusammensetzung Per Tablette: Magnesium phosphoricum D2, Chamomilla D2, Colocynthis D3, Potentilla anserina Ø, Aesculus D1, Tablettenmasse ad 250 mg.
Indikation Menstruationsbeschwerden (10).
Dosierung 3 x täglich 1 Tablette.

MARUM VERUM

Arzneimittelbild Wirkt auf die oberen Atemwege; Entzündungen, Absonderungen, die dicke Krusten entstehen lassen. Stinkende Nase.
Indikation Nasenkatarrh (3).
Potenz und Dosierung **D** D6 3 x täglich 5–10 Tropfen

MEDORRHINUM

Indikation Wundsein bei Säuglingen (9).
Potenz und Dosierung **K** D30 1 Dosis (10 Kügelchen) pro Woche

MERCURIUS SOLUBILIS

Arzneimittelbild Wichtiges Konstitutionsmittel. Eine Person dieses Typs ist ängstlich, zittrig, hektisch. Jagende Gedanken. Klebriger, übelriechender Schweiß, der nicht erleichtert. Bleiches Gesicht. Haut und Schleimhaut sind anfällig für Ausschläge; insbesondere für nässende Erkrankungen mit Blut und Eiter, schlechter Geruch. Starker Juckreiz. Häufiger Stuhldrang. Laufende Nase, beißende Flüssigkeit. Geschwollene Zunge (weißer Belag, Zahnabdrücke) und geschwollenes Zahnfleisch (neigt zu Blutungen). Grünlicher Stuhl, schleimig oder blutig. Nachts Speichelfluß. Verschlechterung durch Bewegung, vor allem im Freien bei kaltem und nassem oder heißem Wetter, durch Liegen, (vor allem rechts unmöglich) und nachts. Besserung durch Ruhe und Trinken (Fruchtsaft).

Indikationen Atem, schlechter (2). Aphthen (2). Mumps (9). Durchfall (5, 11). Hauterkrankungen (1). Hautentzündung (1). Halsentzündung (3). Zahnschmerzen (2). Schnupfen (3). Sodbrennen (5). Mundhöhlenentzündung (2). Pilzinfektionen (1). Speichelfluß (2). Zahnfleischentzündung (2).

Potenz und Dosierung   **T** D6   3 x täglich
                                                1–2 Tabletten

MERCURIUS PENTARKAN

Zusammensetzung Mercurius solubilis D6, Calcium carbonicum D5, Clematis D2, Arsenicum album D5, Sulfur jodatum D4, Alkoholgehalt 82% (v/v).

Indikation Nebenhöhlenentzündung, bei Neigung zu Haut- und Schleimhauterkrankungen (3).

Gegenanzeigen Bei Schilddrüsenerkrankungen nicht ohne Konsultation eines Arztes/Heilpraktikers anwenden.

Nebenwirkung Bei verstärktem Auftreten von Speichelfluß das Mittel absetzen.

Dosierung 3 x täglich 10 Tropfen. Es empfiehlt sich, in der ersten Woche 3 x täglich 7 Tropfen einzunehmen.

MEZEREUM

Arzneimittelbild Juckende und entzündete Haut. Nervenschmerzen. Arme und (Schien-)Beine schmerzen. Brennende Zunge und Zahnfleisch; rauh, mit Bläschen und Pusteln. Fieberausschlag rings um den Mund, nässendes Ekzem auf der Haut. Nässende Ausschläge mit Krusten, unter denen Eiter sitzt. Überempfindlich gegen Kälte. Verschlechterung durch Bettwärme, Berührung und nachts.

Indikationen Nebenhöhlenentzündung (3). Gürtelrose (1).

Potenzen und Dosierungen **D** D3   3 x täglich
                                                5–10 Tropfen
                                  D D4   3 x täglich
                                                5–10 Tropfen

MILLEFOLIUM
Arzneimittelbild Hellrote Blutungen durch Verletzungen. Zu starker Blutverlust bei der Regelblutung. Venenstauungen und Krampfadern.
Indikation Menstruationsbeschwerden (10).
Potenz und Dosierung   **D**   D1   3 x täglich
                                           5–10 Tropfen

MILLEFOLIUM PENTARKAN
Zusammensetzung Millefolium Ø, Sabina D3, Tormentilla Ø, Erigeron canadensis D1, Senecio fuchsii Ø, Alkoholgehalt 64% (v/v).
Indikationen Nasenbluten (12). Menstruationsbeschwerden (10).
Dosierung 3 x täglich 15 Tropfen

MYRISTICA SEBIFERA
Arzneimittelbild Antiseptisch wirkendes Mittel. Hautinfektionen, Fisteln. Schmerzen in den Fingernägeln mit Schwellungen der Fingerspitzen. Steife Hände, wie wenn man lange zukneift.
Indikationen Abszeß (7). Nagelumlauf (1). Furunkel (1).
Potenz und Dosierung   **D**   D2   3 x täglich
                                           5–10 Tropfen

NATRIUM CARBONICUM
Indikation Sonnenstich (2).
Potenz und Dosierung   **K**   D12   stündlich bis alle
                                           10 Minuten eine
                                           Dosis

NATRIUM MURIATICUM
Arzneimittelbild Wichtiges Konstitutionsmittel: Melancholischer, eifersüchtiger und reizbarer Mensch. Frißt Ärger in sich hinein, kann nicht weinen und will keinen Trost. Mager und blaß; auffallend ist der magere Hals. Trockene, aufgesprungene Lippen. Schleimhäute sind ausgetrocknet

oder produzieren reichlich Schleim. Guter Appetit; Abneigung gegen Brot und Fett, Vorliebe für salzige Speisen. Schmerzen längs der Wirbelsäule. Müde und schläfrig. Schüchtern; kann in Gegenwart anderer kein Wasser lassen. Jucken und Ausschlag. Verschlechterung durch Wärme, am Meer, Bewegung, morgens um zehn Uhr und Essen. Besserung durch ruhiges Liegen auf dem Rücken, Schwitzen, kalte Kompressen.

Indikationen Aphthen (2). Lippenbläschen (1). Kopfschmerzen (2). Fieberbläschen (1, 2). Lippen, Erkrankungen der (2). Schnupfen (3). Migräne (2). Nesselsucht (1). Postnatale Depression (11). Prämenstruelles Syndrom (10). Schuppen (1). Geschmacksverlust (2). Kummer (8). Warzen (1).

Potenzen und Dosierungen T D6   3 x täglich
                                    1–2 Tabletten
                             T D12 2 x täglich
                                    1–2 Tabletten

NATRIUM SULFURICUM

Arzneimittelbild Melancholische Person. Zunge ist mit einer graugrünen oder braunen Schicht bedeckt. Frühjahrsekzem. Schmerzen an der rechten Seite des Dickdarms. Blähungen im Bauch, stinkende Winde, Durchfall mit Krämpfen. Rheumatische Gliederschmerzen. Verschlechterung durch Feuchtigkeit, Ruhe, Liegen auf der linken Seite. Besserung durch trockenes Wetter und festen Druck auf die schmerzende Stelle.

Indikation Gehirnerschütterung (2, 12).

Potenz und Dosierung   T D6   3 x täglich
                                    1–2 Tabletten

NISYLEN

Zusammensetzung Aconitum D3, Bryonia D2, Eupatorium perfoliatum D1, Gelsemium D3, Ipecacuanha D3, Phosphorus D5, Alkoholgehalt 45% (v/v).

Indikationen Grippe (7). Katarrh (3). Erkältung (3).
Dosierung Im akuten Stadium mehrere Male stündlich 10 Tropfen, evtl. vor dem Zubettgehen 20–30 Tropfen. Bei Besserung der Beschwerden alle 2 bis 3 Stunden 10 Tropfen, danach noch einige Tage lang 3 x täglich 10 Tropfen.

NUX VOMICA

Arzneimittelbild Wichtiges Konstitutionsmittel: Reizbare, gehetzte Person, schnell wütend, ärgert sich über alles, ehrgeizig; »workaholic«. Kehrt zu Hause meist die freundliche und milde Seite seines Charakters heraus. Typischer Abendmensch; fühlt sich morgens belämmert bzw. verkatert. Empfindlich gegen Kritik. Verlangen nach Stimulantien (Kaffee, Alkohol, Nikotin), die aber schlecht vertragen werden. Schlechter Atem durch verdorbenen Magen; Übelkeit und Erbrechen, Völlegefühl (insbesondere ca. 1 bis 2 Stunden nach dem Essen) und Schmerzen im Unterleib. Unruhiger Schlaf, am Morgen launisch. Schwere Arme und Beine. Muskelkrämpfe bei Schreck (erschrickt sehr schnell). Eiskalte Hände und Füße, gerötetes und warmes Gesicht, fröstelt.
Indikationen Atem, schlechter (2). Blasenentzündung (5). Kopfschmerzen (2). Kater (2). Magenschmerzen (5). Sodbrennen (5). Übelkeit (5). Narkose, Nachwirkungen einer (12). Aufstoßen (5). Überlastung, geistige (8). Prämenstruelles Syndrom (10). Reizbarkeit (8). Rückenbeschwerden (11). Rückenschmerzen (6). Verstopfung (5). Erbrechen in der Schwangerschaft (11).
Potenz und Dosierung   **T** D6   3 x täglich
                                                1–2 Tabletten

NUX VOMICA PENTARKAN

Zusammensetzung Nux vomica D3, Centaurium D1, Anacardium D4, Arsenicum album D5, Leonurus cardiaca D1, Alkoholgehalt 58% (v/v).

Indikationen Erbrechen (5). Kater (2). Magenschleimhautentzündung (5).
Dosierung 3 x täglich 10 Tropfen

OKOUBAKA
Arzneimittelbild Entzündung von Magen und Dünndarm durch den Genuß ungewohnter Speisen.
Potenz und Dosierung   T   D2   3 x täglich
1–2 Tabletten

PASSIFLORA PENTARKAN
Zusammensetzung Passiflora incarnata Ø, Centranthus ruber D1, Zincum metallicum D6, Humulus lupulus Ø, Escholtzia Ø, Alkoholgehalt 65% (v/v).
Indikationen Zittern (6). Examensangst (8). Hyperventilation (3). Nervosität (8). Reisefieber (8). Schlafstörungen.
Dosierung 3 x täglich 10 Tropfen. Bei Einschlafstörungen 15 Tropfen in warmem Wasser abends einnehmen.

PETROLEUM PENTARKAN
Zusammensetzung Petroleum D3, Arsenum jodatum D5, Clematis D3, Mercurius solubilis D6, Viola tricolor D1, Alkoholgehalt 50% (v/v).
Indikationen Nässendes Ekzem (1). Haarausfall (1). Schuppen (1).
Gegenanzeigen Nicht anwenden in der Schwangerschaft, Stillzeit, bei Säuglingen und Kleinkindern. Bei Schilddrüsenerkrankungen nur nach Absprache mit dem (homöopathischen) Arzt/Heilpraktiker.
Nebenwirkung Bei verstärktem Auftreten von Speichelfluß das Mittel absetzen.
Dosierung 3 x täglich 2 Tabletten.

PHOSPHORUS

Arzneimittelbild Wichtiges Konstitutionsmittel: Lustlos, melancholisch, müde, überreizte Sinne. Überempfindlichkeit gegenüber äußeren Eindrücken. Furcht und Verschlimmerung vor Gewittern. Brennendes Gefühl, brennende Schmerzen, vor allem längs der Wirbelsäule. Kleinere Wunden bluten stark. Jede Anstrengung führt zu Herzklopfen. Reizhusten. Zerfurchte und rauhe Zunge. Sodbrennen, schleimiger und blutiger Durchfall, blutiges Erbrochenes. Kopfschmerzen durch Nervosität. Schlaffe oder zitternde Gliedmaßen. Schwächezustände nach erschöpfenden Krankheiten. Schlafen auf der linken Seite, nach Mitternacht, seelische und körperliche Anspannung, Besserung durch Schlaf.

Indikationen Blutungen im Mund (2). Nasenbluten (12). Muttermilch, zuviel (11). Haarausfall (1). Heiserkeit (3). Husten (3). Magenschmerzen (5). Nervosität (8). Schuppen (1). Rekonvaleszenz (7).

Potenz und Dosierung   **D** D6   3 x täglich
                                              5–10 Tropfen

PHYTOLACCA

Arzneimittelbild Wirkt vor allem auf den Hals, die Drüsen und das Stütz- und Bindegewebe. Heftige Halsschmerzen, die zu den Ohren ausstrahlen, hinterer Rachen violettrot, Schlucken verschlimmert. Rheumatische Muskel- und Gelenkschmerzen. Die Haut juckt und zeigt häufig Ausschläge. Brustentzündung; Brüste fühlen sich hart und schmerzhaft an. Verschlechterung durch kaltes und nasses Wetter, Bewegung, nachts, Druck auf den Hals. Besserung durch Liegen.

Indikationen Brustdrüsenentzündung (7). Muttermilch, zuviel (11). Stillen: Milchstauung (11). Stillen: Schmerzen beim (11). Abstillen (11). Halsentzündung (3). Schrunden der Brustwarzen (11).

Potenzen und Dosierungen **T** D3   3 x täglich
                                          1–2 Tabletten
                             T D6   3 x täglich
                                          1–2 Tabletten
                             T D12 2 x täglich
                                          1–2 Tabletten

PLANTAGO MAJOR

Arzneimittelbild Schließmuskel der Blase kann nicht kontrolliert werden. Anfallsartige Zahnschmerzen, Schwellung der Wangen. Ohrenschmerzen, die durch den Kopf von einem Ohr zum anderen gehen. Abneigung gegen Tabak. Schlaflosigkeit und Depressionen durch übermäßiges Rauchen.

Indikationen Bettnässen (9). Rauchen, Aufhören mit dem (8).

Potenz und Dosierung **D** Ø   3 x täglich
                                    5–10 Tropfen

PLANTIVAL DRAGEES

Zusammensetzung Per Dragee: Extractum Passiflorae 10 mg, Extractum Avenae 30 mg, Extractum Humuli lupuli 10 mg. Extractum Valerianae 5 mg, constituens et corrig. q. s.

Indikationen Prüfungsangst (8). Nervosität (8). Schlaflosigkeit (8, 11). Konkurrenzangst (8).

Dosierung 3 x täglich 10–20 Tropfen, gegebenenfalls vor dem Zubettgehen 20–30 Tropfen.

PLANTIVAL TROPFEN

Zusammensetzung Per 100 g: Valerianae radix 10 g, extrahiert mit alkoholischen Tinkturen von Passiflora incarnata 10 g, Humulus lupulus 5 g und Avenae succus 24 g, Äther 1 g, Äthanol/Aqua ad 100 g, Alkoholgehalt 60% (v/v).

Indikationen Examensangst (8). Nervosität (8). Schlaflosigkeit (8, 11). Konkurrenzangst (8).

Dosierung 3 x täglich 10–20 Tropfen, gegebenenfalls vor dem Zubettgehen 20–30 Tropfen.

PLATINUM METALLICUM
Arzneimittelbild Oftmals selbstüberhebliches, hochfahrendes Wesen. Blickt auf andere herab. Sexuelle Überreizung. Starke Stimmungsschwankungen. Spricht viel über sich selbst, lacht bei ernsten Anlässen. Gefühl, als ob Ameisen über die Haut liefen. Verträgt keinen Trost.
Indikation Postnatale Depression (11).
Potenz und Dosierung   **T**   D12   2 x täglich
                                             1–2 Tabletten

PLUMBUM PENTARKAN
Zusammensetzung Plumbum aceticum D3, Atropinum sulfuricum D4, Ignatia D3, Lycopodium D3, Magnesium carbonicum D6, Alkoholgehalt 55% (v/v).
Indikationen Darmbeschwerden (5). Bauchkrämpfe (5). Verstopfung (5).
Gegenanzeigen Schwangerschaft, Stillzeit. Nicht anwenden bei Säuglingen und Kleinkindern.
Dosierung 3 x täglich 15 Tropfen

PODOPHYLLUM PELTATUM
Arzneimittelbild Nicht schmerzende, aber geschwollene Hämorrhoiden mit Darmstörungen; Verstopfung oder Diarrhöe, manchmal auch beide Extreme im Wechsel. Schmerzen im Unterleib. Belegte Zunge, großer Durst. Sodbrennen. Erbrechen von Bitterem. Magenkrämpfe. Verschlechterung durch Berührung am Morgen.
Indikation Hämorrhoiden (11).
Potenzen und Dosierungen   **T**   D4   3 x täglich
                                             1–2 Tabletten
                             T   D12   3 x täglich
                                             1–2 Tabletten

PULSATILLA

Arzneimittelbild Wichtiges Konstitutionsmittel: Blonde Frauen (oder weibliche Männer) mit blauen Augen, rundlichen Formen und hellem Teint. Von weichem, überempfindlichem und nachgiebigem Charakter. Pulsatilla weint schnell, lacht aber auch bald wieder. Die Muskeln fühlen sich schlaff an. Ekel vor Fettigem, insbesondere vor Schweinefleisch; überempfindlich gegen Fett und Süßes, Völlegefühl nach dem Essen. Sodbrennen. Diarrhöe im Wechsel mit Verstopfung. Nicht durstig, aber doch trockener Mund und trockene Lippen. Warm, hat aber kalte Hände, Füße und eine kalte Stirn. Vor allem um die Zeit der Regelblutung Frösteln und Hitzewallungen im schnellen Wechsel. Die Regelblutung kommt zu spät und ist zu schwach trotz der heftigen und wechselnden Stimmungen, die der Regelblutung vorausgehen. Häufig findet man bei Pulsatilla die Verbindung von Kopfschmerzen und Menstruationsbeschwerden. Cremiger Weißfluß; alle Abscheidungen sind cremig, weiß oder gelbgrün und mild. Die Haut ist rot und juckt, und man leidet immer wieder unter Flüssigkeitsbläschen, die rasch aufplatzen. Möchte den Kopf hochlagern; ein Kissen genügt nicht. Abends Angst vor dem Alleinsein (Dunkelheit, Geister). Rechtsseitige Kopfschmerzen, Kopfschmerzen durch Überarbeitung. Entzündete Augenlider. Nasenkatarrh; Verstopfung des rechten Nasenlochs. Trockener Husten abends und nachts, lockerer Husten mit reichlich Schleim am Morgen. Verschlechterung der Beschwerden durch Ruhe, im Bett, in einem warmen Zimmer (stickige Luft!), abends, nachts und nach dem Essen. Besserung durch Bewegung an der frischen Luft und durch Kälte.

Indikationen Muttermilch, zuwenig (11). Zyklus, Wiederherstellung des normalen (11). Durchfall (5, 11). Husten (3). Halsentzündung (3). Schnupfen (3). Sodbrennen (5).

Menstruationsbeschwerden (10). Lider, geschwollene (2). Ohrenschmerzen (2). Postnatale Depression (11). Schlaflosigkeit (8, 11). Geschmacksverlust (2). Speichelfluß (2). Krampfadern (4). Gerstenkorn (2). Frostbeulen (4). Weißfluß (10). Erbrechen in der Schwangerschaft (11).
Potenzen und Dosierungen **T** D6   3 x täglich
                                        1–2 Tabletten
                             T D12 2 x täglich
                                        1–2 Tabletten

QUASSIA
Arzneimittelbild Wirkt innerlich vor allem auf die Leber; stechende Schmerzen, Leberzirrhose. Magenschmerzen mit Blähungen und Sodbrennen. Ständiger und unkontrollierbarer Harndrang.
Indikation Nagelprobleme (1).
Potenz und Dosierung/
Anwendungsform   **D** D1 = Ø 1 x täglich die
                               Nägel einreiben

RANUNCULUS PENTARKAN
Zusammensetzung Ranunculus bulbosus D3, Arsenicum album D11, Mezereum D2, Rhus toxicodendron D5, Belladonna D5, Alkoholgehalt 56% (v/v).
Indikationen Gürtelrose (1). Nervenschmerzen (6).
Gegenanzeige Überempfindlichkeit gegen Giftsumachgewächse.
Dosierung 3 x täglich 15 Tropfen

RATANHIA PENTARKAN
Zusammensetzung Ratanhia D1, Acidum nitricum D3, Hamamelis D1, Paeonia officinalis D1, Sedum acre D2, Alkoholgehalt 54% (v/v).
Indikationen Hämorrhoiden (4, 11). Schrunden am After.
Dosierung 3 x täglich 15 Tropfen

RHUS RHEUMA GEL

Zusammensetzung Per 100 g: Symphytum Tinktur gemäß HAB 1 10 g, Rhus toxicodendron Tinktur gemäß HAB 1 5 g, Ledum Tinktur gemäß HAB 1 5 g, Oleum pini pum. 0,6 g; Gelgrundlage: äthanol- und wasserhaltiges Gel auf Polyacrylatbasis.

Indikationen Knochenhautverletzung (6). Nebenhöhlenentzündung (3). Knochenbrüche (6, 12). Gelenkschmerzen (6). Kopfschmerzen (2). Hauterkrankungen (1). Gicht (6). Prellungen (6, 12). Fieberbläschen (1, 2). Unterkühlung von Muskeln (6). Sehnenerkrankungen (6, 12). Schmerzen in Armen oder Beinen (6). Rheuma (6). Rippenprellung (6). Rückenbeschwerden (11). Rückenschmerzen (6). Schulterluxation (6, 12). Muskelschmerzen (6). Hexenschuß (6). Tennisellbogen (6). Verrenkung (6, 12). Verstauchung (6, 12). Verletzungen (12). Achillessehnenriß (6).

Anwendungsform Nach Bedarf äußerlich anwenden oder einmassieren

RHUS TOXICODENDRON

Arzneimittelbild Hautausschlag, Quaddeln und Flüssigkeitsbläschen, juckendes und brennendes Gefühl. Gelenke, Muskeln und Sehnen schmerzen. Unruhe; kann nicht im Bett bleiben, bewegt sich unaufhörlich. Charakteristisch: kann trotz Abgeschlagenheit und Schmerzen nicht ruhig sitzen oder liegen, sondern muß sich bewegen. Alpträume, Angst, Durchfall. Zunge ist bräunlich beschlagen mit einer feuerroten Spitze. Der Körper schwitzt mit einem säuerlichen Geruch. Die Haut schwillt unförmig an. Verschlechterung durch Kälte und feuchtes Wetter und nachts. Besserung durch trockene Wärme. Folgen von Kälte, Nässe, Zugluft und Erkältungen bei erhitztem Körper (z. B. Unterkühlung nach Sport). Charakteristisch: Beschwerden

werden bei den ersten Bewegungen schlimmer, lassen jedoch nach, wenn man die Bewegung fortsetzt.
Indikationen Lippenbläschen (1). Muttermilch, zuviel (11). Ekzem (1). Gelenkschmerzen (6). Gürtelrose (1). Heiserkeit (3). Hauterkrankungen (1). Juckreiz (1). Fieberbläschen (1, 2). Erkältung (3). Nesselsucht (1). Sehnenerkrankungen (6, 12). Schmerzen in Armen oder Beinen (6). Rheuma (6). Rückenbeschwerden (11). Rückenschmerzen (6). Muskelschmerzen (6). Muskelsteifigkeit (6). Hexenschuß (6). Tennisellbogen (6). Überdrehung (6, 12). Verstauchung (6, 12). Windpocken (9). Warzen (1). Achillessehnenriß (6).
Warnhinweis Bei Patienten, auf die dieses Mittel gut paßt, kann gelegentlich während der ersten Tage der Einnahme eine Verschlechterung der Krankheitssyptome auftreten (»homöopathische Anfangsverschlechterung«). In diesem Fall die Einnahme einige Tage unterbrechen oder die Dosierung halbieren, bis die Stärke der Symptome zurückgeht; dann wieder auf die ursprüngliche Dosis übergehen.
Potenz und Dosierung   **T** D6   3 x täglich
                                            1–2 Tabletten

RUTA

Arzneimittelbild Zerschlagenheit; schmerzende Sehnen, Gelenke und Nerven. Brennende, gerötete, ermüdete Augen, Augenliderkrämpfe.
Indikationen Knochenhautverletzung (6). Gelenkschmerzen (6). Prellung (6, 12). Sehnenerkrankung (6, 12). Schulterluxation (6, 12). Tennisellbogen (6). Verrenkung (6, 12).
Potenz und Dosierung   **T** D6   3 x täglich
                                            1–2 Tabletten

RUTA EXTERN DHU

Zusammensetzung Per 100 g: Ruta Ø 60 g und Alkohol ad 100 g, Alkoholgehalt 70% (v/v).

Indikationen Blaues Auge (12). Knochenhautverletzung (6).
Anwendungsform Die Tinktur 1:50 verdünnt mit abgekochtem, lauwarmem Wasser anwenden.

SABAL PENTARKAN
Zusammensetzung Sabal serrulatum Ø, Echinacea piurpurea Ø, Passiflora incarnata D2, Mercurius bijodatus D3, Cantharis D4, Alkoholgehalt 68% (v/v).
Indikationen Blasenentzündung (5). Prostatavergrößerung (5). Harnverhaltung (5).
Gegenanzeigen Schwangerschaft, Stillzeit, nicht anwenden bei Säuglingen. Bei Schilddrüsenerkrankungen nur in Absprache mit einem (homöopathischen) Arzt/Heilpraktiker anwenden.
Nebenwirkung Bei verstärktem Auftreten von Speichelfluß das Mittel absetzen.
Dosierung 2 x täglich 10 Tropfen.

SABAL SERRULATUM
Arzneimittelbild Wirkt bei Männern auf die Prostata: Hypertrophie der Prostata, Schwierigkeiten beim Harnlassen, manchmal mit Schmerzen, Probleme mit dem Nachträufeln. Bei Frauen kann der Brustumfang zunehmen.
Indikationen Muttermilch, zuwenig (11). Prostataschwellung (5). Harnverhaltung (5).
Potenz und Dosierung   D3   3 x täglich
                                 1–2 Tabletten

SANGUINARIA
Arzneimittelbild Blutandrang zum Kopf; feuerrot glühend. Auch die Brust glüht, die Schleimhäute brennen. Erkältung. Alle Ausscheidungen (Harn, Schweiß, Menstruationsblut, Nasenschleim) sind übelriechend. Schwindlig von den Kopfschmerzen, die vom Nacken bis hinter die

Augen ziehen und sich meist hinter dem rechten Auge festsetzen (vor allem bei Entspannung, insbesondere am Wochenende). Kopfschmerzen während der Menstruation, heftig pochend. Jede Bewegung verschlimmert. Überempfindlich gegen Geräusche. Verschlechterung durch Kälte und im Laufe des Tages. Besserung durch Wärme, abends, nachts und in der Dunkelheit.
Indikationen Kopfschmerzen (2). Migräne (2).
Potenz und Dosierung **T** D6 3 x täglich
 1–2 Tabletten

SARSAPARILLA

Arzneimittelbild Stechende, sich verlagernde Schmerzen. Zitternde Gliedmaßen, Gefühl der Schwere. Harndrang. Chronische Infektionen und Entzündungen, u. a. hartnäckiger Hautausschlag, vor allem am Kopf und den Fingern.
Indikation Nebenhöhlenentzündung (3).
Potenzen und Dosierungen **K** D6 3 x täglich
 10–20 Kügelchen
 K D30 1 x täglich
 10 Kügelchen

SECALE PENTARKAN

Zusammensetzung Secale cornutum D3, Glonoinum D5, Ignatia D5, Magnesium phosphoricum D6, Nux vomica D5, Alkoholgehalt 54% (v/v).
Indikationen Durchblutungsstörungen (4). Migräne (2). Schmerzen in Armen oder Beinen (6).
Dosierung 3 x täglich 15 Tropfen

SENEGA PENTARKAN

Zusammensetzung Pro Tablette: Senega Ø, Antimonium sulfuratum D2, Stannum jodatum D3, Hepar sulfuris D3, Naphthalinum D4, Tablettenmasse ad 250 mg.
Indikation Chronische Bronchitis (3).
Gegenanzeigen Nicht bei Säuglingen und Kleinkindern

anwenden. Bei Schilddrüsenerkrankungen nur in Absprache mit einem (homöopathischen) Arzt/Heilpraktiker anwenden.
Dosierung 3 x täglich 1 Tablette

SEPIA

Arzneimittelbild Wichtiges Konstitutionsmittel: Vor allem bei Frauen und weiblichen Männern mit braunem Haar und schlanker Erscheinung. Sehr traurig und ängstlich, launisch, weint, wenn er/sie über seine/ihre Beschwerden spricht. Gleichgültig gegenüber geliebten Menschen (Familie) und Tätigkeiten. Blutstauungen, Hitzewallungen, einmal siedend heiß, dann wieder fröstelnd. Migräne, vor allem in den Wechseljahren. Alle Absonderungen stinken außerordentlich. Starke Absonderungen übelriechenden Schweißes bringen keine Erleichterung. Starker Achselschweiß. Leeregefühl im Magen, jedoch ruft schon der Geruch von Essen Übelkeit hervor. Vor allem Milch, Fett und Fleisch werden nicht vertragen. Beschwerden linksseitig! Nachts Reizhusten. Die Scheide ist trocken und brennt. Druck im Bauch nach unten in die Scheidengegend. Gefühl eines Klumpens im Mastdarm. Nervenschmerzen, Gelenk- und Muskelschmerzen. Chronische Hautausschläge, Lippenherpes, ringförmige Flechten, braune oder gelbe Flecken auf der Haut, insbesondere im Gesicht. Verschlechterung morgens und abends durch Essen, Waschen, Nässe, durch kalte Luft und bei Gewitter. Besserung durch kräftige Bewegung (z. B. Tanzen), Bettwärme, Schlaf, kalte Bäder und Druck auf die schmerzende Stelle.
Indikationen Bettnässen (9). Zyklus, Wiederherstellung des normalen (11). Wechseljahre (10). Postnatale Depression (11). Prämenstruelles Syndrom (10). Erschöpfung nach der Geburt (11). Warzen (1). Erbrechen in der Schwangerschaft (11). Schwitzen, übermäßiges (1).

Potenzen und Dosierungen **T** D6   3 x täglich
                                        1–2 Tabletten
                             T D12 2 x täglich
                                        1–2 Tabletten

SILICEA

Arzneimittelbild Ein wichtiges Konstitutionsmittel: Entschlußschwäche, überempfindlich gegen Kritik, Versagensangst und erheblicher Mangel an Selbstvertrauen. Dadurch schnell nervös. Fühlt sich permanent überfordert und hat daher Furcht vor jeglicher Verantwortung, insbesondere vor neuen Aufgaben. Sehr empfindlich gegenüber Wetterveränderungen, Vollmond, Kälte; schmerzüberempfindlich. Schwitzt vor allem an der Stirn. Eitrige Entzündungen an der Haut, die langsam und mit Narben abheilen. Kleine Wunden heilen schlecht. Schnupfen, verstopfte oder laufende Nase (beißende Flüssigkeit). Hohler Husten, der den ganzen Körper erschüttert, Rasseln in der Brust. Abneigung gegen warmes Essen, vor allem Fleisch und gekochte Speisen. Durstig, Schluckbeschwerden. Brüchige Nägel. Säuerlicher Schweiß, vor allem nachts. Die eiskalten Füße schwitzen so stark, daß die Zehen erkranken. Kopfschmerzen, die vom Nacken über den Hinterkopf nach vorne ziehen, und sich durch Wärmeanwendung bessern. Verschlechterung durch Kälte. Besserung durch Wärme. Überempfindlich gegen Licht und laute Geräusche.

Indikationen Abszeß (7). Nebenhöhlenentzündung (3). Brustdrüsenentzündung (7). Wundliegen (1). Versagensangst (8). Fistel (1). Kindsbewegungen, schmerzhafte (11). Körpergeruch, unangenehmer (1). Hühneraugen (1). Ohr, laufendes (2). Nagelprobleme (1). Geschmacksverlust (2). Zehennagel, eingewachsener (1). Erbrechen in der Schwangerschaft (11). Schwitzen, übermäßiges (1). Schweißhände (1). Schweißfüße (1).

Potenzen und Dosierungen **T** D6 3 x täglich
                                      1–2 Tabletten
                          T D12 2 x täglich
                                      1–2 Tabletten

SILICEA PENTARKAN

Zusammensetzung Per Tablette: Silicea D5, Arnica D2, Calcium fluoratum D5, Bambus D5, Thuja D5, Tablettenmasse ad 250 mg.

Indikationen Bindegewebsschwäche (5). Fistel (1). Haarausfall (1). Nagelverkrümmung (1). Nagelprobleme (1). Verrenkungen (6, 12).

Dosierung 3 x täglich 1 Tablette

SOLIDAGO VIRGA AUREA

Arzneimittelbild Schwierigkeiten beim Wasserlassen, der Harn sieht trüb aus, und es zeigt sich ein Niederschlag von feinem rotem Grieß. Bei Überempfindlichkeit gegen Goldrute auch Heuschnupfen: Tränenfluß, laufende Nase und Bronchitis.

Indikationen Entgiftung (1, 5). Fettsucht (5). Entwässerung (5).

Potenz und Dosierung   **D** D1 3 x täglich
                                      5–10 Tropfen

SOLIDAGO PENTARKAN

Zusammensetzung Solidago virga aurea Ø, Ononis spinosa Ø, Equisetum hiemale Ø, Betula alba Ø, Petroselinum D1, Alkoholgehalt 52% (v/v).

Indikationen Rekonvaleszenz (7). Narkose, Nachwirkungen einer (12). Entgiftung (1, 5). Operationen, zur Unterstützung bei (12). Fettsucht (5). Entwässerung (5).

Dosierung 3 x täglich 15 Tropfen

SPIGELIA

Arzneimittelbild Linksseitiges Mittel. Nervenschmerzen,

Herzklopfen und Stechen in Richtung des linken Arms. Kopfschmerzen oder das Gefühl, ein Band um den Kopf zu haben. Augäpfel fühlen sich groß an; das Tränen der Augen schmerzt. Schlechter Atem. Der After juckt, was zum Kratzen zwingt. Verschlechterung durch Berührung, Bewegung, Lärm. Besserung durch Liegen auf der rechten Seite mit hochgelagertem Kopf.

Indikationen Gesichtsschmerz (2). Kopfschmerzen (2). Würmer (5, 9). Migräne (2). Eingeweidewürmer (5). Nervenschmerzen (6).

Potenzen und Dosierungen   T   D3   3 x täglich
                                             1–2 Tabletten
                             T   D6   3 x täglich
                                             1–2 Tabletten

SPIGELIA PENTARKAN

Zusammensetzung Spigelia D3, Belladonna D3, Glonoinum D5, Nux vomica D3, Secale cornutum D3, Alkoholgehalt 68% (v/v).

Indikation Kopfschmerzen (2).

Dosierung 4 x täglich 5–10 Tropfen

SPILANTHES OLERACEA

Arzneimittelbild Spilanthes oleracea ist eine stark alkalische Pflanze, die in den Subtropen wächst. Die Urtinktur wird mit abgekochtem, lauwarmem Wasser verdünnt und als Mundwasser (d. h. äußerlich) angewandt bei Zahnfleischerkrankungen, Zahnschmerzen, Entzündungen der Mundschleimhaut und Aphthen. Innerlich angewandt wird das Mittel bei Soor und Blasenerkrankungen.

Indikation Aphthen (2).

Anwendungsform 40–50 Tropfen der Potenz D1 = Ø auf ein Glas abgekochtes, lauwarmes Wasser. Damit nach Bedarf den Mund spülen und wieder ausspucken.

SPONGIA

Arzneimittelbild Unbezwingbarer, tiefer, bellender Husten nachts. Keuchhusten. Empfindlicher Hals, zusammengekniffenes Gefühl. Entzündung von Luftröhre oder Kehlkopf. Besserung durch halb aufrechtes Sitzen, durch warmes Essen und warme Getränke.

Indikationen Heiserkeit (3). Husten (3).

Potenz und Dosierung   T   D6   3 x täglich
                                              1–2 Tabletten

STAPHISAGRIA

Arzneimittelbild Gereizte Stimmung; Desinteresse, morgendliche Übellaunigkeit, Wutanfälle. Folgen von Kränkung, Eifersucht und Demütigung. Koliken nach Ärger, Frustration und Gemütserregungen überhaupt. Brennendes Gefühl beim Wasserlassen. Unstillbarer Hunger. Eingeweidekrämpfe. Beim Husten unwillkürlicher Harnabgang. Juckende Haut, Schwitzen. Verlangen nach Wein, Branntwein und Tabak. Verschlechterung durch Wutausbrüche und morgens. Besserung durch Ruhe und ein ausgedehntes Frühstück.

Indikationen Aphthen (2). Blasenentzündung (5). Operationen (12).

Potenz und Dosierung   K   D6   3 x täglich
                                              10–20 Kügelchen

STICTA

Arzneimittelbild Starke Erkältungserscheinungen. Trockener und erschöpfender Reizhusten, schlimmer am Abend und nachts. Hält es nicht im Bett aus. Gefühl, als ob der Kopf wacklig wäre und nicht zu einem selbst gehörte. Heftige Schmerzen zwischen den Augen oberhalb der Nasenwurzel.

Indikation Husten (3).

Potenz und Dosierung   K   D6   3 x täglich
                                              10–20 Kügelchen

STICTA PENTARKAN
Zusammensetzung Sticta D1, Bryonia D2, Ipecacuanha D3, Rumex D1, Spongia D2, Alkoholgehalt 60% (v/v).
Indikation Bronchitis (3).
Gegenanzeigen Bei Schilddrüsenerkrankungen nur nach Absprache mit einem (homöopathischen) Arzt/Heilpraktiker anwenden.
Dosierung 3 x täglich 15 Tropfen.

STRAMONIUM
Arzneimittelbild Delirium und Halluzinationen; unmotivierte Heiterkeit, Gespräche mit Menschen, die nur der Erkrankte sieht. Stottern vor Aufregung. Verfällt schließlich in Schweigen. Furcht vor Dunkelheit, beengten Situationen, Tunnels und vor Wasser. Trockener Mund und verkrampfter Hals, wodurch Schlucken fast unmöglich wird. Anfälle von Beengung. Manchmal plötzlicher Speichelfluß. Große, starre Pupillen. Überempfindlich gegen Spiegelungen oder große glänzende Flächen. Zittern, Beben und Frösteln. Abwechselnd kalt und fiebrig heiß.
Indikationen Angst (8). Postnatale Depression (11).
Potenz und Dosierung   **K** D12 2 x täglich
10–20 Kügelchen

STRAMONIUM PENTARKAN
Zusammensetzung Stramonium D5, Ignatia D5, Calcium phosphoricum D6, Zincum valerianicum D5, Passiflora incarnata Ø, Alkoholgehalt 68% (v/v).
Indikationen Angst (8). Angstträume (9). Appetitlosigkeit (5). Kopfschmerzen (2). Nervosität (8).
Dosierung Kinder 3 x täglich so viele Tropfen geben, wie das Kind alt ist.

SULFUR
Arzneimittelbild Wichtiges Konstitutionsmittel: Oft mager

mit hellgelber, ungesunder Hautfarbe. Ist melancholisch, hat zu nichts Lust (»der zerlumpte Philosoph«). Besserwisserisches und unkonzentriertes Wesen. Bei Kindern langsames Wachstum, lernt spät gehen. Tagsüber müde (energetischer Tiefpunkt vormittags gegen elf Uhr), schläfrig, nachts schlaflos. Brennende Füße, die nachts aus dem Bett gestreckt werden. Gesicht, vor allem die Nase, ist heiß und glühend rot. Viel Schweiß, stinkend. Nervöse Stauungen. Starkes Hungergefühl, vor allem morgens gegen elf Uhr, Verlangen nach Süßem. Die Haut ist rauh und schilferig mit stark juckendem Ausschlag, verträgt kein Wasser. Akne, schuppige (meist trockene) Ausschläge und Furunkel. Silberschmuck verfärbt sich schwarz. Abneigung gegen Milch und Fleisch. Verschlechterung nachts im Bett. Besserung bei warmem, trockenem Wetter.

Indikationen Zyklus, Wiederherstellung des normalen (11). Gürtelrose (1). Hauterkrankungen (1). Juckreiz (1). Fieberbläschen (1, 2). Geschmacksverlust (2). Hautwolf (1). Erschöpfung (8). Pusteln (1).

Potenzen und Dosierungen **T** D6   3 x täglich
1–2 Tabletten
K D30 1 x täglich
10–20 Kügelchen

SULFUR PENTARKAN

Zusammensetzung Per Tablette: Sulfur colloidale D4, Belladonna D3, Mercurius solubilis D4, Myristica sebifera D1, Silicea D5, Tablettenmasse ad 250 mg.

Indikation Furunkel (1).

Gegenanzeigen Nierenfunktionsstörungen, Schwangerschaft, Stillzeit. Nicht anwenden bei Säuglingen und Kleinkindern.

Nebenwirkung Bei verstärktem Auftreten von Speichelfluß das Mittel absetzen.

Dosierung 2 x täglich 1 Tablette

SYMPHYTUM

Arzneimittelbild Beschleunigt die Heilung von Knochengewebe bei Brüchen und schweren Verletzungen wie einem Meniskusriß. Schmerzen rings um die Augen wie nach einem Schlag.
Indikationen Blaues Auge (12). Knochenbruch (6, 12).
Warnhinweis Nicht zu Beginn der Schwangerschaft anwenden (16. bis 75. Tag).
Potenzen und Dosierungen **D** D3   3 x täglich
                                        5–10 Tropfen
                             T D6   3 x täglich
                                        1–2 Tabletten

SYMPHYTUM EXTERN DHU

Zusammensetzung Per 100 g: Symphytum Ø 60 g und Alkohol ad 100 g, Alkoholgehalt 70 % (v/v).
Indikation Knochenhautverletzungen (6).
Anwendungsform Nach Bedarf verdünnt mit abgekochtem, lauwarmem Wasser äußerlich anwenden.

SYMPHYTUM PENTARKAN

Zusammensetzung Symphytum Ø, Arnica D2, Calendula D1, Ruta D1, Rhus toxicodendron D3, Alkoholgehalt 62% (v/v).
Indikationen Knochenhautverletzungen (6). Knochenbruch (6, 12). Schulterluxation (6, 12).
Gegenanzeige Überempfindlichkeit gegen Giftsumachgewächse.
Dosierung 3 x täglich 5–10 Tropfen.

TABACUM

Arzneimittelbild Anhaltende Übelkeit ohne Erbrechen. Schwindel, kalter Schweiß. Ängstlich, Gleichgewichtsstörungen, Sehstörungen. Ohrensausen. Bauchschmerzen, Durchfall, Juckreiz. Konzentrationsschwäche.

Verschlechterung durch Reisen, Bewegung, Wärme und Rauchen. Besserung durch Erbrechen und frische Luft.
Indikationen Rauchen, Aufhören mit dem (8). Erbrechen in der Schwangerschaft (11).

Potenz und Dosierung   **D**   D6   3 x täglich
                                              5–10 Tropfen

TEBONIN FORTE (TROPFEN)

Zusammensetzung Tebonin forte: 100 ml enthält: Trockenextrakt aus Ginkgo-biloba-Blättern 4 g.
Indikationen Schwindel (2). Durchblutungsstörungen (4). Gedächtnisschwäche (8). Ohrensausen (2). Offenes Bein (7).
Dosierung 3 x täglich 10–20 Tropfen
Zu Beginn der Behandlung empfiehlt es sich, 3 x täglich 10 Tropfen einzunehmen; wenn die Beschwerden nachlassen, genügen weiterhin 3 x täglich 10 Tropfen.

THUJA

Arzneimittelbild Melancholie und Aggression, teilweise auch Wahnvorstellungen. Typisch sind die Hautprobleme, insbesondere Warzen, Gerstenkorn, Feigwarzen, Polypen, usw., wobei vielfach der eklige Geruch auffällt. Schuppen. Kopfschmerzen, als ob ein Nagel in den Kopf geschlagen würde. Eingeweidegeräusche, Blähungen, Durchfall. Wärme wirkt günstig, Feuchtigkeit und Kälte ungünstig.
Indikationen Nagelprobleme (1). Schuppen (1). Warzen (1).

Potenz und Dosierung   **T**   D6   3 x täglich
                                              1–2 Tabletten

THUJA EXTERN DHU

Zusammensetzung Per 100 g: Thuja Ø 60 g und Alkohol ad 100 g, Alkoholgehalt 70% (v/v).
Indikation Warzen (1).

Anwendungsform Nach Bedarf unverdünnt äußerlich anwenden.

TONSIOTREN LUTSCHTABLETTEN

Zusammensetzung Per Lutschtablette: Atropinum sulfuricum D5, Hepar sulfuris D3, Kalium bichromicum D4, Silicea D2, Mercurius bijodatus D8, Tablettenmasse ad 250 mg.
Indikation Halsentzündung (3). Mandelentzündung.
Gegenanzeige Bei Schilddrüsenerkrankungen nur in Absprache mit einem (homöopathischen) Arzt/Heilpraktiker anwenden.
Nebenwirkung Bei verstärktem Auftreten von Speichelfluß das Mittel absetzen.
Dosierung 3–4 x täglich 1 Tablette. Am ersten Tag 6 x 1 Tablette.

TUSSISTIN

Zusammensetzung Per Tablette: Antimonium sulfuratum auranticum D2, Bryonia D2, Drosera D2, Eucalyptus D2, Ipecacuanha D3, Tablettenmasse ad 250 mg.
Indikationen Bronchitis (3). Husten (3).
Dosierung 3 x täglich 1–2 Tabletten.

TUSSISTIN TROPFEN

Zusammensetzung Aconitum D3, Bryonia D2, Eucalyptus D2, Ipecacuanha D3, Alkoholgehalt 62% (v/v).
Indikationen Bronchitis (3). Husten (3).
Dosierung 3 x täglich 10 Tropfen, Kinder die Hälfte.

URTICA

Arzneimittelbild Rote Schwellungen der Haut. Heftiger Juckreiz oder brennendes Gefühl auf der Haut, auch an den Geschlechtsteilen. Rheumatische Schmerzen. Zuwenig

Milch beim Stillen. Verschlechterung durch Wasser, kühle, feuchte Luft, Berührung.
Indikationen Muttermilch, zuwenig (11). Verbrennungen (12). Hauterkrankungen (1). Nesselsucht (1). Sonnenbrand (1).

Potenz und Dosierung   T D6   3 x täglich 1–2 Tabletten

URTICA PENTARKAN

Zusammensetzung Urtica D2, Apis mellifica D2, Belladonna D3, Calcium carbonicum D6, Dulcamara D2, Alkoholgehalt 55% (v/v).
Indikation Nesselsucht (1).
Gegenanzeige Überempfindlichkeit gegen Bienengift.
Dosierung 3 x täglich 10 Tropfen

URTICA EXTERN DHU

Zusammensetzung Per 100 g: Urtica Ø 60 g und Alkohol ad 100 g, Alkoholgehalt 70% (v/v).
Indikation Verbrennungen (12).
Anwendungsform Nach Bedarf unverdünnt äußerlich als Kompresse oder Umschlag anwenden; gleichzeitig Urtica D6 innerlich einnehmen.

VERATRUM ALBUM

Arzneimittelbild Anhaltende Tobsucht, schimpft und ist aggressiv. Manchmal auch untröstbar traurig, Weinen, Todesangst. Anfälle von Arbeitswut (bei Frauen um die Zeit der Regelblutung), aufgekratzt oder hektisch. Rastlose und oftmals ebenso sinnlose Aktivität. Bewegungsdrang. Kalte Schweißperlen auf der Stirn, eiskalte Hände und Füße. Trotzdem Verlangen nach großen Mengen kalten Wassers, das aber Übelkeit und Erbrechen auslöst. Der Durchfall kann so stark sein, daß es zu Frösteln und Schwäche kommt. Herzklopfen, starker Husten mit Beklemmung.

Kollaps mit kaltem Schweiß im Gesicht und am Körper, mit kalter und bläulichblasser Haut. Trockener Mund. Verschlechterung durch Kälte, kalte Getränke und Bewegung. Besserung durch Ruhe und Wärme.
Indikationen Erbrechen (5). Durchfall (5, 11). Schwindel (2, 11). Ohnmacht (2, 12). Kindsbewegungen, schmerzhafte (11). Müdigkeit nach der Geburt (11). Schwitzen, übermäßiges (1).
Potenzen und Dosierungen **T** D6   3 x täglich
                                       1–2 Tabletten
                              K D30 1 x täglich
                                       10–20 Kügelchen

VERATRUM PENTARKAN
Zusammensetzung Veratrum album D3, Arsenicum album D5, Mercurius corrosivus D5, Tormentilla Ø, Xysmalobium undulatum D2, Alkoholgehalt 56% (v/v).
Indikationen Bauchgrippe (5). Darmbeschwerden (5).
Gegenanzeigen Nierenfunktionsstörungen, Schwangerschaft, Stillzeit, Säuglinge und Kleinkinder.
Nebenwirkung Bei verstärktem Auftreten von Speichelfluß das Mittel absetzen.
Dosierung 2 x stündlich 5 Tropfen bis zum Abklingen der Beschwerden.

VERBASCUM
Arzneimittelbild Volksmittel gegen Husten, Hämorrhoiden, Afterjucken, Harnbeschwerden einschließlich Bettnässen. Zermalmendes Gefühl im Kiefergelenk, wie zusammengequetscht. Scharfe, in Intervallen auftretende Stiche in Schläfen- und Stirnhöckergegend. Drückender Schmerz im Ober- und Unterkiefergebiet. Ziehende Schmerzen im inneren Ohr. Rheumatoide, lähmungsartige Schmerzen in verschiedensten Körperregionen.
Indikation Gesichtsschmerz (1).

Potenz und Dosierung   **T** D2   5 x täglich
                                                        2 Tabletten

VIBURNUM PENTARKAN
Zusammensetzung Viburnum opulus Ø, Cimicifuga D1, Gelsemium D3, Lilium tigrinum D1, Xysmalobium undulatum D2, Alkoholgehalt 53% (v/v).
Indikation Menstruationsbeschwerden (10).
Dosierung 3 x täglich 10 Tropfen

ZINCUM METALLICUM
Arzneimittelbild Konstitutionsmittel: Griesgrämig, schnell böse, überempfindlich gegen Geräusche. Geistige Überarbeitung, Erschöpfung, blasses Gesicht, Reaktionsschwäche, Schlafstörungen. Muß ständig die Beine bewegen. Muskelzuckungen, Grimassieren. Anfallsartiger Hunger, aber das Essen bekommt schlecht. Brennende Schmerzen beim Wasserlassen. Verschlechterung durch Berührung, Wein, nach dem Essen und geistige Anstrengung. Besserung durch Ruhe, Ausscheidungen (z. B. Wasserlassen), Entstehung von Ausschlag, Bewegung an frischer Luft.
Indikation Muttermilch, zuwenig (11).
Potenz und Dosierung   **T** D6   3 x täglich
                                                        1–2 Tabletten

ZINCUM VALERIANICUM
Arzneimittelbild Kombination von Zincum metallicum und Valeriana: Ruhelos, »elektrische Schmerzen« schießen durch die Gliedmaßen. Gefühl der Zusammenziehung im Hals. Blähungen. Blutandrang mit Schmerzen an der Stirn.
Indikationen Zittern (6). Krämpfe (6). Nervosität (8). Schlaflosigkeit (8, 11).
Potenzen und Dosierungen **T** D3   3 x täglich
                                                       1–2 Tabletten
                                     T D6   3 x täglich
                                                       1–2 Tabletten

ANHANG

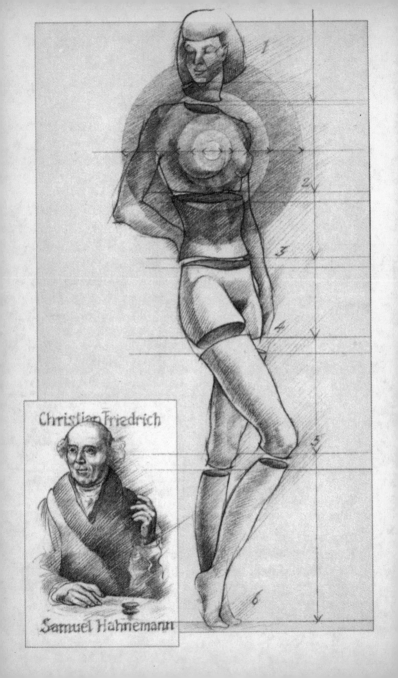

Was ist Homöopathie?

Geschichte
Die Homöopathie ist ein Heilverfahren, das schon erheblich älter ist, als allgemein angenommen wird. Schon vor 2500 Jahren vertrat der Grieche Hippokrates (460–377 v. Chr.), der Vater der Heilkunde, die Meinung, daß der Kranke und nicht die Krankheit behandelt werden müsse. Er ging davon aus, daß Krankheitserscheinungen (»Symptome«) Reaktionen des Körpers sind, um schädliche Einflüsse zu überwinden. Von Hippokrates stammt ursprünglich auch der Gedanke, daß Gleiches mit Gleichem geheilt werden müsse. Ein Kranker sollte also mit einem Mittel behandelt werden, das bei einem gesunden Menschen dieselben Krankheitserscheinungen hervorruft wie die Krankheit beim Kranken.
Im Zusammenhang mit diesem letzteren Gedanken des Hippokrates kann jetzt auch der Ursprung des Worts »Homöopathie« erklärt werden. Es geht auf die griechischen Wörter »homoios« (= ähnlich) und »pathos« (= Leiden) zurück.
Der deutsche Arzt Samuel Hahnemann (1755–1843) hat die Homöopathie in ihrer heutigen Form entwickelt. Er übersetzte den Gedanken des Hippokrates, wie in seiner Zeit üblich, mit »Similia Similibus Curentur« in das Lateinische. Dies kann man am besten übersetzen mit: »Gleiches werde mit Gleichem geheilt.«

Prinzipien und Definition
Hahnemann unternahm Versuche an sich selbst, an seiner Familie und an Schülern, wodurch er umfassende Kenntnisse über die Reaktionen von Menschen auf bestimmte Stoffe erhielt. Dies sind die oben bereits genannten *Arzneimittelprüfungen* (s. das Similiabild).

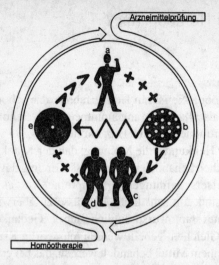

Der rechte Teil des Similiabildes zeigt die Arzneimittelprüfung (= die Untersuchung der Wirkung eines Stoffs auf den gesunden menschlichen Körper). Der gesunde menschliche Körper (a) zeigt nach Einnahme einer bestimmten Dosis des zu untersuchenden Stoffs (b) ein bestimmtes Arzneimittelbild (c). Der linke Teil zeigt anschließend die Homöotherapie (= heilkundliche Behandlung mit homöopathischen Heilmitteln). Ein Krankheitsbild (d), bei dem die Symptome dem Arzneimittelbild (c) entsprechen, kann homöopathisch durch Verabreichung dieses Mittels (b) in potenzierter Form (e) behandelt werden. Dies führt zu Heilung und Gesundheit (a).
Das stufenweise Verdünnen und Verschütteln (Potenzieren) des homöopathischen Heilmittels ist durch die Zickzacklinie in der Mitte des Bildes angegeben.

Die Reaktion eines gesunden Menschen auf einen bestimmten Stoff bezeichnet man als das *Arzneimittelbild*. Ein solches Arzneimittelbild ist also nichts anderes als eine Sammlung von Daten, die sich aus einer Arzneimittelprüfung ergeben. Es handelt sich um die systematische Beschreibung aller Erscheinungen, die ein bestimmter unverdünnter Stoff auslöst.
Wenn nun jemand ein *Krankheitsbild* (= die Gesamtsumme aller Krankheitserscheinungen bei einem Kranken) aufweist,

das mit einem bestimmten Arzneimittelbild übereinstimmt, kann nach der »Similiarregel« dieses Arzneimittel den Kranken heilen.

Die Ergebnisse dieser Prüfungen wurden von Hahnemann ausführlich beschrieben und bilden noch heute die Grundlage der Homöopathie. Andere haben später seine Arbeit fortgeführt, wodurch das Wissen über die homöopathische Heilweise und die homöopathischen Heilmittel immer mehr erweitert und ausgebaut wurde.

Der Mensch steht im Mittelpunkt

Die Homöopathie ist ein Heilverfahren, bei dem der Mensch als Ganzes im Mittelpunkt steht. Die Behandlung richtet sich nach dem Individuum Patient. Jeder Fall wird für sich betrachtet, weshalb auch die Arzneimittelauswahl von den Symptomen abhängt, die bei einem bestimmten Patienten beobachtet werden.

Dies ist auch der Grund, warum bei den Indikationen im *Homöopathieführer* für eine Krankheit unterschiedliche Heilmittel genannt werden: Jeder Mensch reagiert anders auf eine bestimmte Krankheit, d. h., er weist unterschiedliche Reaktionen auf. Entsprechend den Krankheitsbildern muß man aber unterschiedliche homöopathische Mittel anwenden.

Ein homöopathischer Arzt/Heilpraktiker wird bei der Behandlung schwerer und/oder chronischer Erkrankungen wie Ekzem, asthmatische Bronchitis, Allergien, Migräne oder Rheuma immer vom ganzen Menschen ausgehen, d.h. von dessen seelischer wie körperlicher Verfassung. Trotzdem besteht im strengen Sinne ein Unterschied in der Vorgehensweise eines klassisch arbeitenden homöopathischen Arztes und dem *Homöopathieführer*. Dies liegt am unterschiedlichen Ansatz der klassischen Homöopathie einerseits und der klinischen Homöopathie andererseits. Diese Unterschiede sollen im folgenden verdeutlicht werden.

Formen der Homöopathie

Innerhalb der Homöopathie gibt es verschiedene Strömungen. die wichtigsten sind die klassische Homöopathie und die klinische Homöopathie.

Klassische Homöopathie
Die Vertreter der klassischen Homöopathie halten sich strikt an die Vorschriften Hahnemanns, der letztlich der Vater der Homöopathie ist. Sie suchen durch intensives Befragen des Patienten vorzugsweise das *Konstitutionsmittel* für den Patienten. Konstitution ist die Summe der psychischen und physischen, angeborenen oder erworbenen Eigenschaften eines Menschen. Bestimmte Konstitutionen decken sich sehr stark mit den Bildern bestimmter Arzneimittel, die deshalb Konstitutionsmittel genannt werden. Man spricht z. B. von einem Phosphorus-Typ, wenn dessen Konstitution dem Arzneimittelbild von Phosphorus entspricht.

Untersuchungen haben gezeigt, daß Menschen auf die Verabreichung »ihres« Konstitutionsmittels sehr stark reagieren können. Mit dem genau zum Patienten passenden Konstitutionsmittel sind im Prinzip alle seine Beschwerden oder Leiden zu heilen. Eine solche homöopathische Heilung läuft dann nach bestimmten Regeln ab, den sogenannten Hering-Regeln:
- »von oben nach unten« (zuerst werden die Kopfschmerzen heilen, später dann die Blasenentzündung);
- »von innen nach außen« (wenn der Patient an asthmatischer Bronchitis und Ekzem leidet, wird erst die Lungenerkrankung heilen, bevor eine Besserung des Ekzems eintritt);
- »zeitlich rückwärts« (erst heilen die jüngst entstandenen Krankheiten, dann die bereits länger bestehenden).

Klinische Homöopathie
Neben Konstitutionsmitteln, die also auf den ganzen Menschen wirken, gibt es auch *organotrope* Mittel. Dies sind

Heilmittel, die vor allem auf ein bestimmtes Organ oder Organsystem wirken, wie z. B. Crataegus (Herz), Saball serrulatum (Prostata), Solidago virga aurea (Nieren) usw. Mittel, die auf mehrere Organe oder Organsysteme wirken, nennt man *Polychreste*. Sie können verschiedene Beschwerden günstig beeinflussen. Pulsatilla z. B. wirkt auf das Nervensystem, die Schleimhäute, Galle und Leber, den Magen-Darm-Kanal und die Gelenke; Nux vomica wirkt auf das Nervensystem, den Magen-Darm-Kanal und die Lungen.

Bei harmlosen Beschwerden, bei denen Selbstbehandlung möglich ist, braucht kein homöopathischer Arzt/Heilpraktiker aufgesucht zu werden. Unmöglich ist es dagegen, selbst das Konstitutionsmittel zu finden; man muß daher auf einem anderen Wege ein geeignetes homöopathisches Heilmittel auswählen. Hier kommt die klinische Homöopathie in Betracht, eine homöopathische Richtung, die spezifischer das tatsächliche Leiden angeht. Dies ist auch die Form von Homöopathie, die der *Homöopathieführer* vertritt und die für die Selbstbehandlung leichterer Erkrankungen und Beschwerden am geeignetsten ist. In der klinischen Homöopathie wählt man ein organotropes Mittel oder ein Komplexmittel (ein Präparat, das aus mehreren Einfachmitteln zusammengesetzt ist).

Für die Wahl des richtigen Mittels sind drei Aspekte zu beachten:
– Der *Sitz:* Wo sitzt der Schmerz, die Empfindung, die Störung?
– Wie *fühlt* er sich an: Klopfend, stechend, brennend, leise ziehend usw.?
– Unter welchen *Umständen* bessert oder verschlechtert sich die Beschwerde (feuchtes Wetter, Nebel, Kälte oder Wärme, Liegen oder Gehen, Zeitpunkt, während der Regelblutung usw.)?

Vor allem die Umstände sind meist für die Auswahl des richtigen Mittels wichtig. Im *Homöopathieführer* werden bei einigen Beschwerden daher häufig auftretende Umstände angegeben.

Wenn man Einfachmittel (organotrope Mittel) vorzieht, muß man das Gesamtsymptom kennen. Ein solches Gesamtsymptom besteht aus Sitz, Empfindung und Umständen. Also nicht einfach »Kopfweh«, sondern z. B. »pochender Schmerz an der Stirn, der beim Bücken schlimmer wird« oder »stechender linksseitiger Kopfschmerz, der durch kalte Kompressen besser wird«. Wenn eine solche genaue Beschreibung der Beschwerde nicht möglich ist, kann ein Komplexmittel einen Ausweg bieten.

Homöopathie und Schulmedizin

Während die Homöopathie vom *Kranken* ausgeht, befaßt sich die Schulmedizin (Allopathie) vorzugsweise mit der *Krankheit* oder dem erkrankten Organ. Schulmediziner werden in vielen Fällen eine Beschwerde oder ein Symptom unterdrücken. Hier besteht auch die Gefahr, daß die Beschwerden nach dem Absetzen des Medikaments wiederkommen oder daß sich durch Unterdrückung der Symptome ein neues, anderes Leiden entwickelt. Man kann daher bei der Schulmedizin in vielen Fällen nicht von einer wirklichen Heilung sprechen.

In den sechziger Jahren entstand in der Schulmedizin der Begriff der »iatrogenen Krankheiten«. Dies sind Krankheiten, die der Arzt selbst bei dem Versuch verursacht, eine andere Krankheit zu heilen. Es handelt sich, mit anderen Worten, um die negativen Folgen von Arzneien und bestimmten ärztlichen Maßnahmen.

Homöopathische Heilmittel unterdrücken nicht, sondern können, wenn man sie richtig auswählt, eine vollständige Heilung bewirken.

Was ist Selbstmedikation?

Selbstmedikation ist die Selbstbehandlung von Beschwerden harmloser und vorübergehender Art mit geeigneten Arzneimitteln. Diese Arzneimittel sind in der Apotheke/Drogerie frei erhältlich. Es braucht also nicht erst ein Arzt eine Diagnose zu stellen und ein Rezept auszuschreiben.
Der *Homöopathieführer* ist ein Handbuch für die homöopathische Selbstmedikation. Dies ist die Selbstbehandlung harmloser Beschwerden und Erkrankungen, um zunächst einmal selbst zu versuchen, eine Heilung herbeizuführen, bevor man zum Arzt geht.
Jede Form der Selbstmedikation ist die logische Fortsetzung der Fürsorge, die man dem eigenen Körper angedeihen läßt.
Hierzu zählen z. B. auch
– die Beachtung einer gesunden Ernährung;
– die Vermeidung oder Beschränkung schädlicher Einflüsse auf die Gesundheit durch Genußmittel (Süßigkeiten, Rauchen, Alkohol);
– eine einwandfreie Körperhygiene;
– ausreichend körperliche Bewegung usw.
Selbstmedikation hat mit diesen Maßnahmen gemeinsam, daß es eine persönliche Angelegenheit ist. Man kann sich zwar beim Homöopathen (Arzt, Heilpraktiker, Therapeuten, Apotheker, Drogisten, Diätetiker usw.) beraten lassen, doch man ist selbst für die Durchführung verantwortlich.
Die Bekämpfung von Unpäßlichkeiten und harmlosen Erkrankungen und Leiden verbessert die Lebensqualität und kann darüber hinaus der Entstehung ernsthafter Beschwerden vorbeugen. Es ist daher wichtig, daß man mit den Heilmitteln für die Selbstbehandlung in rechter Weise umzugehen lernt. Nach Schätzungen der Weltgesundheitsorganisation der Vereinten

Nationen (WHO) könnten 25% aller Beschwerden, mit denen der Arzt in der Sprechstunde zu tun hat, vom Patienten selbst behandelt werden. Weil die Selbstmedikation Eigenverantwortlichkeit beinhaltet, kommt ihr in der modernen Gesundheitsfürsorge große Bedeutung zu.

Verantwortungsvolle Selbstmedikation
Für eine verantwortungsvolle Selbstmedikation müssen mindestens die Grundvoraussetzungen gegeben sein:
– Es muß eine *Beschwerde* oder *Unpäßlichkeit* vorliegen, die sich für die Selbstbehandlung eignet. Da keine ärztliche Diagnose gestellt wird, muß man gelernt haben, selbst zu erkennen, ob es sich um eine harmlose oder nicht harmlose Erkrankung handelt. Verschiedene Befragungen bei Ärzten haben bestätigt, daß der heutige Mensch hierzu sehr wohl in der Lage ist. Eine Untersuchung bei Hausfrauen hat ergeben, daß im allgemeinen das Problem »Selbstbehandeln oder zum Arzt gehen« richtig gelöst wird;
– das ausgewählte *Mittel* muß für die Selbstmedikation geeignet sein. Homöopathische Heilmittel wirken zwar mild und haben grundsätzlich keine Nebenwirkungen, jedoch ist in einigen Fällen (z.B. während der Schwangerschaft oder bei bestehender Herz-, Lungen- oder Zuckerkrankheit) nicht jedes Mittel geeignet. Auch sind hohe Potenzen (über D30) nicht für die Selbstmedikation geeignet;
– die Behandlung muß *vorschriftsmäßig* erfolgen. Das Mittel muß in der richtigen Dosierung, in der richtigen Art und nicht länger – aber auch nicht kürzer – als notwendig angewandt werden. Für eine verantwortungsvolle homöopathische Selbstmedikation ist es wichtig, über die richtige Dosierung und darüber Bescheid zu wissen, wie oft und wie lange das Mittel eingenommen werden muß. Siehe hierzu das Kapitel *Wie benutzt man homöopathische Heilmittel?* auf S. 17. Bei Schwangerschaft auch den Absatz »Verwen-

dung homöopathischer Heilmittel während der Schwangerschaft« auf S. 23 nochmals nachlesen.

Wenn die Beschwerden nicht innerhalb einer angemessenen Zeit (d. h. bei akuten Beschwerden innerhalb von wenigen Tagen) besser werden, sollte man einen (homöopathischen) Arzt/Heilpraktiker aufsuchen. In Absprache mit diesem kann dann entschieden werden, ob eine weitere homöopathische Selbstmedikation verantwortet werden kann. Selbstverständlich muß man auch dann, wenn sich eine Gesundheitsstörung nach einiger Zeit als ernsthafter herausstellt, als man zunächst annahm, sofort einen (homöopathischen) Arzt/Heilpraktiker aufsuchen.

Ernährung und Gesundheit

Eine Reihe bekannter Wohlstandskrankheiten oder -beschwerden (wie z. B. Verstopfung, Gallensteine, Hämorrhoiden, Blinddarmentzündung und Dickdarmkrebs) werden zumindest zum Teil durch einen Mangel an unverdaulichen Stoffen (Ballaststoffen) in unserer modernen, raffinierten und denaturierten Nahrung verursacht. Das Mehl für die Bereitung von Weißbrot enthält weder den Keimling, der reichlich Vitamine aus der B-Gruppe enthält, noch die Kleie, die den Dickdarm füllt und dadurch den Stuhlgang erleichtert.
Weiterhin enthält unsere Nahrung zuviel Zucker und damit auch zuviel Kalorien. Für den Abbau von Zucker wird Vitamin B_1 benötigt; wer viel Zucker ißt, verbraucht auch viel Vitamin B_1. Außerdem kann Zucker Gärung in den Eingeweiden verursachen, was eine schlechte Verdauung nach sich zieht.
Raffinierte Speisen enthalten wenig Vitamine, Minerale und Spurenelemente. Alle diese Stoffe braucht aber unser Körper für die Abwehr von Bakterien und Viren und für eine gute Verdauung. Auch Gemüse, bei dessen Anbau viel Kunstdünger verwendet wird, enthält weniger Minerale und Spurenelemente und dafür um so mehr Nitrat.
Wir benutzen auch vielfach zuviel Kochsalz, das Flüssigkeit im Körper bindet, wodurch der Blutdruck steigen kann. Außerdem wird im allgemeinen zuviel Kaffee getrunken. Das im Kaffee enthaltene Koffein macht nervös, führt zu Herzklopfen, Schlaflosigkeit, Bluthochdruck und beeinträchtigt die Wirkung mancher homöopathischen Heilmittel.
Viele Menschen essen zu schnell, weshalb die Nahrung nicht richtig gekaut und zu wenig Speichel erzeugt wird. Deshalb gelangt zu wenig Amylase in den Speisebrei, ein Enzym, das bereits im Mund die Stärke zerlegt. Dadurch werden Magen und Darm zusätzlich belastet.

Allgemeine Ernährungsratschläge

Eine ausgewogene Ernährung enthält ausreichend Eiweiß, Kohlehydrate, Fette, Vitamine, Minerale und Spurenelemente, so daß das Kind sich zu einem Erwachsenen entwickeln kann und der Körper des Erwachsenen eine gute Verfassung hat.

Eiweiße (Proteine) Diese spielen eine wichtige Rolle für den Aufbau der Muskeln, der Abwehrstoffe und des roten Blutfarbstoffs. Der Eiweißbedarf kann aus pflanzlichen wie aus tierischen Proteinen gedeckt werden, deren Zusammensetzung sich in wenigen, aber wichtigen Punkten unterscheidet, insbesondere was die essentiellen Aminosäuren betrifft. Die Eiweiße werden im Darm in kleinere Bestandteile zerlegt, die Aminosäuren, die in der Leber wieder zu den Eiweißmolekülen aufgebaut werden, die der Körper braucht (menschliche Eiweiße).

Kohlehydrate Dies sind Stoffe wie Stärke und Zucker, die unser Körper als Brennstoff braucht, um die Muskeln mit Energie zu versorgen. Stärke wird in Mund und Eingeweiden zu einem Zucker zerlegt (Glukose), der in den Muskeln verbrannt oder, wenn ein Überschuß vorhanden ist, in der Leber wieder aufgebaut und in Form von Glykogen als Brennstoffreserve gespeichert wird.

Fette Diese dienen zum Schutz von Organen, als Isolierung in der Haut gegen die Kälte und als Brennstoffreserven. Die Fette in der Nahrung werden im Darm ebenfalls in kleinere Bestandteile zerlegt, die in der Leber wieder zu menschlichen Fetten aufgebaut werden.

Vitamine und Spurenelemente Diese beiden Elemente spielen eine wichtige Rolle für den Stoffwechsel, d.h. für Zerlegung und Aufbau der Eiweiße, Kohlehydrate und Fette.

Minerale Beispiele für Minerale sind Calcium (Kalk), das in die Knochen eingebaut wird, und Eisen, das sich im roten Blutfarbstoff findet.

Für die Zusammenstellung einer richtigen Ernährung kann die nachstehend abgebildete »Mahlzeitenscheibe« dienen. Diese teilt den »Warenkorb« in vier Fächer, wobei folgende Grundregel gilt: »Eine Mahlzeit ist erst vollständig, wenn sie aus jedem Fach etwas enthält.«

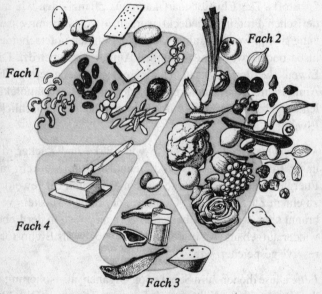

Fach 1: Kartoffeln, Getreideprodukte und Hülsenfrüchte
Vollkornbrot und Vollkornteigwaren, Naturreis, Hirse, Müsli, Buchweizen, Kartoffeln, Erbsen und Bohnen.
Diese Gruppe enthält vor allem Kohlehydrate, pflanzliche Eiweiße und Vitamine aus der B-Gruppe.

Fach 2: Obst und Gemüse
Diese Nahrungsmittel spenden vor allem Vitamine, Minerale und Spurenelemente.

Fach 3: Fleisch, Eier und Molkereiprodukte

Fleisch, Fisch, Geflügel, Eier (Butter-)Milch, Joghurt, Pudding und Quark. Diese Nahrungsmittel enthalten tierische Eiweiße. Fleisch liefert daneben Eisen. Milchprodukte enthalten Calcium (Kalk). Innerhalb dieses Fachs muß für Abwechslung gesorgt werden.

Fach 4: Fette

Butter, Margarine, pflanzliche Öle. Fettreiche Produkte liefern Vitamin A und D sowie mehrfach ungesättigte Fettsäuren. Diese Produkte sind allerdings auch sehr kalorienreich. Fett sollte daher nur mit Maßen genossen werden.

Vegetarische Kost

Für viele Menschen sind Fleisch, Geflügel oder Fisch Hauptbestandteil einer warmen Mahlzeit. Im Restaurant wählt man auf der Speisekarte immer zuerst Fleisch oder Fisch. Immer mehr Menschen, vor allem jüngere, essen jedoch kein Fleisch und keinen Fisch mehr. Gründe hierfür können sein:
- Bedenken gegen die fleischerzeugende Industrie und die Qualität von Fleisch oder Fisch (Hormone, Antibiotika);
- die Eiweißvergeudung, die mit der Viehzucht zur Fleischerzeugung verbunden ist (z. B. Sojabohnen, die hochwertige Eiweiße für den Menschen enthalten, werden an Schweine und Kühe verfüttert; das Fleisch dieser Tiere liefert Eiweiße viel geringerer Qualität);
- Fleisch ist relativ teuer;
- aus ethischen Gründen (das Töten – meist junger – Tiere wegen ihres Fleisches).

Wenn man weder Fleisch noch Fisch ißt, spricht man von vegetarischer Ernährung. Innerhalb des Vegetariertums lassen sich mehrere Varianten unterscheiden:
- Lacto-Ovo-Vegetarismus: Die Nahrung umfaßt sowohl pflanzliche als auch Milchprodukte und Eier;

- Lacto-Vegetarismus: Die Nahrung umfaßt Gemüse und Milchprodukte, jedoch keine Eier;
- strenger Vegetarismus: Die Nahrung enthält überhaupt keine tierischen Produkte, d. h. also auch keine Milchprodukte oder Eier.

Für eine ausgewogene Ernährung ist es nicht notwendig, Fleisch oder Fisch zu essen. Eine abwechslungsreiche Lacto-Ovo- oder Lacto-vegetarische Ernährung enthält selbst für Kinder in der Wachstumsphase genügend Eiweiße, Kohlehydrate, Fette, Vitamine, Minerale (Kalk und Eisen) und Spurenelemente.

Bei streng vegetarischer Kost müssen die Getreidearten und Hülsenfrüchte in genügender Vielfalt und in bestimmten Kombinationen gegessen werden, da sonst ein Mangel an bestimmten essentiellen Aminosäuren entstehen kann. Weiterhin kann ein Mangel an Vitamin B_{12} entstehen, das nur in tierischen Produkten vorhanden ist.

Die Vorteile vegetarischer Ernährung sind:
- weniger Cholesterin im Blut;
- geringere Neigung zu Fettsucht;
- bessere Durchblutung der Haargefäße in verschiedenen Geweben;
- in der Regel ein niedrigerer Blutdruck;
- weniger Gefährdung durch Erkrankungen der Herzkranzgefäße (Herzinfarkt) und der Blutgefäße im Gehirn (Schlaganfall);
- geringeres Risiko von Krebs, Knochenerweichung (Osteoporose) und Nieren- und/oder Gallensteinen;
- regelmäßiger, problemloser Stuhlgang.

Ein homöopathischer Arzt/Heilpraktiker wird in manchen Fällen empfehlen, bestimmte Speisen in den Ernährungsplan aufzunehmen und andere zu streichen; wenn man sich in ärztlicher/homöopathischer Behandlung befindet, sollte man sich strikt an die Vorschriften halten.

Erklärung wichtiger Begriffe

Akute Erkrankung
Eine Krankheit, die plötzlich auftritt, mit raschem Verlauf und heftigen Symptomen (z. B. echte Grippe). Viele Krankheiten können durch verspätete oder unzureichende Behandlung chronisch werden, z. B. Bronchitis oder Mittelohrentzündung.

Allergologische Untersuchung
Hierbei werden geringste Mengen bekannter Allergene (allergieauslösender Substanzen) in die eingeritzte Haut eingebracht. Wenn man gegen eine Substanz überempfindlich ist, tritt eine Rötung oder Schwellung auf, die wie ein Insektenstich aussieht. Bei Nahrungsmittelallergie wird die Prüfung mit verschiedenen Diäten durchgeführt.

Allopathie
Bezeichnung für die an den Universitäten gelehrte Medizin, die »Schulmedizin«. Im Gegensatz zur Homöopathie eine Behandlung nach dem Contraria-Prinzip.

Anfangsverschlechterung
Gelegentlich tritt in den ersten Tagen der Einnahme eines Mittels eine Verschlimmerung der Symptome auf (»homöopathische Anfangsverschlechterung«). Dies ist ein Zeichen dafür, daß das Mittel »anschlägt«, die angewandte Potenz und/oder Dosierung aber zu hoch ist. In diesem Fall das Mittel wieder absetzen, bis Besserung eintritt. Anschließend wieder auf die ursprüngliche Dosierung übergehen.

Anorexia nervosa

Pubertätsmagersucht, die vor allem bei Mädchen auftritt. Anorexia kann zu extremer Abmagerung, hormonellen Störungen bis hin zum Tode führen. In vielen Fällen entsteht die Krankheit aus dem unbewußten Wunsch, die bevorstehende Reife nicht eintreten zu lassen und die kindliche Körperform beizubehalten.

Arzneimittelbild

Das Wirkungsbild einer Substanz auf den gesunden menschlichen Körper; alle Reaktionen, die ein bestimmtes Mittel bei Testpersonen hervorruft.

Arzneimittelprobe

Untersuchung der Wirkung einer Substanz auf den gesunden menschlichen Körper.

Bakterielle Entzündungen

Entzündungen mit dicken, gelblichgrünen Absonderungen, teilweise mit Blutschlieren. Wenn sich Bakterien einmal festgesetzt haben, kann eine Entzündung rasch um sich greifen.

Bakterien

Mikroorganismen, die erheblich größer sind als ein Virus und praktisch überall leben. Viele Arten sind harmlos. Sie können sich ungeschlechtlich durch Querteilung fortpflanzen und sich in dieser Weise außerordentlich schnell vermehren. Bei einer schweren Infektion können sie mit Antibiotika bekämpft werden.

Chronische Erkrankungen

Eine langwierige Krankheit, die immer wieder auftritt. Durch verspätete oder ungeeignete Behandlung kann eine akute Erkrankung in eine chronische Krankheit übergehen, z. B. Bronchitis oder Mittelohrentzündung.

Darreichungsform

Die Form, in der ein Arzneimittel verabreicht wird, z. B. Tabletten, Kügelchen, Tropfen, Zäpfchen, Salbe oder Tinktur.

Dosierung

Gibt an, wie oft am Tag eine Dosis einzunehmen ist, z. B. 3 x täglich.

Dosis

Die einzunehmende Menge eines Arzneimittels, z.B. 2 Tabletten, 15 Kügelchen, 10 Tropfen.

Drainage

Drainage ist die Ableitung von Flüssigkeiten aus Körperhöhlen, Wundgebieten oder entzündetem Gewebe. Dies kann mit einem homöopathischen Drainagemittel geschehen wie z. B. Berberis, Curcuma Pentarkan und Solidago Pentarkan.

Homöopathisches Skalpell

Wie man Calendula als das »homöopathische Jod« bezeichnet, so bezeichnet man Myristica sebifera auch als das »homöopathische Skalpell«. Es läßt den reifen Eiter z. B. von Abszessen über das Blut abfließen, so daß kein chirurgischer Eingriff notwendig ist.

Iatrogene Krankheiten

Krankheiten, die der schulmedizinisch arbeitende Arzt selbst bei dem Versuch hervorruft, ein anderes Leiden zu heilen. Mit anderen Worten: negative Folgen von Arzneimitteln (Nebenwirkungen!) und bestimmten ärztlichen Maßnahmen.

Indikation
Krankheitserscheinung, die den Anlaß gibt, ein bestimmtes Mittel zu verordnen bzw. anzuwenden.

Infektion
Ansteckung mit Krankheitserregern.

Inkubationszeit
Zeitraum zwischen der Ansteckung mit einem Erreger und dem Ausbruch der durch ihn ausgelösten Krankheit.

Kompresse
Ein gefaltetes, mit Wasser befeuchtetes Tuch, in das evtl. eine Tinktur für die äußere Anwendung gegeben wurde, das auf die betroffene Stelle aufgelegt wird.

Konstitution
Die Summe der körperlichen und seelischen angeborenen und erworbenen Eigenschaften eines Menschen.

Konstitutionsmittel
Untersuchungen haben gezeigt, daß bestimmte Menschen auf ein bestimmtes Mittel sehr stark ansprechen. Aufgrund dessen hat man eine Unterscheidung zwischen verschiedenen Konstitutionen vorgenommen, der Summe der psychischen und physischen angeborenen oder erworbenen Eigenschaften eines Menschen.
Bestimmte Konstitutionen passen sehr gut zu bestimmten Arzneimittelbildern. Diese Arzneimittel nennt man deshalb Konstitutionsmittel. Mit dem genau zu dem betreffenden Patienten passenden Konstitutionsmittel kann man im

Prinzip alle Krankheiten oder Beschwerden eines Patienten heilen.

Krankheitsbild
Die Summe aller Symptome, die ein Kranker zeigt oder bei sich beobachtet.

Modalitäten
Die Umstände, unter denen eine Beschwerde abklingt oder sich verschlimmert (z. B. Witterungsverhältnisse, Tageszeit, Ruhe oder Bewegung, Essen oder Trinken usw.).

Organotrop
Neben den Konstitutionsmitteln, die auf den gesamten Menschen wirken, gibt es auch organotrope Mittel, Heilmittel, die lokal auf ein bestimmtes Organ wirken. So wirkt z. B. Crataegus auf das Herz, Sabal serrulatum auf die Prostata, Solidago virga aurea auf die Nieren usw.

Polychrest
Mittel, das auf verschiedene Organe oder Organsysteme wirkt und somit ein sehr breitgefächertes Wirkungsspektrum besitzt. Kann bei vielerlei Beschwerden günstig wirken, Pulsatilla z. B. wirkt auf das Nervensystem, die Schleimhäute, Galle und Leber, den Magen-Darm-Kanal und die Gelenke.

Potenzieren
Die stufenweise Verdünnung und Verschüttelung des homöopathischen Heilmittels, wodurch die Heilkraft einer Substanz gesteigert wird.

Similiaregel
Similia Similibus Curentur (»Gleiches werde mit Gleichem geheilt«).

Toxine
Giftstoffe, die bei der Vermehrung von Bakterien entstehen.

Verbrennung ersten Grades
Durch Verbrennung verursachte Beschädigung der obersten Hautschicht. Symptome: Rötung, leichte Schwellung und brennender Schmerz. Hierzu zählt auch Sonnenbrand. Die Schwere von Verbrennungen richtet sich nach der Menge der beschädigten Haut und der Tiefe der Wunde. Schwere Verbrennungen hinterlassen bleibende Narben.

Viren
Die kleinsten Mikroorganismen, die praktisch alle lebenden Organismen befallen können: Mensch, Tier, Pflanze und sogar Bakterien. Sie können in eine Zelle eindringen und sich deren Fortpflanzungssystem in der Weise zunutze machen, daß innerhalb kurzer Zeit Hunderte neuer Viren gebildet werden. Die Zelle geht bei diesem Prozeß zugrunde und platzt auf, wobei die Viren entweichen und in neue Zellen eindringen können. Gegen Viren sind Antibiotika wirkungslos.

Virusentzündung
Entzündung, die durch ein Virus hervorgerufen wird. Die Absonderungen sind klar und wäßrig.

Verzeichnis wichtiger Anschriften

Die im *Homöopathieführer* aufgezeigten Behandlungsmöglichkeiten für akute Erkrankungen umfassen einen hilfreichen, aber dennoch kleinen Teil des Gesamtspektrums der Homöopathie. Unter folgenden Adressen erhalten Sie Auskunft über Homöopathen, die nach Art der klassischen Homöopathie akute und chronische Erkrankungen behandeln:

Homöopathie-Forum
Organisation klassisch homöopathisch arbeitender Heilpraktiker e.V.
Grubmühler Feldstraße 14 a
8035 Gauting
Telefon 0 89 / 8 50 03 56

Hahnemann Gesellschaft
Jennerstraße 5
8233 Aufham

Deutscher Zentralverein homöopathischer Ärzte
Linkenheimer Landstraße 113
7500 Karlsruhe 31

Literaturhinweise

William Boericke, »Homöopathische Mittel und ihre Wirkungen – Materia medica und Repertorium«. Verlag Grundlagen und Praxis, Leer, 1986. Eine umfangreiche Zusammenstellung von Arzneimittelbildern plus Symptomennachschlageverzeichnis. Nur sinnvoll für *sehr* interessierte Laien.

»Kents Repertorium«, Haug Verlag, Heidelberg, 9. Auflage 1986. Das Nachschlagewerk für den klassischen Homöopathen. Für Laien ohne medizinische und homöopathische Kenntnisse zu schwierig.

Herman Leduc, »Kranke Kinder homöopathisch behandeln«, Droemer Knaur, München 1990. Anspruchsvolle und sehr umfangreiche Einführung in die Philosophie der klassischen Homöopathie und die praktische Behandlung von Kinderkrankheiten.

Julius Mezger, »Gesichtete homöopathische Arzneimittellehre« (2 Bände), Haug Verlag, Heidelberg, 6. Auflage 1985. Nur sinnvoll für *sehr* interessierte Laien.

Ravi und Carola Roy, »Selbstheilung durch Homöopathie«, Droemer Knaur, München 1988. Gute Einführung in die Grundgedanken der klassischen Homöopathie und die Behandlung akuter Erkrankungen.

Werner Stumpf, »Homöopathie – Anleitung zur Selbstbehandlung«, Gräfe und Unzer, München 1990. Gute Einführung in ein weites Spektrum von Erkrankungen mit Hilfe der klassischen Homöopathie.

Georgos Vithoulkas, »Medizin der Zukunft«, Wenderoth Verlag, 5. Auflage Kassel 1988. Der »Großmeister« der modernen Homöopathie zeigt anhand von Behandlungsbeispielen eindrucksvoll deren Möglichkeiten auf.

Dana Ullman, »Homöopathie – die sanfte Heilkunst«, Scherz, Bern 1989. Eine gute Einführung in Grundlagen, Methoden und Anwendungsbereiche der Homöopathie.

Register

Die **fett** gesetzten Seitenzahlen bezeichnen die Seiten, auf denen ein Thema ausführlich behandelt wird (meist eine Besprechung einer Erkrankung oder Gesundheitsstörung in Teil I des *Homöopathieführers*). Die normal gesetzten Seitenzahlen geben Stellen an, an denen der Begriff im Rahmen eines anderen Themas behandelt wird. Siehe auch das Inhaltsverzeichnis auf Seite 5.

Abmagern 142
Abstillen **259**
Abszeß 28, 81, 100, 201, 203
Achillessehnenriß **176**
Akne **27 ff.**, 33 f., 44, 53, 72, 153
Allergie 27, 32, 54, 74, 88, **105 ff.**, 237 f.
Altersbeschwerden 125, 217
Analfissuren 29, 134 f., 142, 266
Anfällige Kinder **233**
Angst 48, 61, 107, **217 f.**, 225, 252 ff., 262 f.
Angstträume 218, **234**
Aphthen **72 f.**, 79, 91, 97
Appetitlosigkeit 84, 129, **142**, 208, 219, 225, 228, 230 ff., 272, 274
Arterienverkalkung 95, 125, 221
Asthma **108**, 110, 237
Atem, schlechter 56, **72 ff.**
Atemwege, Infektion der 122, 203
Aufstoßen **143 f.**, 146, 149 ff., 163, 166 ff., 220, 225, 263
Augenlider, geschwollene **74 f.**, 78
Ausgekugelter Arm 279

Bauchgrippe **144**, 146
Bauchkrämpfe **144 f.**, 147
Bauchschmerzen 81, 85, 141, 144, **146**, 150, 163, 169
Bein, offenes 29, 44, 177, 203

Beingeschwür 203, 212
Beschädigtes Gewebe nach der Geburt **259**
Bettnässen 147, 218, **233 f.**
Bienenstich 29, 279
Bindegewebsschwäche 125, **147**, 177
Bindehautentzündung **75 f.**, 203
Blasen **30 f.**, 60, **279 f.**, 297
Blasenentzündung **147 f.**, 203, 249
Blasenschwäche 149
Blaue Flecken **31 f.**, 42 f., 68, 77, 125, 176, 186, 188 f., 197 f., 259, 280 f., 289 f., 293, 296, 299
Blaues Auge 74, 76, **281**
Blähungen 74, 141, 146, **149 ff.**, 163, 167 f., 220, 225, 263
Bläschen **29**, 33, 37 f., 48, 112, 243
Blutarmut 28, **125 ff.**
Blutdruck, hoher während der Schwangerschaft **127 f.**
Bluterguß 127, 281, 290
Blutgefäßerkrankungen, Vorbeugung **127**, 130
Blutung im Mund 73, **76 f.**, 128
Blutvergiftung **128**
Brandwunden 32, 63, 279, 282
Bronchitis **108 f.**, 116, 201, 203
Brustdrüsenentzündung **203 f.**, 249, 261

Darmbeschwerden **149**, 238
Depression 82, 218, 227, 250, 252, 254, 261 ff.
Depression, postnatale 219, 257, **261 f.**
Desinfektion 205, **282**
Dickdarmkrämpfe **149 f.**
Durchblutungsstörungen 57, 89, 92, 95, 125, 127, **129 f.**, 132, 134, 138, 193, 212, 222, 283
Durchfall 141, 144, 146 f., 149 f., **151 f.**, 161, 163, 169, 182, 233, 237 ff., 252, **263**, 266

Eiterbeule 205
Ekzem 27, **32 f.**, 36, 45, 48, 50, 54, 56, 58, 61, 79, 107, 237 ff.
Entgiftung **33 ff.**, 153, 219
Entwässerung 34, **153 f.**, 249
Entzündungen vorbeugen 205, 300
Erbrechen 18, 77, 82 f., 85, 119, 144, 152, **154**, 161, 165 ff., 238, 250, 264 f., 284, 286
Erbrechen in der Schwangerschaft 155, **264**
Erfrierungen 57, 125, **131 f.**, 134, **282 f.**
Erkältung 29, 79, 108, **110 ff.**, 118, 122, 142, 146, 152, 205, 208, 287
Erkältungserscheinungen 105, **111**
Erschöpfung 214, **219**
Examensangst 85, **219**

Fettsucht 141, 158
Feuermal 34
Fieber 44, 50, 68, 90, 96, 109, 111, 146, **205**, 208, 213, 233, 239 f., 246, 295
Fieberbläschen 55, 79, 206
Fistel 34, 45, 201, **206**

Frostbeulen 130 ff., **133**, 283
Frühjahrsmüdigkeit **220**
Furunkel 27, **34 ff.**, 57
Fußpilz **36**, 55 f.

Gallenkolik **158**, 166
Gedächtnisschwäche **220 ff.**
Gehirnerschütterung **77 f.**, 84, 166, **283 f.**
Gelenkrheuma 177 ff., 186, 190, 193
Gelenkschmerzen 175, **177**
Gelenkverschleiß 177 f., 190
Gerstenkorn 57, 74 f., **78**, 207
Geschmacksverlust **79**, 110, 142
Geschwüre 43, 48, 72, 97, 207, 212
Geschwüre im Mund 79, 207
Gesichtsschmerz **79 f.**
Gicht 175, **178 f.**, 190
Grindblasen **36 f.**
Grippe 49, 109, 111, 113 f., 118, 122, 154, 159, 193, 199, 201, **207 ff.**
Gürtelrose 27, **37 f.**, 179, 187

Haarausfall 27, **39 f.**, 59
Halsentzündung 89, **111 f.**, 209, 233, 241
Halsschmerzen 110 ff., 116, 223
Harnverhaltung **159**
Hautabszeß 41
Hautausschlag 32, 41, 43, 50, 55, 63, 105
Hautentzündung **41**, 43, 209
Hauterkrankungen allgemein 27, 36, **42 ff.**, 54, 56, 58, 61, 107
Hautinfektion **44**, 68
Hautpflege **45**, 63
Hautreizung 27, 45
Hautwolf **45**

Register

Hämorrhoiden 125, **134 f.**, 137, 160, **265 f.**
Heiserkeit **113 f.**
Herzbeschwerden **135**
Herzklopfen **136**, 222, 224, 262
Heuschnupfen 74, 105, 107, 114, 120, 122, 237
Hexenschuß **179**, 190
Hitzeschlag **295**
Hitzewallungen 48, 62, 86, 138, 222, 225, 249, 252, 254 f.
Husten (allgemein) 13, 18, 109 f., **114 ff.**, 119, 167, 180, 233, 238
Husten, lockerer **114**
Husten, trockener 114, **115 f.**, 237
Husten und Beklemmung **116**
Hühnerauge **46 f.**
Hyperventilation **117**, 222, 262, 284

Inkontinenz **160**, 234
Insektenstich 42, **46**, 48, 106, **284**, 291
Ischias **180 f.**, 186 f.

Juckreiz 36, 38 f., 42, 46, **47 f.**, 50, 64, 130, 133, 173, 241, 243, 245, 284
Jugendakne 48

Kalkmangel **267**, 287
Karbunkel 48, 209
Karies 72, **80 f.**, 100
Katarrh **118**, 122
Kater **81 f.**, 160
Keuchhusten **118 f.**
Kiefernhöhlenentzündung 82, 119, 209
Kinderkrankheiten (allgemein) 233, **235**, 239

Kindsbewegungen, schmerzhafte **267**
Knie, schmerzende 181, 285
Knochenbruch, **181 f., 285**
Knochenentkalkung 182
Knochenhautverletzungen **183**
Konkurrenzangst **222**, 232
Konzentrationsschwäche **223**, 268
Kopfgrippe 82
Kopfschmerzen 68, 77, 81, **82 ff.**, 87 ff., 93, 96 f., 110, 116, 120, 129, 165, 167, 208, 220, 223, 225, 227, 250, 252, 284, 295
Körpergeruch, unangenehmer **48**, 97
Krampf 272
Krampfadern 125, 127, 130 f., 135, **137 ff.**, 154, 157, 212, 265, 267
Krämpfe 145, 169, 185, 226, 267
Krebs 39, 103, 157, 167, **209 f.**
Kummer 39 f., 85, **223 f.**, 262

Lampenfieber 224, 232
Lebensmittelvergiftung 35, **161**, 286
Lippen, Erkrankungen der 72, **87**
Lippenbläschen **49 f.**, 87

Magengeschwür **162**
Magenkrämpfe 162
Magenschleimhautentzündung **162**, 211
Magenschmerzen 141, 149 f., **162 f.**, 166, 226, 229
Mandelentzündung 93, 119, 233
Masern 109, 233, 235, **237**
Mattigkeit 211, 214, 219, 228, 230 f., 272
Meniskusriß **184**
Menstruationsbeschwerden **249**

Menstruationsstörungen **250**
Migräne 82 ff., **87 ff.**, 131, 154, 220
Milchschorf 27, 51, **237 f.**
Mittelohrentzündung 71, **89 f.**, 92 f., 211, 233, 239
Mumps 93, 233, 235, **239**
Mundhöhlenentzündung 73, **91**, 97, 211
Muskelerkältung **184**
Muskelkater 185 f.
Muskelkrämpfe 176, **185**, 286
Muskelrheumatismus 178 ff., **186**, 190, 193
Muskelschmerzen 13, **186**, 192, 208
Muskelsteifigkeit 184, **187**
Muttermilch, zuviel **269**
Muttermilch, zuwenig **268**
Mückenstich 51, 286
Müdigkeit nach der Geburt **269**

Nagelprobleme **51 f.**
Nagelumlauf **64 f.**
Nagelverkrümmung 52 f.
Narben 38, 44, **53 f.**, 57, 259, 292
Narkose, Nachwirkungen einer 120, 138, **285**
Nasenbluten 120, 138, 279, **287 f.**
Nasenkatarrh 120, 211
Nasennebenhöhlenentzündung 120, 123, 211
Nasenpolypen **120**
Nebenhöhlenentzündung 84, 86, **120 ff.**, 201, 211
Nervenbeschädigung 54
Nervenschmerzen 54, 80, 86, **187**, 189
Nervosität 39, 114, 163, 166, **224 f.**, 257

Nesselsucht 27, 30, **54 f.**, 238
Niedergeschlagenheit 226
Nierensteine 159, **164**

Offenes Bein 188, **212**
Ohnmacht **91**, 94, 126, 279, **288**
Ohr, laufendes **92**
Ohrenentzündung 212
Ohrensausen 71, 77, 90, **92 ff.**
Ohrenschmerzen 71, 90, **93 f.**
Ohrenschmalz zuviel 71, 92 f., **94**
Operationen, Unterstützung bei **289**

Pfeiffersches Drüsenfieber 199, 201, **213**, 218
Pickel 55
Pilzinfektion 27, **55 f.**, 64, 173
Polypen 122, 150
Prämenstruelles Syndrom (PMS) 219, 226, 249, **252**
Prellung 31, 42, 68, 175, **188 f.**, 198, **289 f.**, 299
Prostatavergrößerung 159, **164 f.**
Pusteln **56 f.**, 102

Quaddeln 30, 54 f., 57
Quallen, Berührung mit **291**

Rauchen, Aufhören mit dem 122, 139, 162, **226**
Reisefieber **228**
Reisekrankheit 94, 154, **165 f.**, 288
Reizbarkeit **228**, 230 f., 239, 252, 272
Rekonvaleszenz 126, **214**, 230
Rheuma 175, 180, **190**
Rippenprellung 175
Rosazea **57**, 132, 134, 283
Röteln 233, 235, **240**

Register

Rückenbeschwerden **270 f.**
Rückenschmerzen **192**, 223

Scharlach 111, 233, 235, **241**
Schienbeinprellung 193, 290
Schlaflosigkeit 85, 219, 224, 227 f., **229 ff.**, 252, 263, **271 f.**
Schmerzen in Armen oder Beinen **193**
Schnitt- Stich- und Rißwunden 57, **292**, 299
Schnupfen 105, 111, 116, **122 f.**, 237
Schrunden 33, 54, **58**, 61, 75, 273, 292
Schrunden der Brustwarzen 41, **272**
Schulkopfschmerz 84 f., 94, **241**
Schulterluxation 175, **193 f.**, 197, **292 f.**
Schuppen 27, **58 f.**
Schürfwunden 44, 59, 282, **292 f.**, 299
Schüttelfrost 195, 208
Schweißfüße 30, 36, 46, 49, **59 f.**, 62
Schweißhände **60**
Schwellung 31 f., 42, 46, 48, 54, 60, 74, 77, 106, 130, 176, 186, 188 f., 198, 239, 259, 280 f., 284 f., 289 ff., 296 f., 299, 301
Schwielen 48, **60 f.**
Schwindel 62, 77, 82, 86, 88, 91 f., **94 f.**, 117, 155, 165 ff., 225, 227, **273 f.**, 284, 287 ff., 294 f.
Schwitzen, übermäßiges 49, **61**
Sehnenerkrankungen **195, 294**
Sodbrennen **166**, 257, **274**
Sonnenbrand 44, 48, **62 f.**, 85
Sonnenekzem **63**

Sonnenstich 64, 85, **96**, 279, **295 f.**
Soor 55 f., 97, 215
Speichelfluß 72 f., **97**, 167
Star, grauer **97 f.**
Stauungen 135, 137, 139
Steißbein, Schmerzen nach einem Sturz **296**
Stillen, Milchstauung **275**
Stillen, Schmerzen beim **275**
Stillprobleme **276**
Stirnhöhlenentzündung 98, 108, 215

Tennisellbogen **196**
Transpirieren 49, 61, 64

Unfall, nach einem 242
Unruhe 231, 233
Übelkeit 13, 82 f., 88, 92, 95, 98, 105, 129, 141, 146, 151 f., 154, **165 ff.**, 250, 252, 263, 274, 287, 295
Übelkeit und Erbrechen 169, 276
Überempfindlichkeit 32, 105 f., 230, 237 f.
Überlastung, geistige **231**

Venenentzündung 131, **139**, 215
Verbrennungen 53, 62, 65, 282, **296 ff.**
Verdauung kräftigen **167**
Verdauungsschwäche 149, **169**
Verdrehung **197 f., 298**, 301
Vergeßlichkeit 221 f., 232
Vergiftung 169, 279, **298**
Verletzungen 53, 65, 186, 189, 195, 197 f., 259, 279, 281, 287, 289 f., 293, 295 f., **299**, 301 f.
Verrenkung 175, **197 f.**, 293, 295, **300**

Versagensangst 232
Verstauchung 175, **197 ff.**, 293, **300 f.**
Verstopfung 87, 135, 141, 145, 149 f., **168 ff.**, 257, 263, 265 f., 276
Virusinfektion 27
Völlegefühl 149, 151, 167 ff.

Wachstumsstörungen 233, **242**
Wadenkrämpfe 199
Warzen 27, **65 f.**
Wechseljahre 48, 137, 225, 232, **254**
Weißfluß 56, 249, **255**
Wespenstich 66, 302
Widerstandskraft, Erhöhung der 44, 110, **215**, 299
Widerstandssteigerung bei Kindern 243
Windpocken 37 f., 53, 109, 233, 235, **243**
Wunden 41, 45, 53, 57, 66, 68, 121, 129, 292 f., 299
Wundliegen 43, **67 f.**, 212

Wundrose 27, **68 f.**
Wundsein bei Säuglingen 45, 69, **244**
Wurmkrankheiten **170**
Würmer bei Kindern **171, 245**

Zahnabszeß 98
Zahnen 90, 98, 233, **246**
Zahnfäule 80, 98
Zahnfleischbluten 31, 72, 76, **99**, 280
Zahnfleischentzündungen 76, 91, **99 f.**, 215
Zahnschmerzen 72, 81, **100**
Zahnschmerzen bei Babys 100 f.
Zähne ziehen 76, 81, **102**
Zehennagel, eingewachsener 51 f., **69**
Zittern **199**, 232, 262
Zuckerkrankheit 35, 47, 97, 157, **172**
Zunge, Geschwüre auf der **102**
Zyklus, Wiederherstellung des normalen **277**